U0835403

运动康复专业用教材
北京市属高等学校学科建设资助项目（项目号：PXM2015_014206_000061）

临床康复学

刘　华　荣湘江　周　华　主编

北京体育大学出版社

策划编辑：李　飞
责任编辑：赵海宁
责任校对：王子涵
版式设计：杨　俊

图书在版编目（CIP）数据

临床康复学 / 刘华, 荣湘江, 周华主编. -- 北京：
北京体育大学出版社, 2016.11（2020.2重印）
ISBN 978-7-5644-2480-0

Ⅰ. ①临… Ⅱ. ①刘… ②荣… ③周… Ⅲ. ①康复医
学—教材 Ⅳ. ①R49

中国版本图书馆CIP数据核字(2016)第303647号

临床康复学　　刘　华　荣湘江　周　华　主编

出版发行：北京体育大学出版社
地　　址：北京市海淀区农大南路1号院2号楼4层办公B-421
邮　　编：100084
网　　址：http：//cbs.bsu.edu.cn
发 行 部：010-62989320
邮 购 部：北京体育大学出版社读者服务部 010-62989432
印　　刷：北京虎彩文化传播有限公司
开　　本：710mm × 1000mm　1/16
成品尺寸：170mm × 240mm
印　　张：25.75
字　　数：404千字
版　　次：2017年2月第1版
印　　次：2020年2月第2次印刷
定　　价：50.00元

编 委 会

主　编： 刘　华　荣湘江　周　华

编　委：（按姓氏笔画排序）

王　平　北京康复医院
尤桂杰　首都体育学院
史清钊　首都体育学院
刘　华　首都体育学院
周　华　北京大学第三医院
周　军　首都体育学院
易先锋　广东省工伤康复医院
杨少峰　首都体育学院
杨春艳　北京老年医院
杨淑丽　苏州卫生职业技术学院
陈　胜　广东省工伤康复医院
陈淑彪　广东省工伤康复医院
荣湘江　首都体育学院
郭　钦　广东省工伤康复医院
郭　慧　苏州卫生职业技术学院
蔡秉达　广东省工伤康复医院

编写说明

随着社会的不断进步，人们已逐渐认识到运动康复在许多疾病的早期预防、临床治疗以及后期康复中有无可取代的功效和地位。因此，社会对运动康复专业的人才需求也在迅速增多。其中，既了解传统保健体育又掌握医学康复知识的高素质、高层次复合型人才，越来越成为需求的热点。

我们根据本教材的特定对象，以临床常见疾病为重点，突出疾病的康复功能评定和康复治疗技术的应用。在本书的编写过程中，紧紧围绕体育院校运动康复专业学生的培养目标，始终坚持与“康复治疗专业技术人才准入标准”接轨的原则，紧扣课程标准，体现体育院校运动康复专业的特点。重点介绍常见疾病康复的基本理论、基本知识、基本技能，同时强调科学性和适用性；减少过繁的理论知识，注重临床与实践结合，学以致用。

本书的编写和出版得到了首都体育学院、北京体育大学出版社等单位的大力支持，得到了首都体育学院运动科学与健康学院领导和老师们的无私帮助，谨此表示衷心的感谢。本书编写过程中，首都体育学院研究生李洋、本科生程钰琦、冯兆安、宋晴等在资料整理、文字录入中做了大量工作，在此一并感谢。

虽然我们高度重视本书的编写，对书稿进行了反复的核对和修改，但限于编者的知识水平，在内容上难免有疏漏和错误之处。我们诚恳地期待广大读者对本书存在的问题提出批评和指正，以利于我们进行本书的修订再版。

编者

2016年3月于北京

目　录

第一章　呼吸系统常见疾病的康复

第一节　急性上呼吸道感染

急性上呼吸道感染简称上感，是包括鼻腔、咽或喉部急性炎症的总称。主要病原体是病毒，少数是细菌。好发于冬、春季节，主要通过含有病毒的飞沫经空气传播，或经污染的手和用具接触传播。

一、病因、病理和发病机制

急性上感有70%~80%由病毒引起，主要包括鼻病毒、冠状病毒、腺病毒、流感和副流感病毒以及呼吸道合胞病毒、埃可病毒和柯萨奇病毒等。另有20%~30%的上感为细菌引起，可单纯发生或继发于病毒感染之后，以溶血性链球菌为多见，其次为流感嗜血杆菌、肺炎链球菌和葡萄球菌等。患者感染后是否发病取决于是否存在受凉、气候突变、过度劳累等使呼吸道防御功能降低的危险因素，或者是否属于老幼体弱、免疫功能低下等易感人群。

二、病　理

组织学上可无明显病理改变，可有炎症因子参与致上呼吸道黏膜血管充血和分泌物增多，伴单核细胞浸润，浆液性及黏液性、炎性渗出。继发细菌感染者可有中性粒细胞浸润及脓性分泌物。

三、临床表现

临床表现有以下几种类型。

（一）普通感冒

病毒感染引起，俗称“伤风”，又称急性鼻炎或上呼吸道卡他。起病较急，主要表现为鼻部不适，如鼻塞、喷嚏、清水样鼻涕，也可表现为咳嗽、咽干、咽痒或烧灼感甚至鼻后滴漏感。2~3天后可出现鼻涕变稠，可伴咽痛、头痛、流泪、味觉迟钝、呼吸不畅、声嘶等，并发咽鼓管炎可致听力减退。查体可见鼻腔黏膜充血、水肿、有分泌物，咽部可为轻度充血。

（二）急性病毒性咽炎和喉炎

急性病毒性咽炎多由鼻病毒、腺病毒、流感病毒、副流感病毒以及肠病毒、呼吸道合胞病毒等引起。临床特征为咽痒和灼热感，咳嗽较少见，咽痛亦不明显。体检可见咽部充血水肿。急性喉炎多由流感病毒、副流感病毒及腺病毒等引起，主要临床表现为声嘶、讲话困难、可伴有发热、咳嗽或咽痛。查体可见喉部充血、水肿，局部淋巴结轻度肿大和触痛，偶可闻及喉部的喘息声。

（三）急性疱疹性咽峡炎

多由柯萨奇病毒A引起，多发于夏季，多见于儿童。主要表现为明显咽痛、发热，病程约为一周。查体可见咽部充血，软腭、悬雍垂、咽及扁桃体表面有灰白色疱疹及浅表溃疡，周围红晕。

（四）急性咽结膜炎

主要由腺病毒、柯萨奇病毒等引起。多发于夏季，由游泳传播，儿童多见。主要临床表现为发热、咽痛、畏光、流泪、咽及结膜明显充血。病程4~6天。

（五）急性咽扁桃体炎

多由溶血性链球菌引起，其次为流感嗜血杆菌、肺炎链球菌、葡萄球菌等。

主要临床表现为起病急，咽痛明显、伴有发热（体温可达39℃以上）、畏寒。查体可见咽部明显充血，扁桃体肿大、充血，表面有黄色脓性分泌物，有时伴有颌下淋巴结肿大、压痛。

四、实验室检查

病毒性感染时，白细胞计数正常或偏低，伴淋巴细胞比例升高。细菌感染者可有白细胞计数与中性粒细胞增多和核左移现象。

五、诊断与鉴别诊断

主要根据鼻咽部的症状、体征，结合血液检查及胸部X 线检查结果可做出临床诊断。该病主要与初期表现为感冒样症状的其他疾病如流感等鉴别。

六、临床治疗

（一）对症治疗

对有鼻塞、流鼻涕等鼻部不适患者可给予伪麻黄碱治疗以减轻鼻部充血。若有发热、头痛等症状时可适当加用解热镇痛类药物。

（二）病因治疗

1. 抗病毒药物治疗

目前尚无特效抗病毒药物，若免疫功能正常，无发热症状，发病超过2天，一般无须应用。对于免疫低下患者，可早期常规使用。

2. 抗菌药物治疗

普通感冒不推荐使用抗菌药物。当白细胞升高、咽部脓肿、咯黄痰等细菌感染时，可根据情况酌情使用抗生素。

第二节　急性气管-支气管炎

急性气管-支气管炎（Acute Tracheobronchitis）是由生物、物理、化学刺激或过敏等因素引起的急性气管-支气管黏膜炎症。临床以咳嗽和咳痰为主要特征，常发生于寒冷季节或气候突变时，多为散发，年老体弱者易感。

一、病因和发病机制

（一）病原微生物

病原体与上呼吸道感染类似。常见病毒为腺病毒，流感病毒（甲、乙），冠状病毒，鼻病毒，单纯疱疹病毒，呼吸道合胞病毒和副流感病毒。常见细菌为流感嗜血杆菌、肺炎链球菌、卡他莫拉菌等。近年来，衣原体和支原体感染明显增加。

（二）理化因素

吸入冷空气、粉尘、刺激性气体或烟雾（如二氧化硫、二氧化氮、氨气、氯气等）等，均可刺激气管-支气管黏膜引起急性炎症反应。

（三）过敏反应

常见的致敏原包括花粉、有机粉尘、真菌孢子、动物毛皮排泄物、钩虫、蛔虫的幼虫等均可引起气管-支气管的急性炎症反应。

二、病　理

气管、支气管黏膜充血水肿，淋巴细胞和中性粒细胞浸润；同时可伴纤毛上皮细胞损伤，脱落；黏液腺体肥大增生。合并细菌感染时，分泌物呈脓性。

三、临床表现

起病较急，常先有急性上呼吸道感染症状，全身症状较轻，可见发热。咳嗽咳痰为主要症状，早期主要为干咳，随后痰量增多，咳嗽加剧。该症状可延续2~3周，如迁延不愈，可演变成慢性支气管炎。合并支气管痉挛时，可出现不同程度的胸闷气促。查体可无明显阳性表现。两肺闻及散在干、湿啰音，部位不固定，咳后可减少或消失。

四、实验室和其他辅助检查

白细胞计数可正常。由细菌感染引起者，可伴白细胞总数和中性粒细胞百分比升高，血沉加快。痰培养可发现致病菌。X线胸片检查大多为肺纹理增粗。

五、诊断与鉴别诊断

根据病史、咳嗽和咳痰等呼吸道症状，双肺散在干、湿性啰音等体征，结合血象和胸片，可做出临床诊断。病毒和细菌检查有助于病因诊断。本病需与急性上呼吸道感染等疾病相鉴别。

六、临床治疗

如发热、乏力、咳嗽等症状较重者应适当休息，注意保暖，多饮水。发热可用解热镇痛药对症处理；干咳者可用右美沙芬、喷托维林镇咳；化痰药物可选用盐酸氨溴索、溴己新；如有支气管痉挛，可用平喘药如茶碱类、β_2受体激动剂等；咳黄色脓痰表示有细菌感染，可适当选用抗菌药物，如红霉素、螺旋霉素等。

七、康复治疗与护理

康复治疗主要是通过增强运动耐力训练，增强体质，预防机体对疾病的易感性。注意保暖，预防着凉。保持环境卫生，减少空气污染。

第三节　慢性支气管炎

慢性支气管炎（Chronic Bronchitis）是累及气管、支气管黏膜及其周围组织的慢性非特异性炎症。临床上以咳嗽、咳痰为主要症状，每年发病持续3个月，连续2年或2年以上，并且需除其他咳嗽、咳痰、喘息症状的疾病外（如肺结核、肺脓肿、心脏病、心功能不全、支气管扩张、支气管哮喘、慢性鼻咽炎等）。

一、病因与病理

（一）病　因

1. 大气污染

化学气体、烟尘、粉尘等均对支气管黏膜有刺激和细胞毒性作用。

2. 吸　烟

吸烟为慢性支气管炎最主要的发病因素，吸烟能使支气管上皮纤毛变短，纤毛运动发生障碍，降低局部抵抗力，削弱肺泡吞噬细胞的吞噬、灭菌作用。

3. 感　染

目前认为肺炎链球菌、流感嗜血杆菌和莫拉卡他菌可能为本病急性发作的最主要病原菌。病毒对本病的发生和发展起重要作用。

4. 过敏因素

变态反应使支气管收缩或痉挛、组织损害，继而发生慢性支气管炎。

（二）病　理

气管、支气管早期腺体增生，分泌亢进，黏膜充血、水肿、渗出。

二、临床表现

（一）症状与体征

起病缓慢，病程长，患者常在寒冷季节发病，主要症状为咳嗽、咳痰，或伴有喘息。一般晨间咳嗽为主，睡眠时有阵咳或排痰。痰多呈白色黏液和浆液泡沫性，偶可带血。清晨排痰较多。呼吸困难一般不明显。本病早期的体征少，有时在肺底部可听到湿和干啰音；喘息型支气管炎在咳嗽或深吸气后可听到哮喘音，发作时，有广泛哮鸣音。

（二）实验室检查

早期无特殊表现。反复发作可观察到肺纹理增粗、紊乱，呈网状或条索状、斑点状阴影。细菌感染时，偶可出现白细胞总数和（或）中性粒细胞增高。细菌培养可查找出致病菌。痰涂片可发现革兰阳性菌或革兰阴性菌。

三、诊断与鉴别诊断

主要根据咳嗽、咳痰，或伴有喘息等临床症状及病程特点（每年发病持续3个月，并连续2年或2年以上），并排除其他慢性呼吸系统疾病如支气管哮喘、肺结核、支气管扩张、支气管肺癌等。

四、临床治疗

（一）急性加重期的治疗

积极控制感染，可选用喹诺酮类、大环类酯类、β-内酰胺类或磺胺类口服，病情严重时静脉给药。对症治疗，可试用复方甘草合剂镇咳，化痰可选用盐酸氨溴索等；干咳时可选用右美沙芬等；有气喘者可加用解痉平喘药，如茶碱类，长效β_2激动剂加糖皮质激素等解痉平喘药。

（二）缓解期治疗

戒烟，避免有害物质的吸入。增强体质，加强营养，注意保暖，预防感冒。

五、康复、预防与预后

康复方面可进行呼吸肌锻炼，提高呼吸效率。患者平时可进行控制性深呼吸锻炼、腹式呼吸锻炼、缩唇呼吸锻炼等。加强身体锻炼，如坚持冬季晨跑，冷水洗脸等可提高耐受能力，提高呼吸道黏膜对冷空气的适应性，有利于预防慢性支气管炎的发生和发展。

第四节　慢性阻塞性肺疾病

慢性阻塞性肺疾病（Chronic Obstructive Pulmonary Disease，COPD）是一组以不完全可逆的气流受限为特征的肺部疾病，通常呈进行性发展，与肺部对有害气体及有害颗粒的异常炎症反应有关。

一、病因与发病机制

本病发病机制复杂，目前尚没有明确的病因。

（一）环境因素

吸烟是重要的发病因素，吸烟者的患病率比不吸烟者明显升高。职业性接触和空气污染浓度过高或时间过长时，均可能产生与吸烟类似的COPD。

（二）蛋白酶-抗蛋白酶失衡

正常人体内的蛋白酶和抗蛋白酶平衡系统是保证肺组织免遭破坏的重要环节。蛋白酶是对组织有损伤、破坏作用；抗蛋白酶对弹性蛋白酶等多种蛋白酶具有抑制功能。吸入有害气体、有害物质可致蛋白酶产生增多或活性增强，而抗蛋白酶产生减少或灭活加快；同时氧化应激、吸烟等危险因素也可以降低抗蛋白酶的活性。

（三）炎症机制

中性粒细胞的活化和聚集是COPD炎症过程的一个重要环节，通过释放中性粒细胞弹性蛋白酶、中性粒细胞组织蛋白酶G、中性粒细胞蛋白酶3和基质金属蛋白酶引起慢性黏液高分泌状态并破坏肺实质。

（四）感染因素

感染是COPD发病和加重的重要因素之一。

（五）氧化-抗氧化失衡

为了维持肺细胞的正常结构，人体内存在的氧化-抗氧化平衡系统，该平衡一旦被打破就会引起肺损伤。氧化物可直接破坏生化大分子，导致细胞功能障碍或细胞死亡。

二、病理改变

COPD的病理改变主要表现为慢性支气管炎及肺气肿的病理变化。支气管黏膜上皮细胞变性、坏死，溃疡形成。纤毛倒伏、变短、不齐、粘连，部分脱落。缓解期黏膜上皮修复、增生、鳞状上皮化生和肉芽肿形成；杯状细胞数目增多肥大，分泌亢进，腔内分泌物潴留；基底膜变厚坏死；支气管腺体增生肥大；各级支气管壁均有多种炎症细胞浸润，以中性粒细胞、淋巴细胞为主。炎症导致气管壁的损伤-修复过程反复发生，进而引起气管结构重塑、胶原含量增加及瘢痕形成，这些病理改变是COPD气流受限的主要病理基础之一。

肺气肿的病理改变可见肺过度膨胀，弹性减退，其外观灰白或苍白，表面可见多个大小不一的大疱。镜检时见肺泡壁变薄，肺泡腔扩大、破裂或形成大疱，血液供应减少，弹力纤维网破坏。细支气管壁有炎症细胞浸润，管壁黏液腺及杯状细胞增生、肥大，纤毛上皮破损、纤毛减少。

三、临床表现

（一）症　状

1. 慢性咳嗽

通常为首发症状，初起咳嗽呈间歇性，早晨较重，以后早晚或整日均有咳嗽，但夜间咳嗽并不显著。

2. 咳　痰

咳嗽后伴少量黏液性痰，部分患者在清晨较多。

3. 气短或呼吸困难

慢性阻塞性肺疾病的标志性症状，早期仅于劳力时出现，后逐渐加重以致日常活动甚至休息时也感气短。

4. 喘息和胸闷

部分患者特别是重度患者有喘息，通常于劳力后发生胸部憋闷感，与呼吸费力、肋间肌等容性收缩有关。

5. 全身性症状

较重患者可出现全身性症状，如体重下降、食欲减退、外周肌肉萎缩和功能障碍、精神抑郁和（或）焦虑等；合并感染时可咳血痰或咯血等症状。

（二）体　征

早期体征多无异常。随疾病进展可见胸廓前后径增大，肋间隙饱满，剑突下胸骨下角增宽，称为桶状胸。部分患者呼吸变浅，频率增快，严重者可有缩唇呼吸等；触诊可见双侧语颤减弱；叩诊示肺部过清音，心浊音界缩小，肺下界和肝浊音界下降；听诊可闻及两肺呼吸音减弱，呼气相延长。

（三）实验室检查

1. 肺功能检查

判断气流受限的主要客观指标，对COPD诊断、严重程度评价、疾病进展、预后及治疗反应等有重要意义。吸入支气管舒张药后$FEV_1/FVC<70\%$及$FEV_1<80\%$预计值者，可确定为不能完全可逆的气流受限。

2. 影像学检查

早期胸片无特殊表现，随着病情进展可出现肺纹理增粗、紊乱等非特异性改变，也可出现肺气肿改变。

四、诊　断

主要根据病史，结合临床表现及肺功能检查等来综合分析确定。不完全可逆的气流受限是COPD诊断的必备条件。吸入支气管舒张药后$FEV_1/FVC<70\%$及$FEV_1<80\%$预计值即为不完全可逆气流受限。有少数患者并无咳嗽、咳痰症状，仅在肺功能检查时$FEV_1/FVC<70\%$，而$FEV_1\geq 80\%$预计值，在与其他疾病鉴别诊断后，亦可诊断为COPD。

五、临床治疗

治疗原则以药物治疗为主，增强体质，避免诱发因素，同时辅以康复治疗。

（一）稳定期治疗

1. 健康宣教

向患者进行宣教劝其戒烟并去除诱因，如职业或环境粉尘、刺激性气体等。

2. 对症治疗

解痉平喘药物如β_2受体激动剂类药物，如沙丁胺醇，特布他林，沙美特罗等。抗胆碱能药如异丙托溴铵，噻托溴铵等。茶碱类药物，如茶碱缓释或控释片，氨茶碱。祛痰药，常用药物有盐酸氨溴索、乙酰半胱氨酸、羧甲司坦等。对重度和极重度患者（Ⅲ级和Ⅳ级），反复加重的患者，可选用糖皮质激素。

3. 长期家庭氧疗（LTOT）

可改善患者症状并提高其生活质量和生存率。LTOT指征：①PaO_2≤55mmHg或SaO_2≤88%，有或没有高碳酸血症。②PaO_2 55~60mmHg，或SaO_2<89%，并有肺动脉高压、心力衰竭水肿或红细胞增多症（血细胞比容>0.55）。一般用鼻导管吸氧，氧流量为1.0~2.0L/min，吸氧时间10~15h/d。目的是使患者在静息状态下，达到PaO_2≥60mmHg和（或）使SaO_2升至90%。

（二）急性加重期治疗

有严重喘息症状者可给予较大剂量雾化吸入治疗。可给予低流量吸氧，鼻导管给氧时，吸入的氧浓度与给氧流量有关。一般吸入氧浓度为28%~30%。

六、康复治疗

（一）康复评定

1. 主观呼吸功能障碍程度评定

以是否出现呼吸急促及其程度分级，常用分级法有以下几种。

（1）日常生活能力评定

日常生活能力是衡量患者病情严重程度和评价患者治疗的重要指标，通常采用6级制评定（表1–1）。

表1-1　COPD 患者日常活动能力评定

分级	评定标准
0级	虽存在一定程度的肺气肿，但活动如常人，对日常生活无影响，无气促
1级	一般劳动时出现气短
2级	平地步行不出现气促，速度较快或登楼上坡时，通行的同龄健康人不出现气短而自己已感气短

续表

分级	评定标准
3级	慢步不到百步即有气短
4级	讲话或穿衣等轻微活动即感气短
5级	安静时出现气短，无法平卧

（2）自觉气短气急症状分级

根据Borg量表改进而成的气短气急分级表（表1-2）。

表1-2　气短气急症状分级

分级	分级标准
1级	无气短气急
2级	稍感气短气急
3级	轻度气短气急
4级	明显气短气急
5级	气短气急严重，不能耐受

2. 肺功能测试

肺功能测试具体参见实验室检查。FEV_1占用力肺活量（FVC）比值与COPD的严重程度见下表1-3。

表1-3　肺功能分级标准

COPD分组	FEV_1/FVC（%）
1级（轻）	≥70
2级（中）	50~69
3级（重）	<50

3. 运动能力评定

（1）平板或功率车运动试验

通过活动平板或功率车进行运动试验获得最大吸氧量、最大心率、最大MET

值、运动时间等相关量化指标来评定患者的运动能力，判断肺功能损伤程度。也可通过平板或功率车运动测试患者的主观用力程度分级来评定患者的运动能力。

（2）定量行走评定

患者步行6min或12min，记录其所能行走的最长距离，对于不能进行活动平板运动实验的患者可进行此项评定，以判断患者的运动能力及运动中发生低氧血症的可能性。也可以采用定距离行走计算时间等方式评定。

4. 临床严重程度评定

根据FEV_1/FVC、$FEV_1\%$预计值和症状进行COPD的严重程度分级（表1-4）。

表1-4 COPD的临床严重程度分级表

级别	分级标准
0级（高危）	具有患COPD的危险因素；肺功能在正常范围；有慢性咳嗽、咳痰
1级（轻度）	$FEV_1/FVC<70\%$；$FEV_1\geq 80\%$预计值；有或无慢性咳嗽、咳痰
2级（中度）	$FEV_1/FVC<70\%$；$30\%\leq FEV_1<80\%$预计值；有或无慢性咳嗽、咳痰、呼吸困难
3级（重度）	$FEV_1/FVC<70\%$；$FEV_1<30\%$预计值或$FEV_1<30\%$预计值伴呼吸衰竭或右心衰竭

（二）康复治疗

1. 呼吸训练

COPD患者呼吸模式多为浅快呼吸，表现为非正常的、以胸式呼吸为主的呼吸，在有经验的康复治疗师的指导下，呼吸练习可以改善这种状态。

（1）腹式呼吸训练

主要通过触觉诱导腹式呼吸。双手置上腹部法，患者取仰卧位或坐位，双手置于上腹部（剑突下、脐上方）。吸气时腹部缓缓隆起，双手加压做对抗练习；呼气时腹部下陷，两手随之下沉，在呼气末稍用力加压，以增加腹内压，使膈肌进一步抬高。如此反复练习，可增加膈肌活动度。

（2）缩唇呼吸

可增加呼气的阻力，并向内传至支气管，使支气管保持一定的压力，防止支气管、小支气管被肺内压过早压瘪，促进肺泡内气体排出，减少肺内残气量，从而可以吸入更多的新鲜空气，缓解缺氧症状。具体方法为经鼻腔吸气，呼气时将嘴缩紧，如吹口哨样，在4~6s内将气体缓慢呼出。

（3）膈肌体外反搏呼吸法

使用低频通电装置或体外膈肌反搏仪，刺激电极位于胸锁乳突肌外侧，锁骨上2~3cm处，先用短时间低强度刺激，当确定刺激部位正确时，即可用脉冲波进行刺激治疗，一日1~2次，每次30~60min。

2. 排痰训练

目的是促进呼吸道分泌物排出，降低气流阻力，减少支气管和肺的感染。排痰训练包括体位引流、胸部叩击、震颤、咳嗽训练、主动呼吸循环技术及理疗等。

（1）体位引流

通过使病变部位位于高处的体位摆放，利用重力作用，促进各个肺段内积聚的分泌物排出。COPD患者通常采用基本引流体位如表1-5所示。

表1-5　常见引流体位

体位	引流部位
倾斜侧卧位，头低45°	两肺下叶和后底区
倾斜左右侧卧位，头低45°	左右肺下叶外底区
倾斜仰卧位，头低45°	两肺下叶前底区
倾斜左右半侧卧位，头低30°	右侧中叶，左侧后叶
半卧位，向后靠	两肺上叶前区
半卧位，向前靠	两肺上叶肺尖、后区

（2）胸部叩击、震颤

体位引流时配合应用胸部叩击、震颤技术，有助于黏稠的痰液脱离支气管壁。其方法为治疗者握空拳，运用腕力在引流部位的胸壁部，双手轮流有节奏地叩击拍打30~45s，以松动支气管分泌物，使之脱落易排出，患者在此过程中可自由呼吸。叩击拍打后，治疗者用手按住胸壁部加压，此时患者做深呼吸，在深呼吸时做震动，连续做3~5次，再做叩击。

（3）咳嗽训练

咳嗽是呼吸系统的防御功能之一，应教会患者正确的咳嗽方法，以促进分泌物排出，减少反复感染的机会。要求患者深呼吸，达到必要的呼气量。然后呼吸后短暂闭气，以使气体在肺内得到最大分布，使气管道肺泡的驱动压尽可能地保持持久。接着关闭声门，进一步增强气道中的压力。最后，声门开放，当肺泡内压明显增高时，突然将声门打开，促使分泌物移动，随咳嗽排出体外。

（4）主动呼吸循环技术

是一种气道廓清技术，通过呼吸控制、胸廓扩张运动和用力呼气技术的循环，达到松动和清除支气管分泌物的目的。具体方法是：①呼吸控制；②胸廓扩张运动；③用力呼气技术。以胸廓扩张运动为例，操作时，治疗师将手置于需要进行胸廓扩张运动的胸壁上，通过本体感受刺激可以使胸廓扩张更明显。每次循环中，胸廓扩张运动进行3次左右后需暂停，然后进行呼吸控制。

（5）理疗

采用超声波、超声雾化等治疗有助于消炎、抗痉挛、排痰和保护纤毛的功能。

3. 运动疗法

主要采用有氧训练和医疗体操，包括上肢训练、下肢训练，以改善肌肉代谢、肌力、全身运动耐力和气体代谢、提高身体免疫力。

（1）下肢训练

下肢训练可明显增强COPD患者的活动耐力，改善呼吸困难症状和精神状态。多采用有氧训练法，如快步行走、骑自行车、划船、爬山等。运动后不出现明显气短、气促或剧烈咳嗽，以运动时出现轻度气急、气促为宜。训练频率为每周3~5次，到靶强度运动时间为10~45min，4~10周为一个疗程。

（2）上肢训练

COPD患者在上肢活动时，由于胸大肌、胸小肌、前锯肌、背阔肌、斜方肌等这些肌群减少了对胸廓的辅助活动，易产生气短气促。在日常生活中洗衣、做饭、打扫卫生等活动都离不开上肢活动，为了增加患者对上肢活动的耐受性可进行提重物及手摇车训练，以运动出现轻度气急、气促为宜。在练习提重物时，患者开始手持重物以0.5kg为宜，以后逐渐增加至2~3kg，做稍高于肩部的各个3方向活动，每活动1~2min，休息2~3min，每日两次。

4. 心理支持

COPD患者因呼吸短促产生恐惧，避免运动，因此，心理支持具有重要意义。

5. 放松训练

放松训练有助于缓解气急气短所致的精神紧张和肌肉紧张，减少体内能量消耗，提高通气效率。患者可选择一个安静环境，借助肌电反馈技术进行前额肌、肩带肌放松。头颈部、躯干和肢体的缓慢摆动有助于放松。具体方法为：①前倾倚靠位，患者坐于桌前或床前，双臂置于棉被或枕下，以固定肩带并放松肩带肌群，投靠于枕上放松颈肌，同时还可降低腹肌张力，增加腹压，有助于腹式呼吸模式的建立。②椅后倚靠位，患者坐于有扶手的座椅上，头后仰于椅背，完全放松。③前倾站立，将双手放于前方的低桌上以固定肩带，可放松肩带肌，利于腹式呼吸模式的建立。

6. 姿势训练

增加一侧胸廓活动，患者取坐位，以扩展右侧胸为例，先做向左的身体侧屈，同时吸气，然后用手握拳顶住右侧胸部，做向右的侧屈，同时吸气。连续重复3~5次，休息片刻后可接着训练，每日可训练多次。活动上胸及牵张胸大肌，患者取坐位、站立位或仰卧位，吸气时挺胸，呼气时两肩向前，低头缩胸。活动上肩及肩带训练，患者取坐位或站立位，吸气时两上臂上举，呼气时弯腰屈髋同时两手下伸触地，或尽力下伸，连续重复5~10次，每日可训练多次。

七、预防与预后

积极防治上呼吸道感染和慢性支气管炎是最重要的措施，包括戒烟，加强锻炼，增强体质，提高耐寒能力，从而增强呼吸道的防御能力。严重呼吸困难的患者应休息，尽量减少活动。指导患者正确的呼吸、排痰方式。COPD患者如能注意自我保护，预防呼吸道感染，坚持改善肺功能和医疗体育方法，如缩唇呼吸、腹式呼吸、呼吸操练习等，可使病情长期保持稳定。

第五节　慢性肺源性心脏病

慢性肺源性心脏病（Chronic Pulmonary Heart Disease），是由肺组织、胸廓或肺部血管系统的慢性病变引起肺组织结构和（或）功能异常，使肺动脉压力增高，进而导致右心室扩张或（和）肥厚，伴或不伴右心功能衰竭的心脏病，并排除先天性心脏病和左心病变引起者。

一、病　因

按原发病的不同部位，可分为三类。

（一）支气管、肺疾病

慢性阻塞性肺疾病最为常见，其次为支气管哮喘、支气管扩张、重症肺结核、肺尘埃沉着症、结节病、间质性肺炎、过敏性肺泡炎、嗜酸性肉芽肿、药物相关性肺疾病等。

（二）限制性肺疾病

神经肌肉疾病、脊柱后侧凸、类风湿关节炎、胸膜广泛粘连及胸廓成形术后所致胸廓或脊椎畸形等，均可引起胸廓活动受限、肺受压、支气管变形扭曲，致使肺功能受损。

（三）肺血管疾病

各种导致肺动脉高压的肺血管疾病如慢性血栓栓塞性肺动脉高压、肺小动脉炎，原发性肺动脉高压等，均可使肺血管阻力增加、肺动脉高压和右心室负荷加重，逐渐进展成慢性肺心病。

（四）其　他

睡眠呼吸暂停低通气综合征、肥胖低通气综合征及原发性肺泡通气不足等均可导致低氧血症，引起肺血管收缩导致肺动脉高压，进而发展成慢性肺心病。

二、发病机制

主要是肺功能和结构的不可逆性改变，导致反复的气道感染和低氧血症，使肺血管阻力增加，肺动脉血管的结构重塑，产生肺动脉高压。

（一）血流动力学的改变

肺动脉高压的形成是肺心病形成的先决条件。影响肺动脉高压形成的因素包括肺血管阻力增加的功能性因素，其中功能性因素有缺氧、高碳酸血症和呼吸性酸中毒均可使肺血管收缩、痉挛，而解剖学因素包括反复发作的慢性阻塞性肺疾病及支气管周围炎，可累及邻近肺小动脉，引起血管炎，产生肺动脉高压；肺气肿导致肺泡内压的增高，压迫肺泡毛细血管，造成毛细血管网的毁损，肺循环阻力增大；持续的慢性缺氧可导致肺血管重塑、血液黏稠，血容量增多以及肺原位动脉微血栓的形成均可使肺循环阻力增大。功能性因素较解剖学因素更为重要。

（二）心脏病变和心力衰竭

肺循环阻力增加早期，右心室尚能代偿，舒张末期压仍正常。随着病情的进展，肺动脉压持续升高，右心失代偿，右心排出量下降，促使右心室扩大和右心室功能衰竭。

（三）多器官的损害

肺源性心脏病尚可引起多器官如脑、肝、肾、胃肠及内分泌系统、血液系统等发生病理改变，引起多器官的功能损害。

三、临床表现

本病发展缓慢，可分为功能代偿期与功能失代偿期。

（一）功能代偿期

患者出现咳嗽、咳痰、气促喘憋，活动后可有乏力、呼吸困难、劳动耐力下降。查体可有不同程度的发绀和肺气肿体征。偶有干性、湿性啰音，心音遥远，肺动脉区第二心音亢进，三尖瓣区可出现收缩期杂音或剑突下有明显心脏搏动，提示有右心室肥厚。部分患者可出现静脉充盈。

（二）功能失代偿期

1. 呼吸衰竭

主要表现为呼吸困难加重，夜间更为明显，多伴有头痛、失眠、食欲缺乏，白天嗜睡等表现。查体可见明显发绀，球结膜充血、水肿，严重时可有颅内压升高的表现。腱反射减弱或消失，出现病理反射。

2. 右心衰竭

主要表现为明显气促，心悸、食欲不振、腹胀、恶心等。查体可见紫绀加重，颈静脉怒张，心率增快，可出现心律失常，剑突下可闻及收缩期杂音，甚至出现舒张期杂音。肝大且有压痛，肝颈静脉回流征阳性，下肢出现水肿。

四、实验室和其他检查

（一）影像学检查

胸部X线检查的特征性表现为肺动脉高压征，如右下肺动脉干扩张，其横径≥15mm；其横径与气管横径比值≥1.07；肺动脉段明显突出或其高度≥3mm；中央动脉扩张，外周血管纤细，形成“残根”征；右心室增大征。除此之外，还有肺、胸基础疾病及急性肺部感染的特征。

（二）心电图检查

可发现右心室肥大改变，如电轴右偏、额面平均电轴≥+90°、重度顺钟向转位、RV_1+SV_5≥1.05mV及肺型P波，也可见右束支传导阻滞及低电压图形。

（三）血液检查

红细胞及血红蛋白计数增高。全血黏度及血浆黏度可增加；合并细菌感染时白细胞总数增高，中性粒细胞增加。失代偿期可出现低氧血症或合并高碳酸血症，当PaO_2< 60mmHg、$PaCO_2$>50mmHg时，表示有呼吸衰竭。

五、诊断与鉴别诊断

根据患者既往慢性支气管炎、肺气肿、其他胸肺疾病或肺血管病变的病史、临床症状，以及紫绀、$P_2>A_2$、颈静脉怒张、肝大压痛、肝颈静脉反流征阳性、下肢水肿等体征，结合心电图、X线胸片、超声心动图等有右心增大肥厚的征象，可以做出诊断。本病须与冠状动脉粥样硬化性心脏病、风湿性心脏病等相鉴别。

六、临床治疗

（一）急性加重期

积极控制感染；通畅呼吸道，改善呼吸功能；纠正缺氧和二氧化碳潴留；控制呼吸和心力衰竭；积极处理并发症。

1. 控制感染

呼吸道感染是发生呼吸衰竭的常见诱因，故应积极给予药物控制。

2. 改善呼吸功能

通畅呼吸道，纠正缺氧和二氧化碳潴留，可用鼻导管吸氧或面罩给氧进行氧疗，并发呼吸衰竭者参阅本章第七节的治疗方案。

3. 控制心力衰竭

轻症患者一般在积极控制感染、给氧改善呼吸功能后，心力衰竭便能得到改善。治疗无效的重症患者，可适当选用利尿药、正性肌力药或扩血管药物治疗。

4. 控制心律失常

经过抗炎，纠正低氧血症等治疗后，心律失常可自行消失。如果持续存在，可根据心律失常的类型选用药物。

5. 抗凝治疗

应用普通肝素或低分子肝素防止肺微小动脉原位血栓形成。

6. 加强护理工作

观察病情变化，及时翻身、拍背排出呼吸道分泌物，是改善通气功能的一项有效措施。

（二）缓解期治疗

除止咳、化痰平喘，抗感染等对症治疗外，需去除诱因，增强患者的免疫功能，可通过中医中药治疗，长期家庭氧疗、调整免疫功能等调理心肺功能，防止急性加重期的发生。

七、康复治疗、预防和预后

适当开展体育锻炼，如打太极拳、散步、做呼吸保健操等，治疗与COPD患者相似，适当进行耐力锻炼。心肺代偿功能良好者适当卧床休息，避免过于疲劳。心肺功能衰竭者应绝对卧床并取半卧位。

肺心病是慢性呼吸系统疾病的晚期表现，5年生存率为20%~77%。慢性呼吸道疾病发展为肺心病是一个漫长的过程，多数约10年以上。因此，积极防治慢性支气管炎和肺气肿，从而降低肺心病的发生率。

第六节　支气管哮喘

支气管哮喘，简称哮喘，是由多种细胞（如嗜酸性粒细胞、肥大细胞、T淋巴细胞、中性粒细胞、气道上皮细胞等）参与的气道慢性炎症性疾病。这种慢性炎症导致气道的高反应性，常伴有广泛多变的可逆性气流受限，并引起反复发作的喘息、气急、胸闷或咳嗽等症状，常在夜间和（或）清晨发作、加剧，多数患者可自行缓解或经治疗缓解。

一、病因和发病机制

（一）病　因

1. 遗传因素

目前认为哮喘是一种多基因遗传病，具有明显家族聚集倾向。支气管哮喘是由若干作用微小但有累积效应的致病基因构成了其遗传因素。许多调查资料表明，哮喘患者亲属患病率高于群体患病率，并且亲缘关系越近，患病率越高。研究显示，存在与气道高反应性、IgE调节和特应性反应相关的基因，这些基因在哮喘的发病中起着重要作用。

2. 环境激发因素

哮喘的形成和反复发病，常是许多复杂因素综合作用的结果。环境因素主要包括尘螨，花粉，毛屑，食物（如鱼、虾、蛋、奶等），药物（如抗生素、阿司匹林等）；此外，大气污染、气候变化、运动、肥胖等都可能是哮喘的激发因素。

（二）发病机制

1. 气道免疫–炎症机制

体液介导的和细胞介导的免疫，均参与哮喘的发病。哮喘的炎症反应是由多种炎症细胞、炎症介质和细胞因子参与的相互作用的结果。

2. 神经机制

神经因素也被认为是哮喘发病的重要环节。支气管受复杂的自主神经支配，除胆碱能神经、肾上腺素能神经外，还有非肾上腺素能非胆碱能神经支配。支气管哮喘与β-肾上腺素受体功能低下和迷走神经张力亢进有关。

3. 气道高反应性（Airway Hyperresponsiveness，AHR）

目前普遍认为气道炎症是导致气道高反应性的重要机制之一，当气道受到变应原或其他刺激后，由于多种炎症细胞、炎症介质和细胞因子的参与，气道上皮的损害和上皮下神经末梢的裸露等而导致气道高反应性。AHR常有家族倾向，受遗传因素的影响。AHR为支气管哮喘患者的共同病理生理特征。

二、病　理

哮喘的基本特征就是气道的慢性炎症，可见气道上皮下有肥大细胞、肺泡巨噬细胞、嗜酸性粒细胞、淋巴细胞与中性粒细胞浸润。气道黏膜下组织水肿，微血管通透性增加，支气管内分泌物潴留，支气管平滑肌痉挛，纤毛上皮细胞脱落，基底膜露出，杯状细胞增殖及支气管分泌物增加等病理改变。

三、临床表现

典型特征为发作性伴有哮鸣音的呼气性呼吸困难，症状可在数分钟内发作，经数小时至数天，可用支气管舒张药或自行缓解。在夜间及凌晨发作和加重常是哮喘的特征之一。发作时的典型体征为双肺呼气性的哮鸣音，呼气相延长。

四、实验室和其他检查

1. 痰液检查

涂片在显微镜下可见较多嗜酸性粒细胞。

2. 呼吸功能检查

（1）通气功能检测

哮喘发作时呈阻塞性通气功能改变，呼气流速指标均显著下降，1s用力呼气容积、FEV_1/FVC%以及最高呼气流量均减少。用力肺活量减少、残气量增加、功能残气量和肺总量增加，残气占肺总量百分比增高。其中以FEV_1/FVC%<70%或FEV_1<正常预计值的80%作为判断气流受限的重要指标。

（2）支气管舒张试验

用来测定气道可逆性。常用吸入型的支气管舒张剂如沙丁胺醇、特布他林等。吸入药后，FEV_1较用药前增加12%或以上，且其绝对值增加200mL或以上，则可判断实验结果阳性。

（3）支气管激发试验

用来测定气道反应性。常用吸入激发剂为醋甲胆碱、组胺、甘糖醇等。若FEV_1下降20%的吸入药物累积剂量（PD_{20}-FEV_1）或累积浓度（PC_{20}-FEV_1），如FEV_1下降≥20%，可诊断为激发试验阳性，提示气道高反应性。

（4）呼气峰流速及其变异率测定

PEF可反映气道通气功能的变化。哮喘发作时PEF下降。若24h内PEF或昼夜PEF波动率≥20%，提示有气道可逆性改变。

3. 特异性变应原检测

外周血变应原的血清特异性IgE可较正常人明显增高。体内变应原可通过皮肤过敏原测试和吸入过敏原测试判断。

4. 胸部X线/CT检查

早期在哮喘发作时可见两肺呈过度通气状态；在缓解期多无明显异常。部分患者CT可见支气管壁增厚，黏液堵塞。

5. 动脉血气分析

哮喘严重发作时$PaCO_2$下降，pH上升，表现呼吸性碱中毒。若病情进一步发展，气道阻塞严重，可有缺氧及CO_2滞留，表现呼吸性酸中毒。

五、诊　断

（一）诊断标准

1. 反复发作喘息、气急、胸闷或咳嗽，多与接触变应原、冷空气、物理、化学性刺激、病毒性上呼吸道感染、运动等有关。

2. 发作时双肺可闻及散在或弥漫性以呼气相为主的哮鸣音，呼气相延长。

3. 上述症状可经治疗缓解或自行缓解。

4. 除此以外，其他疾病所引起的喘息、气急、胸闷和咳嗽。

5. 临床表现不典型者应有下列三项中至少一项阳性：①支气管激发试验或运动试验阳性；②支气管舒张试验阳性；③昼夜PEF 变异率≥20%。

符合1～4条或4、5条者，可以诊断为支气管哮喘。

（二）支气管哮喘的分期及控制水平分级

1. 急性发作期

指气促、咳嗽、胸闷等症状突然发生或症状加重，常有呼吸困难，以呼气流量降低为其特征，常因接触变应原等刺激物或治疗不当所致。哮喘急性发作时，其程度轻重不一，病情加重可在数小时或数天内出现。哮喘急性发作时，严重程度可分为轻度、中度、重度和危重4级。

2. 慢性持续期

指长时间内仍有不同频度和（或）不同程度地出现喘息、咳嗽、胸闷等，肺通气功能下降。

哮喘控制水平分为控制、部分控制和未控制3个等级，见表1-6。

表1-6　非急性发作期哮喘控制水平的分级

A. 目前临床控制评估（最好4周以上）			
临床特征	控制 （满足以下所有条件）	部分控制 （出现以下任何1项临床特征）	未控制

续表

<table>
<tr><td>白天症状</td><td>无（或≤2次/周）</td><td>>2次/周</td><td rowspan="5">出现≥3项哮喘部分控制的表现*†</td></tr>
<tr><td>活动受限</td><td>无</td><td>有</td></tr>
<tr><td>夜间症状/憋醒</td><td>无</td><td>有</td></tr>
<tr><td>需要用药缓解或急救治疗</td><td>无（或≤2次/周）</td><td>>2次/周</td></tr>
<tr><td>肺功能（PEF或FEV ）‡</td><td>正常</td><td><正常预计值或个人最佳值的80%</td></tr>
<tr><td colspan="4">B. 未来风险评估（急性发作风险，病情不稳定，肺功能迅速下降，药物不良反应）</td></tr>
<tr><td colspan="4">与未来不良事件风险增加的相关因素包括：临床控制不佳；过去一年频繁急性发作；曾因严重哮喘而住院治疗；FEV$_1$低；烟草暴露；高剂量药物治疗</td></tr>
</table>

注：*患者出现急性发作后都必须对维持治疗方案进行分析，以确保治疗方案的合理性。

†依照定义，任何1周出现1次哮喘急性发作，表明这周的哮喘没有得到控制。

‡肺功能结果对5岁以下儿童的可靠性差。

六、临床治疗

目前尚无特效的治疗方法，但长期规范化治疗可使哮喘症状能得到控制。

（一）确定并避免危险因素

立即使患者脱离危险因素接触是防治哮喘最有效的方法。

（二）药物治疗

哮喘病理基础是慢性非特异性炎症，糖皮质激素是当前控制哮喘发作最有效的药物。吸入治疗是目前推荐长期抗感染治疗哮喘的最常用方法。β_2激动剂可松弛支气管平滑肌，是控制哮喘急性发作的首选药物。常用的短效β受体激动剂有沙丁胺醇、特布他林等，作用时间为4~6h。阻断节后迷走神经通路，降低迷走神经兴奋性而起舒张支气管作用，并有减少痰液分泌的作用，如异丙托溴铵。与β_2受体激动剂联合吸入有协同作用。白三烯可抑制磷酸二酯酶，提高平滑肌细胞内的cAMP浓度外，还能拮抗腺苷受体；增强呼吸肌的收缩；增强气道纤毛清除功能，进而起到抗炎作用，是目前治疗哮喘的有效药物之一。

（三）急性发作期的治疗

哮喘急性发作时严重程度可分为轻度、中度、重度和危重4级。治疗目的是尽快解除气道阻塞，纠正低氧血症，恢复肺功能，预防进一步恶化或再次发作，防止并发症。

1. 轻　度

间断吸入短效β_2受体激动剂。效果不佳时可加用茶碱缓释片。

2. 中　度

雾化吸入短效β_2激动剂，可联合抗胆碱药或激素混悬液吸入，也可静脉注射茶碱类。效果欠佳时应尽早口服糖皮质激素。

3. 重度至危重度

持续雾化吸入β_2受体激动剂，联合雾化吸入短效抗胆碱药、激素混悬液；或静脉滴注氨茶碱。给予吸氧，并尽早静脉应用激素。

（四）哮喘慢性持续期的治疗

一般哮喘经过急性期治疗症状得到控制，但哮喘的慢性炎症病理生理改变仍然存在，因此，必须制订哮喘的长期治疗方案。根据哮喘的控制水平选择合适的治疗方案（表1–7）。

表1-7　哮喘长期治疗方案

← 降级　　　　升级 →

第1级	第2级	第3级	第4级	第5级
哮喘教育、环境控制				
按需使用短效β_2受体激动剂	按需使用短效β_2受体激动剂			

续表

第1级	第2级	第3级	第4级	第5级
控制性药物	选用1种	选用1种	在第3级基础上选择1种或1种以上	在第4级基础上增加1种
	低剂量ICS*	低剂量ICS加LABA *	中等剂量或高剂量ICS加LABA*	口服最小剂量糖皮质激素
	白三烯调节剂	中等剂量ICS或高剂量ICS	白三烯调节剂	抗IgE治疗
—	—	低剂量ICS加白三烯调节剂	缓释茶碱	—
—	—	低剂量ICS加缓释茶碱	—	—

注：*推荐选用的治疗方案，低剂量ICS指每日吸入布地耐德（或等效其他ICS）200~400μg，中等剂量为>400~800μg，高剂量为>800~1600μg

（五）免疫疗法

分为特异性和非特异性两种，前者又称脱敏疗法（或称减敏疗法），采用特异性变应原（如螨、花粉、猫毛等）作定期反复皮下注射，剂量由低至高，以产生免疫耐受性，使患者脱（减）敏。非特异性疗法，如注射卡介苗、转移因子、疫苗等生物制品抑制变应原反应的过程，有一定的辅助疗效。

七、康复治疗

（一）康复治疗目的

1. 纠正异常呼吸模式，延缓疾病的进程，预防和减轻发作程度。
2. 掌握正确的呼吸方法和放松技术，改善呼吸功能，提高运动能力。
3. 改善和提高体质，减少发作。
4. 提高生活自理能力和生活质量，重返社会。

（二）康复治疗方法

1. 放松练习

主要是放松颈肩部以及上胸部肌肉，消除紧张减少能耗。放松练习是呼吸练习的基础。具体方法见本章第四节。

2. 腹式呼吸训练

改变呼吸形式，着重浅而快的吸气，深而缓的呼气。具体方法见本章第五节。练习正确时应感到轻松舒适。

3. 有氧运动

宜在发作缓解期适当进行，以增强心肺储备功能，改善有氧代谢能力。其训练原则为做适当强度的运动，并持续一定时间，具体方法视体力决定。体力耐力较差者可通过散步、太极拳等低强度练习；较好体力者可进行快速行走、慢跑，游泳等练习。对于运动诱发哮喘的患者，建议以不引起哮喘发作为度，并做好充分的运动准备，可以在监护下进行小强度的运动训练。

4. 控制体重

哮喘与肥胖有关。肥胖的哮喘患者通过运动和饮食控制进行减肥，可以改善肺功能，减轻症状，减少并发症，改善生活质量。

八、预防和预后

避免接触变应原，包括某些可引起哮喘的药物，积极防治呼吸道感染科预防哮喘发生；积极治疗哮喘前期疾病，目前认为过敏性鼻炎、过敏性咳嗽、婴儿湿疹都可发展为哮喘，故对这些疾病应积极治疗；患该病的患者必须戒烟及避免被动吸烟，以减少对气道的刺激；加强个人防护和锻炼身体，提高免疫功能都有助于预防哮喘发作。

第七节　呼吸衰竭

呼吸衰竭（Respiratory Failure）是指各种原因引起的肺通气和（或）换气功能严重障碍，以致在静息状态下亦不能维持足够的气体交换，导致低氧血症伴（或不伴）高碳酸血症，进而引起一系列病理生理改变和相应临床表现的综合征。

一、病　因

（一）气道阻塞性病变

气管-支气管的炎症、痉挛、肿瘤、异物、纤维化瘢痕，如慢性阻塞性肺疾病、重症哮喘等引起气道阻塞和肺通气不足，或伴有通气/血流比例失调，导致缺氧和CO_2潴留，发生呼吸衰竭。

（二）肺组织病变

各种累及肺泡和（或）肺间质的病变，如肺炎、肺气肿、严重肺结核、弥漫性肺纤维化、肺水肿、硅肺等，均致肺泡减少、有效弥散面积减少、肺顺应性减低、通气/血流比例失调，导致缺氧或合并CO_2潴留。

（三）肺血管疾病

肺栓塞、肺血管炎等可引起通气/血流比例失调，或部分静脉血未经过氧合直接流入肺静脉，导致呼吸衰竭。

（四）胸廓与胸膜病变

胸部外伤造成连枷胸、严重的自发性或外伤性气胸、脊柱畸形、大量胸腔积液或伴有胸膜肥厚与粘连、强直性脊柱炎、类风湿性脊柱炎等，均可影响胸廓活动和肺脏扩张，造成通气减少及吸入气体分布不均，导致呼吸衰竭。

（五）神经肌肉疾病

脑血管疾病、颅脑外伤以及镇静催眠剂中毒，可直接或间接抑制呼吸中枢。脊髓颈段或高位胸段损伤（肿瘤或外伤）、脊髓灰质炎、多发性神经炎、重症肌无力、有机磷中毒以及严重的钾代谢紊乱，均可累及呼吸肌，造成呼吸肌无力。

二、分　类

（一）按照动脉血气分析分类

1. Ⅰ型呼吸衰竭

即缺氧性呼吸衰竭，血气分析特点是PaO_2<60mmHg，$PaCO_2$降低或正常。主要见于肺换气障碍（通气/血流比例失调、弥散功能损害和肺动-静脉分流）疾病，如严重肺部感染性疾病、间质性肺疾病、急性肺栓塞等。

2. Ⅱ型呼吸衰竭

即高碳酸性呼吸衰竭，血气分析特点是PaO_2<60mmHg，同时伴有$PaCO_2$>50mmHg。系肺泡通气不足所致。单纯通气不足，低氧血症和高碳酸血症的程度是平行的，若伴有换气功能障碍，则低氧血症更为严重，如COPD。

（二）按照发病急缓分类

可分为急性呼吸衰竭和慢性呼吸衰竭。

（三）按照发病机制分类

可分为通气性呼吸衰竭和换气性呼吸衰竭，也可分为泵衰竭和肺衰竭。

三、发病机制和病理生理

各种病因通过引起肺泡通气不足、弥散障碍、肺泡通气/血流比例失调、肺内动-静脉解剖分流增加和氧耗量增加五个主要机制，使通气和（或）换气过程发生障碍，导致呼吸衰竭。

四、急性呼吸衰竭的临床表现

1. 呼吸困难

是呼吸衰竭最早出现的症状。可表现为频率、节律和幅度的改变。较早表现为呼吸频率增快，病情加重时出现呼吸困难，辅助呼吸肌活动加强，如三凹征。

2. 发　绀

缺氧的典型表现。当动脉血氧饱和度低于90%时，可在口唇、指甲出现发绀。

3. 精神神经症状

急性缺氧可出现精神错乱、躁狂、昏迷、抽搐等症状，如合并急性二氧化碳潴留，可出现嗜睡、淡漠、扑翼样震颤，以至呼吸骤停。

4. 其他系统表现

多数患者有心动过速；严重低氧血症、酸中毒可引起心肌损害，亦可引起周围循环衰竭、血压下降、心律失常、心搏停止。

五、急性呼吸衰竭的诊断

除结合临床表现外，主要依靠血气分析确诊。此外，肺功能、胸部影像学和纤维支气管镜等检查对于明确呼吸衰竭的原因至为重要。动脉血气分析有助于判断呼吸衰竭和酸碱失衡的严重程度并指导治疗。

六、急性呼吸衰竭的临床治疗

呼吸衰竭的治疗总原则是：加强呼吸支持，包括保持呼吸道通畅、纠正缺氧和改善通气等；呼吸衰竭病因和诱发因素的治疗；加强一般支持治疗和对其他重要脏器功能的监测与支持。

1. 保持呼吸道通畅

是治疗呼吸衰竭的最基本、最重要的治疗措施。

2. 吸　氧

确定吸氧浓度的原则是保证PaO_2迅速提高到60mmHg或脉搏容积血氧饱和度（SpO_2）达90%以上的前提下，尽量减低吸氧浓度。

3. 增加通气量、改善CO_2潴留

可采用呼吸兴奋剂和（或）机械通气。

4. 病因治疗

由于引起急性呼吸衰竭的原发疾病多种多样，因此，针对不同病因采取适当的治疗措施十分必要，也是治疗呼吸衰竭的根本所在。

5. 一般支持疗法

纠正电解质紊乱和酸碱失衡，加强液体管理，防止血容量不足和液体负荷过大，保证血细胞比容在一定水平，对维持氧输送能力和防止肺水肿具有重要意义。

6. 其他重要脏器功能的监测与支持

呼吸衰竭常会累及其他重要脏器，需加强对重要脏器功能的监测与支持，防治肺动脉高压、肺源性心脏病、肺性脑病、肾功能不全等。

七、预防和预后

急性呼吸衰竭常起病突然，如有严重创伤、感染、休克等患者，应警惕发生成人呼吸窘迫综合征，如发现输液过量，出现肺水肿先兆，可给予强利尿剂治疗。急性呼吸衰竭，特别是成人呼吸窘迫综合征如能早期发现，及时应用有效的机械呼吸和呼气末正压治疗，就有希望恢复呼吸功能，否则病死率较高，常超过50%。

（荣湘江　王平）

参考文献

[1]左竹林. 呼吸系统疾病诊治与康复[M]. 北京：人民卫生出版社，1998.

[2]邓倩. 临床康复学[M]. 北京：人民卫生出版社，2014.

[3]古剑熊，燕铁斌. 临床康复医学[M]. 北京：科学出版社，2015.

[4]孙浩民. 中西医结合呼吸系统疾病康复指导[M]. 武汉：武汉出版社，2014.

[5]李云霞，王静. 呼吸系统疾病[M]. 北京：人民卫生出版社，2014.

[6]陆再英，钟南山. 内科学[M]. 第7版. 北京：人民卫生出版社，2008: 5-114.

[7]葛均波，徐永健. 内科学[M]. 第8版. 北京：人民卫生出版社，2013: 7-145.

[8]张绍岚，何小花.疾病康复[M]. 第2版. 北京：人民卫生出版社，2014: 257-266.

第二章 循环系统常见疾病的康复

第一节 冠状动脉粥样硬化性心脏病

一、概 述

（一）定 义

冠状动脉粥样硬化性心脏病（Coronary Atherosclerotic Heart Disease）指冠状动脉发生粥样硬化引起管腔狭窄或闭塞，导致心肌缺血缺氧或坏死而引起的心脏病，简称冠心病（Coronary Heart Disease，CHD）。

冠心病的心脏康复是指研究冠心病的危险因素，开展教育，改变不合理生活方式，保持心理健康，进行冠心病的一级预防；对于冠心病人进行心功能评定，判断预后，有针对性地进行二级预防，矫正病人危险因素，减缓甚至逆转动脉硬化病变，降低再次心肌梗死的风险，增强体力，提高生活质量，促进回归社会。

（二）分 型

世界卫生组织将冠心病分为五型：隐匿型或无症状型冠心病；心绞痛；心肌梗死；缺血性心肌病；猝死。

（三）心绞痛

1. 症 状

心绞痛以发作性胸痛为主要临床表现，疼痛主要在胸骨体之后，可波及心前区，有手掌大小范围。常放射至左肩、左臂内侧达无名指和小指。胸痛常为压迫、发闷或紧缩性，也可有烧灼感。发作常由体力劳动或情绪激动所诱发，饱食、寒冷、吸烟、心动过速、休克等亦可诱发。心绞痛一般持续数分钟至十余分钟，多为3~5min，很少超过半小时。一般在停止原来诱发症状的活动后即可缓解，舌下含服硝酸甘油等也能在几分钟内缓解。

2. 体　征

平时一般无异常体征。心绞痛发作时，常见心率增快、血压升高、表情焦虑、皮肤冷或出汗，有时出现第四或第三心音奔马律。

3. 辅助检查

（1）实验室检查，血糖、血脂检查了解冠心病危险因素；胸痛明显者需查血清心肌损伤标志物包括心肌肌钙蛋白I或T，肌酸激酶（CK）及同工酶（CK-MB）。查血常规注意有无贫血。

（2）心电图检查，静息时心电图，约半数患者在正常范围；心绞痛发作时，绝大多数患者可出现暂时性心肌缺血引起的ST 段移位。

（3）心电图负荷试验最常用的是运动负荷试验，增加心脏负荷以激发心肌缺血。运动方式主要为分级活动平板或踏车，其运动强度可逐步分期升级。

（4）多层螺旋CT 冠状动脉成像和超声心动图有助于疾病严重程度的判断。冠脉造影为有创性检查手段，目前仍然是诊断冠心病较准确的方法。

4. 诊断与鉴别诊断

根据典型心绞痛的发作特点，结合年龄和存在冠心病危险因素，除外其他原因所致的心绞痛，一般即可诊断。发作时，心电图检查可见ST-T改变，症状消失后心电图ST-T改变逐渐恢复。冠状动脉CTA有助于评价冠脉管腔狭窄程度及管壁病变性质和分布。要考虑与急性冠脉综合征、梅毒性主动脉炎等引起的心绞痛等疾病相鉴别。

加拿大心血管病学会把心绞痛分为四级。①Ⅰ级：一般日常活动例如走路、登楼不引起心绞痛，心绞痛发生在剧烈、速度快或长时间的体力活动或运动时。②Ⅱ级：日常活动轻度受限。心绞痛发生在快步行走、登楼、餐后行走、冷空气中行走、逆风行走或情绪波动后活动。③Ⅲ级：日常活动明显受限，心绞痛发生在平路一般速度行走时。④Ⅳ级：轻微活动即可诱发心绞痛，患者不能做任何体力活动，但休息时无心绞痛发作。

5. 临床治疗

（1）发作时的治疗

①发作时，立刻休息，一般患者在停止活动后症状即逐渐消失。

②较重的发作，可使用作用较快的硝酸酯制剂。这类药物除扩张冠脉，降低阻力，增加冠脉循环的血流量外，还通过对周围血管的扩张作用，减少静脉回流，减低心脏前后负荷和心肌的需氧，从而缓解心绞痛。硝酸甘油0.5mg置于舌下含化，1~2min即开始起作用，约半小时后作用消失。

（2）缓解期的治疗

①宜尽量避免各种确知诱发的因素。调节饮食；戒烟限酒；调整日常生活与工作量；减轻精神负担；保持适当的体力活动。

②药物治疗包括改善缺血、减轻症状的药物，如β受体拮抗剂，减慢心率、减弱心肌收缩力、降低血压，从而降低心肌耗氧量以减少心绞痛发作和增加运动耐量。临床常用的β受体拮抗剂包括美托洛尔普通片（25~100mg，每日2次口服）、美托洛尔缓释片（47.5 ~190mg ，每日1 次口服）等；硝酸酯类药，为内皮依赖性血管扩张剂，能减少心肌需氧和改善心肌灌注，从而减低心绞痛发作的频率和程度，增加运动耐量。缓解期常用的硝酸酯类药物包括硝酸甘油、二硝酸异山梨酯和单硝酸异山梨酯（普通片20mg，每日2 次口服；缓释片40~60mg，每日1 次口服）等。钙通道阻滞剂，能抑制钙离子进入细胞内，也抑制心肌细胞兴奋-收缩偶联中钙离子的利用，抑制心肌收缩，减少心肌氧耗。

③经皮冠状动脉介入治疗能使患者的生活质量提高，但是心肌梗死的发生和死亡率无显著差异。冠状动脉旁路移植术能改善病变冠状动脉所供血心肌的血流供应。术后心绞痛症状改善者可达80% ~90%。

（四）急性心肌梗死（Acute Myocardial Infarction，AMI）

是指急性心肌缺血性坏死，大多是在冠脉病变的基础上，发生冠脉血供急剧减少或中断，使相应的心肌严重而持久地急性缺血所致。美国35~84岁发病率男性为71‰，女性为22‰，每年约有150 万人发生AMI。

1. 病因和发病机制

本病的基本病因是冠脉粥样硬化，造成一支或多支管腔狭窄和心肌血供不足，而侧支循环未充分建立。在此基础上，一旦血供急剧减少或中断，使心肌严重而持久地急性缺血达20 ~30min及以上，即可发生AMI。

2. 病理和病理生理

绝大多数AMI 患者冠脉内可见粥样斑块的基础上有血栓形成，使管腔闭塞。冠脉闭塞后20~30min，受其供血的心肌即有少数坏死，开始了AMI 的病理过程。1~2h绝大部分心肌呈凝固性坏死，心肌间质充血、水肿，伴多量炎症细胞浸润。以后，坏死的心肌纤维逐渐溶解，形成肌溶灶，随后渐有肉芽组织形成。

3. 临床表现

与梗死的面积大小、部位、冠状动脉侧支循环情况密切相关。

（1）先兆

50%~81.2%的患者在发病前数日有乏力，胸部不适，活动时心悸、气急、烦躁、心绞痛等前驱症状，其中以新发心绞痛（初发型心绞痛）或原有心绞痛加重（恶化型心绞痛）为最突出。

（2）症状

疼痛是最先出现的症状，多发生于清晨，疼痛部位和性质与心绞痛相同。

全身症状有发热、心动过速、白细胞增高和红细胞沉降率增快等。一般在疼痛发生后24~48h出现，程度与梗死范围常呈正相关，体温一般在38℃左右。

胃肠道症状表现为疼痛剧烈时常伴有频繁的恶心、呕吐和上腹胀痛，与迷走神经受坏死心肌刺激和心排血量降低、组织灌注不足等有关。

心律失常多发生在起病1~2天，可伴乏力、头晕等症状。

如疼痛缓解而收缩压仍低于80mmHg，有烦躁不安、面色苍白、皮肤湿冷、脉细而快、大汗淋漓、尿量减少、神志迟钝、甚至晕厥者，则为休克表现。休克多在起病后数小时至数日内发生，见于约20%的患者，主要是心源性。

（3）体征

心脏体征表现为心脏浊音界可正常，也可轻度至中度增大。心率多增快。心尖区第一心音减弱，可出现第四心音（心房性）奔马律。

4. 实验室和其他检查

（1）心电图

特征性改变心电图表现特点为：ST段抬高呈弓背向上型，在面向坏死区周围心肌损伤区的导联上出现；宽而深的Q波（病理性Q波），在面向透壁心肌坏死区的导联上出现；T波倒置，在面向损伤区周围心肌缺血区的导联上出现。在背向MI区的导联则出现相反的改变，即R波增高、ST段压低和T波直立并增高。动态性改变表现为：起病数小时内，可尚无异常或出现异常高大两肢不对称的T 波，为超急性期改变。数小时后，ST段明显抬高，弓背向上，与直立的T 波连接，形成单相曲线。数小时至2天内出现病理性Q波，同时R波减低，是为急性期改变。Q波在3~4天内稳定不变，以后70%~80%永久存在。

（2）实验室检查

起病24~48h后，白细胞可增至（10~20）$\times 10^9$/L，中性粒细胞增多，嗜酸性粒细胞减少或消失；红细胞沉降率增快；C反应蛋白增高，均可持续1~3周。

血清心肌损伤标记物增高水平与心肌坏死范围及预后明显相关。肌红蛋白起病后2h内升高，12h内达高峰；24~48h内恢复正常。肌钙蛋白I起病3~4h后升高，11~24h达高峰，7~10天降至正常。肌酸激酶同工酶CK-MB在起病后4h内增高，16~24h达高峰，3~4天恢复正常。

5. 诊断和鉴别诊断

根据典型的临床表现，特征性的心电图改变以及实验室检查发现，诊断本病并不困难，还应与心绞痛（表2-1）、主动脉夹层和急性肺动脉栓塞相鉴别。

表2-1　心绞痛和急性心肌梗死的鉴别诊断要点

鉴别诊断项目	心绞痛	急性心肌梗死
疼痛		
1. 部位	中下段胸骨后	部位相同或在较低位置

续表

鉴别诊断项目	心绞痛	急性心肌梗死
2. 性质	压榨性或窒息性	相似，但程度更剧烈
3. 诱因	劳力、情绪激动、受寒、饱食等	不常有
4. 时限	短，1~5min或15min以内	长，数小时或1~2天
5. 频率	频繁发作	不频繁
6. 硝酸甘油疗效	显著缓解	作用较差或无效
气喘或肺水肿	极少	可有
血压	血压升高或无显著改变	可降低，甚至发生休克
心包摩擦音	无	可有
坏死物质吸收的表现		
1. 发热	无	常有
2. 血白细胞增加（嗜酸性粒细胞减少）	无	常有
3. 血沉增快	无	常有
4. 血清心肌坏死标记物升高	无	有
心电图变化	无变化或暂时性ST段和T波变化	有特征性和动态性变化

6. 临床治疗

（1）监护和一般治疗

急性期卧床休息，保持环境安静。减少探视，防止不良刺激，解除焦虑。进行心电图、血压和呼吸的监测。呼吸困难和血氧饱和度降低者，最初几日间断或持续通过鼻管面罩吸氧。急性期12h内卧床休息，若无并发症，24h内应鼓励患者在床上进行肢体活动，若无低血压，第3天就可在病房内走动；梗死后第4~5天，逐步增加活动直至每天3次步行100 ~150m。

（2）解除疼痛

心肌再灌注治疗开通梗死相关血管、恢复缺血心肌的供血是解除疼痛最有效的方法。吗啡2~4mg静脉注射或哌替啶50~100mg肌内注射，必要时5~10min后重复，可减轻患者交感神经过度兴奋和濒死感。应用硝酸酯类药物扩张冠状动脉，增加冠状动脉血流量以及增加静脉容量，而降低心室前负荷。

（3）抗血小板治疗

联合应用包括阿司匹林和ADP受体拮抗剂在内的口服抗血小板药物，负荷剂量后给予维持剂量。

（4）抗凝治疗

（5）再灌注心肌治疗

起病3~6h最多在12h内，使闭塞的冠状动脉再通，心肌得到再灌注，濒临坏死的心肌可能得以存活或使坏死范围缩小，减轻梗死后心肌重塑，是一种积极的治疗措施，包括经皮冠状动脉介入治疗、溶栓疗法和冠状动脉旁路搭桥术。

（6）血管紧张素转换酶抑制剂或血管紧张素受体拮抗剂

（7）调脂治疗

（8）抗心律失常和传导障碍治疗

（9）抗休克治疗

（10）抗心力衰竭治疗

二、冠心病的主要功能障碍

（一）循环功能障碍

心血管系统适应性下降，循环功能障碍。

（二）呼吸功能障碍

长期心血管功能障碍可导致肺循环功能障碍，肺血管和肺泡气体交换效率降低，吸氧能力下降，诱发或加重缺氧症状。

（三）全身运动耐力减退

机体吸氧能力减退和肌肉萎缩，限制全身运动耐力。

（四）代谢功能障碍

脂代谢和糖代谢障碍，表现为血胆固醇和甘油三酯增高，高密度脂蛋白胆固醇降低。缺乏运动可导致胰岛素抵抗，除了引起糖代谢障碍外，还可促使形成高胰岛素血症和血脂升高。

（五）行为障碍

冠心病患者往往伴有不良生活习惯、心理障碍等。

三、冠心病康复的意义

冠心病康复是指采用积极主动的身体、心理、行为和社会活动训练，帮助患者缓解症状，改善心血管功能，在生理、心理、社会、职业和娱乐等方面达到理想状态，提高生活质量。同时，强调积极的二级预防，包括干预冠心病危险因素，阻止或延缓疾病的发展过程，减轻残疾和减少再次发作的危险。

四、冠心病康复治疗分期

根据冠心病病理和康复治疗的特征，国际上将康复治疗分为三期。

（一）I期

指急性心肌梗死或急性冠脉综合征住院期的康复。患者生命体征平稳，无明显心绞痛，安静心率< 110b/min，无心衰、严重心律失常和心源性休克，血压基本正常，体温正常。此期通过适当活动，减少或消除绝对卧床休息所带来的不利影响。发达国家此期为3~7 天。

（二）II期

指从患者出院开始，至病情稳定性完全建立为止。与I期相似，患者病情稳定，运动能力达到3MET以上，家庭活动时无显著症状和体征。此期患者保持适当的体力活动，逐步适应家庭活动，等待病情完全稳定，准备参加Ⅲ期康复锻炼。康复治疗时间为5~6 周。

（三）Ⅲ期

指病情处于较长期的稳定状态，或Ⅱ期过程结束。包括陈旧性心肌梗死、稳定型心绞痛及隐性冠心病患者。临床病情稳定，包括陈旧性心肌梗死、稳定型劳力性心绞痛、隐性冠心病、冠状动脉分流术，以及腔内成型术后、心脏移植术后、安装起搏器后的患者。此期可以通过外周效应、中心效应和危险因素的控制达到康复的目的。康复治疗的时间一般为2~3个月。

五、康复评定

（一）心功能分级（表2-2）

表2-2 美国心脏学会心脏功能分级

功能分级	临床情况	持续-间歇活动的能量消耗（kcal/min）	最大代谢当量（METs）
Ⅰ	患有心脏疾病，其体力活动不受限制。一般体力活动不引起疲劳、心悸、呼吸困难或心绞痛。	4.0~6.0	6.5
Ⅱ	患有心脏疾病，其体力活动稍受限制，休息时感到舒适。一般体力活动时，引起疲劳、心悸、呼吸困难或心绞痛。	3.0~4.0	4.5
Ⅲ	患有心脏疾病，其体力活动大受限制，休息时感到舒适。较一般体力活动较轻时，即可引起疲劳、心悸、呼吸困难或心绞痛。	2.0~3.0	3.0
Ⅳ	患有心脏疾病，不能从事任何体力活动，在休息时也有心功能不全或心绞痛症状，任何体力活动均可使症状加重。	1.0~2.0	1.5

（二）自觉用力程度分级

自觉用力程度分级（Rating of Perceived Exertion，RPE），见表2-3。

表2-3　自觉用力程度分级（RPE）

RPE	主观运动感觉特征	相应心率（b/min）
6	（安静）	60
7	非常轻松	70
8		80
9	很轻松	90
10		100
11	轻松	110
12		120
13	稍费力	130
14		140
15	费力	150
16		160
17	很费力	170
18		180
19	非常费力	190
20		200

（三）超声心动图运动试验

超声心动图可以直接反映心肌的活动情况，从而揭示心肌收缩和舒张功能。

（四）心电运动试验

通过观察受试者运动时的各种反应（呼吸、血压、心率、心电图、气体代谢、临床症状与体征等），来判断其心、肺、骨骼肌等的储备功能和机体对运动的实际耐受能力。它可用于判定患者运动的安全性，为制订运动处方提供客观依据；判定冠状动脉病变的严重程度及预后，评定康复治疗的效果。

六、冠心病康复训练

（一）Ⅰ期康复

通过适当的活动，减少或消除绝对卧床休息所带来的不利影响，保持现有的功能水平和防止废用的出现，解除焦虑和抑郁；评估心脏和整个身体对活动和运动的反应；低水平运动试验阴性，可以按正常节奏连续行走100~200m或上下1~2层楼而无症状和体征。运动能力达到2~3METs，能够适应家庭生活；对患者和家属进行宣教和咨询，使患者了解冠心病的危险因素及注意事项等相关知识。康复训练的内容包括以下几项。

1. 床上活动

包括肢体活动、呼吸训练和坐位训练。一般从远端肢体的小关节活动开始，循序渐进地从被动运动到主动运动再过渡到抗阻运动。抗阻运动可以采用捏皮球、拉橡皮筋等，一般不需要专门器械。活动时不可有憋气和用力现象。呼吸训练主要指腹式呼吸。坐位训练从第一天就开始。

2. 步行训练

步行训练从床边站立训练开始。先克服直立性低血压，在床边站立无问题后，开始床边步行（1.5~2.0METs），以便在疲劳或不适时能及时上床休息。

3. 上楼训练

下楼的运动负荷不大，上楼的运动负荷主要取决于上楼的速度。

4. 出院前评估

达到训练目标后，可安排出院；患者出现并发症或运动试验异常则需进一步检查，并适当延长住院时间。

5. 心理与健康教育

患者在急性发病后，往往有显著的焦虑和恐惧感。康复治疗师需对患者进行医学常识教育，使其理解冠心病的发病特点、注意事项和预防再次发作的方法。

6. 改善日常生活活动能力

指导患者进行简单的床上活动及床—椅转移。吃饭、刷牙、洗脸、穿衣等日常生活活动可以早期进行。

7. 能量节约技术

应了解和重视能量节约技术，配合治疗师在低能量消耗下完成各种运动。

8. 自我反馈及监测

常用的各种日常生活活动和职业活动所需的能量需求见表2-4。

表2-4　常用的各种日常生活活动和职业活动所需的能量需求

活动	代谢当量（METs）
生活及家务活动：	
独立站；靠坐	1.0
吃饭	1.4
穿衣；坐床边	2.0
简单的清洁房间	2.3
整理床铺	3.4
淋浴	3.5
大便（坐位）	3.6
大便（卧位）	4.0
作业治疗性活动：	
轻度机械性活动	2.3
轻木工活，磨砂板，抛光，编织篮筐	2.5
体育运动：	
步行1.6km/h	1.5~2.0
步行2.4km/h	2.0~2.5
交谊舞（慢）、排球（非竞技性）	2.9
散步4.0 km/h	3.0

续表

活动	代谢当量（METs）
步行5.0 km/h	3.4
骑车（慢速）	3.5
游泳（慢）、乒乓球	4.5
交谊舞（快）、羽毛球	5.5
骑车（中速）	5.7
有氧舞蹈、网球	6.0
游泳（快）	7.0
跳绳	12.0
园艺劳动：	
挖掘	1.5
用水桶浇水	2.0
种花种菜	2.1
用尖镐挖土	2.3
修剪树枝	2.8

现在对于无并发症的急性心肌梗死，还可参考Wenger的住院7步康复程序。见表2-5。

表2-5　Wenger的住院7步康复程序

阶段	监护下的运动	CCU/病房活动	教育娱乐活动
		CCU	
1	床上所有肢体的主动被动关节活动，清醒时教患者做踝关节跖屈背伸活动，每小时1次	自己弯足于床边，应用床边便盆，坐椅15min，每天1~2次	介绍CCU，个人急救和社会救援
2	所有肢体的主动关节运动，坐于床边	坐椅15~30min，每天2~3次，床上生活完全自理	介绍康复程序，配合戒烟、健康教育、计划转出CCU

续表

阶段	监护下的运动	CCU/病房活动	教育娱乐活动
		病房活动	
3	热身运动，2METs；伸臂运动，做体操；慢步走，距离15.25m并返回	随时坐椅子，坐轮椅去病房教室，在病房里步行	介绍正常的心脏解剖和功能，动脉硬化、心肌梗死的病理生理
4	关节活动和体操，2.5METs，中速走22.88m一个来回，教测脉搏	监护下下床，走到浴室，病房治疗	介绍如何控制危险因素
5	关节活动和体操，3METs；教患者自测脉搏，试着下几级台阶，走91.5m，每天2次	走到候诊室和电话间，随时在病房走廊里走步	介绍饮食卫生，能量保存和需要的工作及简单技巧
6	继续以上活动，下楼（坐电梯返回），走152.5m，每天2次，教做家庭活动	监护下温热水淋浴或盆浴，监护下去做作业治疗和心脏临床治疗	介绍心脏病发作时的处理：药物、运动、外科手术
7	继续以上活动，下楼（坐电梯返回），走152.5m，每天2次，教做家庭活动	监护下温热水淋浴或盆浴，监护下去做作业治疗和心脏临床治疗	介绍心脏病发作时的处理：药物、运动、外科手术
	提供院外运动程序资料	继续以前所有的病房活动	

（二）Ⅱ期康复

1. 康复目标

保持和进一步改善心脏功能；逐步恢复一般日常生活能力；运动能力达到4~6METs；改变不良生活方式，见表2-6。

表2-6　美国心脏病学会心脏运动康复危险分层标准

危险级别	NYHA分级	运动能力	临床特征	监管及心电图监测
A			无确定心血管疾病患者（但包括存在2个心血管危险因素以上）	无须运动心电图、血压监测

续表

危险级别	NYHA分级	运动能力	临床特征	监管及心电图监测
B 低危	Ⅰ，Ⅱ	≤6METs	无充血性心力衰竭表现，静息状态无心肌缺血或心绞痛，运动容量≤6METs，运动时收缩压适度升高，静息或运动时无阵发性或非阵发性室性心动过速，有自我调节运动能力	只需在制订的运动阶段初期进行指导，6~12次心电图和血压监测
C 中高危	Ⅲ或Ⅳ	≤6METs	运动负荷<6METs时发生心绞痛或缺血性ST段压低，运动时SBP低于静息，运动时出现非持续性室性心动过速，有心搏骤停史，有可能出现危及生命的医学情况	运动整个过程需要医疗监督和心电图及血压监测，可转入B级康复
D 高危	Ⅳ	<6METs	未控制的心肌缺血，严重的瓣膜狭窄和返流，失代偿心力衰竭，未控制的心律失常，可因运动而加剧的病情	不推荐进行以增强适应为目的的任何活动，日常活动应在医生评估后进行

2. 训练内容

运动项目可有散步、医疗体操、气功、家庭卫生、厨房活动、园艺活动或在邻近区域购物，活动强度为40%~50%HRmax，RPE不超过13~15，运动时间应逐渐达到15~20min；运动频率应逐渐达到3~5次/周。低危患者，可通过自我监护稳步提高运动量；对于中、高危层患者或在运动中出现较明显异常者，应到医院康复门诊进行监护下的康复训练。

3. 二级预防与健康教育

维持健康的生活方式；彻底戒烟，远离烟草环境；血压控制目标在<140/90mmHg（糖尿病或慢性肾病患者则<130/80mmHg）；调节血脂目标在低密度脂蛋白（LDL-C）<2.6mmol/L；若甘油三酯（TG）≥2.6mmol/L，则高密度脂蛋白<3.38mmol/L；体重控制目标BMI 18.5~24.9kg/m^2，腰围男性<102cm、女性<89cm；糖尿病控制；对冠心病患者及其家属进行冠心病及相关危险因素的宣教。

4. 心理、社会支持

帮助患者与心理、社会支持系统联系，指导患者健康应对这些挫折，树立信心，使患者恢复正常的生活。

5. 职业康复

Ⅱ期心脏康复结束时，应到医院进行亚极量运动试验。如果患者可以达到6~7METs，或预期的靶心率，则可以恢复一般的体力活动和职业活动。

（三）Ⅲ期康复

1. 康复目标

巩固Ⅱ期康复成果，控制危险因素，改善或提高体力活动能力和心血管功能，恢复发病前的生活和工作。

2. 训练内容

（1）运动项目，一般采取散步、慢跑等。散步是冠心病人的基本运动形式，其耗氧量在3~8METs；慢跑的能量消耗一般为8~16METs，运动强度较大，适用于病情轻、体力较好的病人；其他如踏车（3~8METs）、游泳（4~8METs）等都可根据病人的情况选择。

（2）运动强度是确定运动强度的靶心率，需结合运动试验的结果来确定。运动训练心率上限必须与运动试验中出现停止指征时的心率有一定距离。运动强度开始时要低，为40%~60%VO_2max，甚至更低，然后逐渐增加，以达到55%~70%VO_2max，或70%~80%HRmax。大多数病人RPE为11~15级（疲劳稍轻至累）。

（3）每次的总运动量应在2 931~8 374kJ（700~2 000kcal）（约相当于步行或慢跑10~32km）。合适运动量的主要标志是运动时稍出汗，轻度呼吸加快但不影响对话，早晨起床时感舒适，无持续疲劳感和其他不适感。

（4）一次运动的时间一般为20~40min。在额定运动总量的前提下，运动时间与运动强度成反比，准备活动和结束活动的时间另外计算。

（5）运动频率为每周3~5次。

（6）运动注意事项包括选择适当的运动，避免竞技性运动；只在感觉良好时运动；注意周围环境因素对运动反应的影响，寒冷和炎热气候要相对降低运动量和运动强度，避免在阳光下和炎热时剧烈运动，饭后不做剧烈运动。

第二节　原发性高血压

一、概　述

原发性高血压（Primary Hypertension）是以体循环动脉压升高为主要临床表现的心血管综合征，简称为高血压。高血压定义为未使用降压药物的情况下，诊室收缩压≥140mmHg和（或）舒张压≥90mmHg。根据血压升高水平，进一步将高血压分为1~3级（表2-7）。

表2-7　血压水平分类和定义（单位：mmHg）

分类	收缩压		舒张压
正常血压	<120	和	<80
正常高值血压	120~139	和（或）	80~89
高血压	≥140	和（或）	≥90
1级高血压（轻度）	140~159	和（或）	90~99
2级高血压（中度）	160~179	和（或）	100~109
3级高血压（重度）	≥180	和（或）	≥110
单纯收缩期高血压	≥140	和	<90

注：当舒张压和收缩压分属不同的级别时，以较高的级别作为标准。

（一）流行病学

2002年卫生部（现卫计委）组织的全国27万人群营养与健康状况调查显示，

我国18岁以上成人高血压患病率已达到18.80%。我国高血压患病率和流行存在地区、城乡和民族差别，且随年龄增长而升高。北方高于南方，华北和东北属于高发区；沿海高于内地；城市高于农村；高原少数民族地区患病率较高。男、女性高血压总体患病率差别不大，青年期男性略高于女性，中年后女性稍高于男性。

（二）病因与发病机制

原发性高血压的病因为多因素，尤其是遗传和环境因素交互作用的结果。因此，高血压是多因素、多环节、多阶段和个体差异性较大的疾病。

1. 与高血压发病有关的因素

（1）遗传因素

高血压具有明显的家族聚集性，约60%高血压患者有高血压家族史。高血压的遗传可能存在主要基因显性遗传和多基因关联遗传两种方式。

（2）环境因素

不同地区人群血压水平和高血压患病率与钠盐平均摄入量呈显著正相关，但同一地区人群中，个体间血压水平与摄盐量并不相关，摄盐过多导致血压升高主要见于对盐敏感的人群。钾摄入量与血压呈负相关。高蛋白质摄入属于升压因素。饮食中饱和脂肪酸或饱和脂肪酸/多不饱和脂肪酸比值较高也属于升压因素。城市脑力劳动者高血压患病率超过体力劳动者，从事精神紧张度高的职业者发生高血压的可能性较大，长期生活在噪声环境中听力敏感性减退者患高血压也较多。吸烟可使交感神经末梢释放去甲肾上腺素增加而使血压增高，同时可以通过氧化应激损害一氧化氮介导的血管舒张引起血压增高。

（3）其他因素

体重增加是血压升高的重要危险因素，腹型肥胖者容易发生高血压。服避孕药妇女血压升高发生率及程度与服药时间长短有关。

2. 高血压的发病机制

（1）神经机制

各种神经递质浓度与活性异常，包括去甲肾上腺素、肾上腺素、多巴胺、神经肽、5-羟色胺、血管升压素、脑啡肽、脑钠肽和中枢肾素-血管紧张素系统，最终使交感神经系统活性亢进，血浆儿茶酚胺浓度升高，阻力小动脉收缩增强而导致血压增高。

（2）肾脏机制

各种原因引起肾性水、钠潴留，增加心排血量，通过全身血流自身调节使外周血管阻力和血压升高，启动压力-利尿钠机制再将潴留的水、钠排泄出去。

（3）激素机制

肾素-血管紧张素-醛固酮系统（RAAS）激活。经典的RAAS 包括肾小球入球动脉的球旁细胞分泌肾素，激活从肝脏产生的血管紧张素原（AGT），生成血管紧张素Ⅰ（ATⅠ），然后经肺循环的转换酶（ACE）生成血管紧张素Ⅱ（ATⅡ）。ATⅡ是RAAS 的主要效应物质，作用于血管紧张素Ⅱ受体，使小动脉平滑肌收缩，刺激肾上腺皮质球状带分泌醛固酮，通过交感神经末梢突触前膜的正反馈使去甲肾上腺素分泌增加，这些作用均可使血压升高。

（4）血管机制

大动脉和小动脉结构和功能的变化在高血压发病中发挥着重要作用。覆盖在血管壁内表面的内皮细胞能生成、激活和释放各种血管活性物质，如一氧化氮、前列环素、内皮素、内皮依赖性血管收缩因等，调节心血管功能。年龄增长以及各种心血管危险因素。

（5）胰岛素抵抗

约50%原发性高血压患者存在不同程度的胰岛素抵抗，在肥胖、血甘油三酯升高、高血压及糖耐量减退同时并存的四联症患者中最为明显。

（三）病理生理和病理

从血流动力学角度，血压主要决定于心排血量和体循环周围血管阻力。随年龄增加常可呈现不同血流动力学特征。对于年轻人而言，血流动力学主要改变为心排血量增加和主动脉硬化，体现了交感神经系统的过度激活，一般发生于男性。 对于中年而言，主要表现为舒张压增高，伴或不伴收缩压增高。单纯舒张期高血压常见于中年男性，伴随体重增加。对于老年而言，单纯收缩期高血压是最常见的类型。流行病学显示，人群收缩压随年龄增长而增高，而舒张压增长至55岁后逐渐下降。脉压的增加提示中心动脉的硬化以及周围动脉回波速度的增快导致收缩压增加。单纯收缩期高血压常见于老年和妇女，也是舒张性心力衰竭的主要危险因素之一。

（四）临床表现

1. 症　状

大多数起病缓慢，缺乏特殊临床表现，仅在测量血压时或发生心、脑、肾等并发症时才被发现。常见症状有头晕、头痛、疲劳、心悸等，也可出现视力模糊、鼻出血等较重症状，典型的高血压头痛在血压下降后即可消失。高血压患者还可以出现受累器官的症状，如胸闷、气短、心绞痛、多尿等。

2. 体　征

高血压体征一般较少。周围血管搏动、血管杂音、心脏杂音等是重点检查的项目。应重视的是颈部、背部两侧肋脊角、上腹部脐两侧、腰部肋脊处的血管杂音，较常见。心脏听诊可有主动脉瓣区第二心音亢进、收缩期杂音或收缩早期喀喇音。

（五）实验室检查

血液生化（钾、空腹血糖、总胆固醇、甘油三酯、高密度脂蛋白胆固醇、低密度脂蛋白胆固醇和尿酸、肌酐）；全血细胞计数、血红蛋白和血细胞比容；尿液分析（蛋白、糖和尿沉渣镜检）；心电图。

24h动态血压监测、超声心动图、颈动脉超声、餐后2h血糖、血同型半胱氨酸、尿蛋白定量、眼底、胸部X线检查、脉搏波传导速度以及踝臂血压指数等。动态血压监测可诊断白大衣高血压等。

（六）诊　断

高血压诊断主要根据诊室测量的血压值，采用经核准的水银柱或电子血压计，测量安静休息坐位时上臂肱动脉部位血压，一般需非同日测量三次血压值收缩压均≥140mmHg和（或）舒张压均≥90mmHg可诊断高血压。患者既往有高血压史，正在使用降压药物，血压虽然正常，也诊断为高血压。也可参考家庭自测血压收缩压≥135mmHg 和（或）舒张压≥85mmHg和24h动态血压收缩压平均值≥130mmHg和（或）舒张压≥80mmHg，白天收缩压平均值≥135mmHg 和（或）舒张压平均值≥85mmHg，夜间收缩压平均值≥120mmHg和（或）舒张压平均值≥70mmHg进一步评估血压状态。一般来说，左、右上臂的血压相差<1.33~2.66kPa（10~20mmHg），右侧>左侧。如果左、右上臂血压相差较大，要考虑一侧锁骨下动脉及远端有阻塞性病变。

（七）治 疗

1. 治疗原则

原发性高血压目前尚无根治方法。降压治疗的最终目的是减少高血压患者心、脑血管病的发生率和死亡率。高血压治疗原则如下。

（1）治疗性生活方式干预适用于所有高血压患者。包括减轻体重，应将BMI尽可能控制在<24kg/m^2，体重降低对改善胰岛素抵抗、糖尿病、血脂异常和左心室肥厚均有益；减少钠盐摄入，膳食中约80%钠盐来自烹调用盐和各种腌制品，所以应减少烹调用盐，每人每日食盐量以不超过6g 为宜；补充钾盐，每日吃新鲜蔬菜和水果；减少脂肪摄入，应减少食用油摄入，少吃或不吃肥肉和动物内脏；戒烟限酒；增加运动有利于减轻体重和改善胰岛素抵抗，提高心血管调节适应能力，稳定血压水平；减轻精神压力，保持心态平衡；必要时补充叶酸制剂。

（2）降压药物治疗对象包括高血压2 级或以上患者；高血压合并糖尿病，或者已经有心、脑、肾靶器官损害或并发症患者；凡血压持续升高，改善生活方式后血压仍未获得有效控制者。

（3）目前一般主张血压控制目标值应<140/90mmHg。糖尿病、慢性肾脏病、心力衰竭或病情稳定的冠心病合并高血压患者，血压控制目标值<130/80mmHg。对于老年收缩期高血压患者，收缩压控制于150 mmHg以下，如果能够耐受可降至140mmHg以下。

2. 降压药物治疗

使用降压药物应遵循以下4 项原则，即小剂量开始，优先选择长效制剂，联合用药及个体化。目前，常用降压药物可归纳为五大类，即利尿剂、β受体拮抗剂、钙通道阻滞剂、血管紧张素转换酶抑制剂和血管紧张素Ⅱ受体拮抗剂，见表2-8。

表2-8　常用降压药物名称、剂量及用法

药物分类	药物名称	单次剂量	用法（每日）
利尿药	氢氯噻嗪	12.5mg	1~2次
	氨苯蝶啶	50mg	1~2次
	阿米洛利	5~10mg	1次
	呋塞米	20~40mg	1~2次
	吲达帕胺	1.25~2.5mg	1次
β受体拮抗剂	普萘洛尔	10~20mg	2~3次
	美托洛尔	25~50mg	2次
	阿替洛尔	50~100mg	1次
	倍他洛尔	10~20mg	1次
	比绍洛尔	5~10mg	1次
	卡维地洛	12.5~25mg	1~2次
	拉贝洛尔	100mg	2~3次
钙通道阻滞剂	硝苯地平	5~10mg	3次
	硝苯地平控释片	30~60mg	1次
	尼卡地平	40mg	2次
	尼群地平	10mg	2次
	非洛地平缓释片	5~10mg	1次
	氨氯地平	5~10mg	1次
	左旋氨氯地平	12.5~5mg	1次
	拉西地平	4~6mg	1次
	乐卡地平	10~20mg	1次
	维拉帕米缓释片	240mg	1次
	地尔硫卓缓释片	90~180mg	1次

续表

药物分类	药物名称	单次剂量	用法（每日）
血管紧张素转换酶抑制剂	卡托普利	12.5~50mg	2~3次
	依那普利	10~20mg	2次
	贝那普利	10~20mg	1次
	赖诺普利	10~20mg	1次
	雷米普利	2.5~10mg	1次
	福辛普利	10~20mg	1次
	西拉普利	2.5~5mg	1次
	培哚普利	4~8mg	1次
血管紧张素Ⅱ受体拮抗剂	氯沙坦	50~100mg	1次
	缬沙坦	80~160mg	1次
	厄贝沙坦	150~300mg	1次
	替米沙坦	40~80mg	1次
	奥美沙坦	20~40mg	1次
	坎地沙坦	8~16mg	1次

二、康复评定

（一）心血管危险因素和影响高血压患者预后的评定（表2-9、表2-10）

表2-9　高血压患者心血管危险分层标准

其他危险因素和病史	高血压		
	1级	2级	3级
无	低危	中危	高危
1~2个其他危险因素	中危	中危	很高危
≥3个其他危险因素或靶器官损害	高危	高危	很高危
临床并发症或合并糖尿病	很高危	很高危	很高危

表2-10　影响高血压患者心血管预后的重要因素

心血管危险因素	靶器官损害	伴随临床疾患
· 高血压（1~3级） · 年龄>55岁（男性），>65岁（女性） · 吸烟 · 糖耐量受损和（或）空腹血糖受损 · 血脂异常，TC≥5.7mmol/L或LDL-C>3.3mmol/L或HDL-C<1.0mmol/L · 早发心血管病家族史（一级亲属发病年龄男性<55岁，女性<65岁 · 腹型肥胖（腰围男性≥90cm，女性≥85cm或肥胖（BMI≥28kg/m^2） · 血同型半胱氨酸升高（≥10μmol/L）	· 左心室肥厚，心电图：SV_1+RV_5>38mm超声心动LVMI男性≥125g/m^2，女性≥120g/m^2 · 颈动脉超声IMT≥0.9mm或动脉粥样硬化斑块 · 颈股动脉PWV≥12m/s · ABI<0.9 · eGFR<60mL/(min · 1.73m^2)或血肌酐轻度升高 · 尿微量白蛋白30~300mg/24h或白蛋白/肌酐≥30mg/g	· 脑血管病，脑出血，缺血性脑卒中，短暂性脑缺血发作 · 心脏疾病，心肌梗死，心绞痛，冠状动脉血运重建，慢性心力衰竭 · 肾脏疾病，糖尿病肾病，肾功能受损，肌酐≥133μmol/L，尿蛋白≥300mg/24h · 周围血管病 · 视网膜病变，出血或渗出，视盘水肿 · 糖尿病

注：TC，总胆固醇；LDL-C，低密度脂蛋白胆固醇；HDL-C，高密度脂蛋白胆固醇；BMI，体重指数；LVMI，左心室质量指数；IMT，内膜中层厚度；ABI，踝臂指数；PWV，脉搏波传导速度；eGFR，估测的肾小球滤过率。

（二）功能评估

根据高血压患者是否存在靶器官损害和并存的临床状况进行相应器官的功能评估，见表2-11。

表2-11　心功能分级标准

	心功能分级		
	美国纽约心脏病协会心功能分级	代谢当量分级	Weber运动功能分级
Ⅰ级	体力活动不受限，日常活动不引起过度的乏力、呼吸困难、心悸或心绞痛	代谢当量≥7	摄氧量>20mL/（kg · min），心指数>8L/（min · m^2）

续表

心功能分级			
	美国纽约心脏病协会心功能分级	代谢当量分级	Weber运动功能分级
Ⅱ级	体力活动轻度受限，休息时无症状，日常活动即可引起乏力、呼吸困难、心悸或心绞痛	5≤代谢当量<7	摄氧量6~20mL/（kg·min），心指数6~8L/（min·m^2）
Ⅲ级	体力活动明显受限，休息时无症状，轻于日常的活动即可引起上述症状	2≤代谢当量<5	摄氧量10~16mL/（kg·min），心指数4~6L/（min·m^2）
Ⅳ级	不能从事任何体力活动，休息时亦有心绞痛或心力衰竭症状，任何体力活动后加重	代谢当量<2	摄氧量<10mL/（kg·min），心指数<4L/（min·m^2）

三、康复训练

（一）运动疗法

运动可以降低交感神经兴奋性。运动时，活动肌群的血管扩张，毛细血管的密度或数量增多，总外周阻力降低，从而有助于降低血压，尤其是舒张压。运动可提高尿钠的排泄，相对降低血容量，从而降低过高的血压。运动可以通过促进体内脂质的消耗，而有利于血管硬化过程的控制和延缓，从而降低外周血管阻力。运动有助于改善患者的情绪，从而有利于减轻血管应激水平，以降低血压。

运动疗法适应于低、中、高危的1级、2级高血压患者。运动方式包括快走、慢跑、健身跑、骑自行车、游泳、登山等。美国运动医学会建议运动持续时间应在15~60min。具体的运动时间，根据个人的实际情况结合自感劳累分级来定，以“稍感费力”11~13为度。运动频率为每周3~5次。

运动前应坚持测量血压，血压正常、身体状况良好才可进行运动治疗，否则运动过程中收缩压会进一步升高，会增加心血管风险。运动治疗的前后应做好充分准备活动和整理活动。

（二）物理因子治疗

可以采用直流电导入某些特定的离子，起到降压的作用。如2%~10%硫酸镁，可以缓解平滑肌痉挛，舒张血管，降低血压；而0.5%~1%溴化六甲双胺通过阻断交感神经冲动，使小动脉扩张、降低血压。

（三）心理康复

高血压患者多有精神紧张、焦虑不安、担忧感伤等心理问题。长期、过量的心理反应，尤其是负性的心理反应会显著增加心血管风险。支持疗法、环境控制、松弛训练、认知疗法、行为矫正疗法和家庭疗法等心理治疗方法均可选择使用。

（四）改善生活方式

合理膳食，每人食盐量应限制在6g/d以下，病情较重着应限制在2g/d以下。每日吃新鲜蔬菜水果补充足够的钾、钙、镁；减少食用油摄入，少吃或不吃肥肉和动物内脏；戒烟限酒，同时忌浓茶和咖啡。将BMI尽可能控制在$<24kg/m^2$。

第三节　慢性心力衰竭

一、概　述

慢性心力衰竭（Chronic Heart Failure，CHF）是一种复杂的临床综合征，以左右心室和双心室功能异常及它所造成的神经激素调节的变化为特点。

（一）流行病学

CHF是心血管疾病的终末期表现和最主要的死因。成人心衰患病率为0.9%；发达国家心衰患病率为1%~2%，每年发病率为0.5%~1%。

（二）临床表现

1. 左心衰竭

以肺循环淤血及心排血量降低为主要表现。

（1）症状

出现不同程度的呼吸困难。劳力性呼吸困难是左心衰竭最早出现的症状。因运动使回心血量增加，左心房压力升高，加重肺淤血。引起呼吸困难的运动量随心衰程度加重而减少。肺淤血达到一定程度时，患者不能平卧，因平卧时回心血量增多且横膈上抬，出现端坐呼吸。患者入睡后突然因憋气而惊醒，被迫取坐位，重者可有哮鸣音，称为“心源性哮喘”。多于端坐休息后缓解。

咳嗽、咳痰是肺泡和支气管黏膜淤血所致，开始常于夜间发生，坐位或立位时咳嗽可减轻，白色浆液性泡沫状痰为其特点，偶可见痰中带血丝。急性左心衰发作时可出现粉红色泡沫样痰。还可出现乏力、疲倦、运动耐量降低、头晕、心慌等。

（2）体征

肺部出现湿性啰音。除基础心脏病的固有体征外，一般均有心脏扩大（单纯舒张性心衰除外）及相对性二尖瓣关闭不全的返流性杂音。

2. 右心衰竭

以体循环淤血为主要表现。

（1）症状

表现为腹胀、食欲不振、恶心、呕吐等，是右心衰最常见的症状。

（2）体征

体静脉压力升高使软组织出现水肿，表现为始于身体低垂部位的对称性凹陷性水肿；也可表现为胸腔积液，以双侧多见，单侧者以右侧多见。颈静脉搏动增强、充盈、怒张是右心衰时的主要体征，肝颈静脉返流征阳性则更具特征性。肝淤血肿大常伴压痛，持续慢性右心衰可致心源性肝硬化。除基础心脏病的相应体征外，可因右心室显著扩大而出现三尖瓣关闭不全的返流性杂音。

3. 全心衰竭

右心衰竭继发于左心衰竭而形成全心衰竭。右心衰竭时右心排血量减少，因此阵发性呼吸困难等肺瘀血症状反而有所减轻。扩张型心肌病等表现为左右心室衰竭者，肺瘀血症状往往不严重，左心衰竭的表现主要为心排血量减少的相关症状和体征。

（三）实验室检查

1. 利钠肽

是心衰诊断、患者管理、临床事件风险评估中的重要指标，临床上常用BNP及NT-proBNP。

2. 肌钙蛋白

严重心衰或心衰失代偿期、败血症患者的肌钙蛋白可有轻微升高。

3. 常规检查

包括血常规、尿常规、肝肾功能、血糖、血脂、电解质等。

（四）心电图

心力衰竭并无特异性心电图表现，但能帮助判断心肌缺血、既往心肌梗死、传导阻滞及心律失常等。

（五）影像学检查

1. X线检查

是确诊左心衰竭肺水肿的主要依据。X线胸片可反映肺瘀血。

2. 超声心动图

更准确地评价各心腔大小变化及心瓣膜结构和功能。

3. 放射性核素检查

能相对准确地评价心脏大小和LVEF。

4. 心脏磁共振

能评价左右心室容积、心功能、节段性室壁运动、心肌厚度、心脏肿瘤、瓣膜、先天性畸形及心包疾病等。

5. 冠状动脉造影

对拟诊冠心病或有心肌缺血症状、心电图或负荷试验有心肌缺血表现者，可行冠状动脉造影明确病因诊断。

（六）有创性血流动力学检查

急性重症心衰患者必要时采用床边右心漂浮导管检查，经静脉将漂浮导管插入至肺小动脉，测定各部位的压力及血液含氧量，计算心脏指数及肺小动脉楔压，直接反映左心功能。

（七）心-肺运动试验

仅适用于慢性稳定性心衰患者，在评估心功能并判断心脏移植的可行性方面切实有效。心功能正常时，$VO_2max>20$，轻至中度心功能受损时为16~20，中至重度受损时为10~15，极重度受损时<10。

（八）诊断和鉴别诊断

心力衰竭须综合病史、症状、体征及辅助检查做出诊断。主要诊断依据为原有基础心脏病的证据及循环瘀血的表现。症状、体征是早期发现心衰的关键。左心衰竭的不同程度呼吸困难、肺部啰音，右心衰竭的颈静脉征、肝大、水肿，以及心衰的心脏奔马律、瓣膜区杂音等是诊断心衰的重要依据。心力衰竭还应与支气管哮喘、心包积液、缩窄性心包炎及肝硬化腹水伴下肢水肿等疾病相鉴别。

（九）治　疗

心衰的治疗目标为防止和延缓心力衰竭的发生发展；缓解临床症状，提高生活质量；改善长期预后，降低病死率与住院率。治疗原则为采取综合治疗措施，包括对各种可致心功能受损的疾病如冠心病、高血压、糖尿病的早期管理，调节心力衰竭的代偿机制，减少其负面效应，阻止或延缓心室重塑的进展。

1. 一般治疗

（1）生活方式管理

心衰患者及家属应得到有关疾病管理的指导，内容包括健康的生活方式、平稳的情绪、适当的诱因规避、规范的药物服用、合理的随访计划等。

（2）休息与活动

急性期或病情不稳定者应限制体力活动，卧床休息，以降低心脏负荷，有利于心功能的恢复。鼓励病情稳定的心衰患者主动运动，根据病情轻重不同，在不诱发症状的前提下，从床边小坐开始逐步增加有氧运动。

（3）病因治疗

对所有可能导致心脏功能受损的常见疾病如高血压病、冠心病、糖尿病、代谢综合征等，在尚未造成心脏器质性改变前即应早期进行有效治疗。还应消除诱因，常见的诱因为感染，特别是呼吸道感染，应积极选用适当的抗感染治疗。

2. 药物治疗

利尿剂是心力衰竭治疗中改善症状的基石，是心衰治疗中唯一能够控制体液潴留的药物，但不能作为单一治疗。原则上在慢性心衰急性发作和明显体液潴留时应用。血管紧张素转换酶抑制剂（Angiotensin Converting Enzyme Inhibitors，ACEI）通过抑制ACE 减少血管紧张素Ⅱ（AngiotensinⅡ，ATⅡ）生成而抑制RAAS；并通过抑制缓激肽降解而增强缓激肽活性及缓激肽介导的前列腺素生成，发挥扩血管作用，改善血流动力学。ACEI有卡托普利、贝那普利、培哚普利、雷米普利、咪达普利、赖诺普利等，宜小剂量起始。血管紧张素受体拮抗剂（AnGiotensin Receptor Blockers，ARB）可阻断经ACE和非ACE途径产生的ATⅡ与ATⅠ受体结合，阻断RAS的效应。心衰患者治疗首选ACEI。β受体拮抗剂可抑制交感神经激活对心力衰竭代偿的不利作用。心力衰竭患者长期应用β受体拮抗剂能减轻症状、改善预后、降低死亡率和住院率。洋地黄类药物作为正性肌力药物的代表。研究证实，地高辛可显著减轻轻中度心衰患者的临床症状，改善生活质量。

3. 非药物治疗

心脏再同步化治疗部分心力衰竭患者存在房室、室间和（或）室内收缩不同步，进一步导致心肌收缩力降低。左室辅助装置适用于严重心脏事件后或准备行心脏移植术患者的短期过渡治疗和急性心衰的辅助性治疗。心脏移植是治疗顽固性心力衰竭的最终治疗方法。

二、康复评定

评定方法包括美国纽约心脏协会（NYHA）分级（表2-11）、急性心肌梗死后心力衰竭的Killip分级（表2-12）、Weber运动耐量的心功能分级（表2-13）。

表2-12 急性心肌梗死后心力衰竭的Killip分级法

分级	分级依据
Ⅰ级	无明显心功能损害的证据
Ⅱ级	轻、中度心力衰竭，主要表现为肺底啰音（<50%的肺野）、出现第三心音及X线胸片存在肺瘀血
Ⅲ级	重度心力衰竭（肺水肿）：啰音>50%的肺野
Ⅳ级	心源性休克

表2-13 Weber运动耐量（VO_2max和AT）分级

心功能	VO_2max[mL/(min·kg)]	AT[mL/(min·kg)]	CI峰值[L/(min·m^2)]
Ⅰ级	>20	>14	>8
Ⅱ级	16~20	11~14	6~8
Ⅲ级	10~16	8~11	4~6
Ⅳ级	<10	<8	<4

三、康复训练

（一）运动对慢性心衰患者的意义

结构化运动训练计划可改善运动能力、生活质量（减轻呼吸困难和疲劳）、自律性控制以及降低死亡率和减少住院次数（ESC指南，I类推荐）。6个月中等强度（最大摄氧量的50%~60%）和运动时间（每周150min）的规律有氧运动训练可略微但有效改善CHF患者舒张末期容积和收缩期末期容积。

（二）临床应用

1. 适应证

2008年ESC急性和慢性CHF诊断和治疗指南中指出："推荐所有稳定性慢性心力衰竭患者进行运动训练。无证据表明任何特殊CHF患者亚组需限制运动训练（Ⅰ级推荐，证据水平A）。"

2. 禁忌证

相对禁忌证：在过去的1~3天内体重增加≥1.8kg；正接受间断或持续的多巴酚丁胺治疗；运动时收缩压下降；NYHA心功能Ⅳ级；休息或劳累时出现复杂的室性心律失常；仰卧位休息时心率≥100b/min；先前存在并发症。

绝对禁忌证：在过去的3~5天休息或劳力时运动耐量或呼吸困难进行性恶化；低功率（<2METs，50Watts）时出现明显缺血；未控制的糖尿病；急性全身性疾病或发热；近期栓塞；血栓性静脉炎；活动性心包炎或心肌炎；中重度的主动脉狭窄；需要手术的返流性瓣膜性心脏病；过去3周内的心肌梗死；新发生的心房颤动。

（三）运动项目

1. 被动运动

病情稳定后立即开始做被动运动，但不应有疲劳感。

2. 日常活动能力训练和作业治疗

心功能Ⅲ~Ⅳ级的患者因症状限制，无法完成低水平的运动训练，达到下列启动条件可进行日常活动能力训练和作业治疗。作业活动安排可参考表2-14。

表2-14 慢性充血性心力衰竭患者的作业活动安排

心功能分级	代谢当量（METs）	作业活动主要内容
Ⅳ级	1~2	病情稳定后立即开始做被动运动，但不应有疲劳感。下床坐沙发或直背椅，开始时10~30min/次，1~2次/d，逐步增加时间。下床吃饭、洗澡、听收音机
Ⅲ级	2~3	床边站立、室内步行
	3~4	走廊内步行100m，2次/d；自行更衣；步行250m，2次/d；上楼梯一段，2次/d；坐位大便、热水澡
Ⅱ级	4~5	步行500m，2次/d，热水澡
Ⅰ级	5~6	步行1000m，2次/d，骑自行车10min，2次/d

3. 有氧运动

心功能Ⅰ~Ⅱ级的患者可进行心肺运动测试，在心肺运动试验结果指导下制订个体化的运动方案。运动项目以有氧运动为主，常见的项目有踏车、步行等。

4. 呼吸训练

包括缩唇呼吸、腹式呼吸及呼吸肌训练。可以改善呼吸困难症状，增强呼吸肌力量，改善氧饱和度、运动耐量。

（四）运动强度

训练强度一般以低中强度为主。CHF患者的运动治疗应从最小强度开始，进行间歇性运动，强度增加要小且缓慢。心功能Ⅲ~Ⅳ级的患者的日常活动能力训练，在住院期进行监护下的运动治疗。

（五）运动时间

一次治疗时间应由5~10min开始，并按每次1~2min的进度增加，直到

20~30min。热身和放松的时间要长。治疗过程应包括间歇休息。

（六）运动频率

每周3~5次。

（七）注意事项

每一次增加运动强度，都需在有监护条件的康复中心训练3~5次，观察有无异常。康复师应频繁地评估心力衰竭患者在运动中的血压反应，特别是运动训练早期或运动负荷显著增加时。尤其对于正在参加阻力训练的患者。

第四节　闭塞性周围动脉硬化

一、概　述

周围动脉病（Peripheral Arterial Disease，PAD）一般是指由于动脉粥样硬化致下肢或上肢动脉血供受阻，从而产生肢体缺血症状与体征。多数在60岁后发病，男性明显多于女性。在美国>70岁人群的患病率在15%~20%。

（一）病因与发病机制

引起冠状动脉粥样硬化的危险因素通常也会引发本病。发病机制参见本章第一节冠心病。

（二）病理生理

产生肢体缺血症状的主要病理生理机制是肢体的血供调节功能减退，包括动脉管腔斑块增厚及狭窄的进展速度与程度、出血或血栓形成和侧支循环建立不足、代偿性血管扩张不良、NO产生减少、对血管扩张剂反应减弱和循环中血栓烷、ATⅡ、内皮素等血管收缩因子增多以及一些血液流变学异常，由此导致血供调节失常和微血栓形成。

（三）临床表现

下肢受累远多于上肢，病变累及主-髋动脉者占30%，股-腘动脉者80% ~90%，而胫-腓动脉受累者40%~50%。

1. 症　状

典型症状是间歇性跛行和静息痛；肢体运动后引发局部疼痛、紧束、麻木或无力，停止运动后即缓解为其特点。疼痛部位常与病变血管相关；臀部、髋部及大腿部疼痛导致的间歇跛行常提示主动脉和髋动脉部分阻塞。临床最多见的小腿疼痛性间歇性跛行常为股-腘动脉狭窄。踝、趾间歇性跛行则多为胫腓动脉病变。病变进一步加重以致血管闭塞时，可出现静息痛。

2. 体　征

狭窄远端的动脉搏动减弱或消失、狭窄部位可闻及收缩期杂音，若远端侧支循环形成不良，致舒张压很低则可为连续性杂音。患肢温度较低及营养不良，皮肤薄、亮、苍白，毛发稀疏，趾甲增厚，严重时有水肿、坏疽与溃疡。肢体位置改变测试肢体自高位下垂到肤色转红时间>10s和表浅静脉充盈时间>15s，提示动脉有狭窄及侧支形成不良。反之，肢体上抬60°，若在60s内肤色转白也提示有动脉狭窄。

（四）辅助检查

1. 踝肱指数（Ankle-Brachial Index，ABI）测定

踝肱指数也称踝臂指数，是临床上最简单和常用的检查方法，为踝动脉收缩压与肱动脉收缩压的比值，正常值≥1，<0.9为异常，<0.5为严重狭窄。

2. 节段性血压测量

在下肢不同动脉供血节段用多普勒装置测压，如发现节段间有压力阶差则提示其间有动脉狭窄存在。

3. 运动平板负荷试验

以缺血症状出现的运动负荷量和时间客观评价肢体的血供状态，有利于定量

评价病情及治疗干预的效果。

4. 多普勒血流速度曲线分析及多普勒超声显像

随动脉狭窄程度的加重，血流速度曲线趋于平坦，结合超声显像结果更可靠。

5. 磁共振血管造影和CT 血管造影

具有确诊价值。

6. 动脉造影

可直观显示血管病变及侧支循环状态，可对手术或经皮介入的治疗决策提供直接依据。

（五）诊断与鉴别诊断

当患者有典型间歇性跛行的症状与肢体动脉搏动不对称、减弱或消失，再结合诸多危险因素的存在及上述某些辅助检查的结果，诊断并不困难。本病主要应与多发性大动脉炎累及腹主动脉–髂动脉者及血栓栓塞性脉管炎相鉴别。

（六）治　疗

1. 内科治疗

积极干预发病相关的危险因素，戒烟、控制高血压、糖尿病及血脂异常等。鼓励患者坚持步行20~30min/次，每天尽量多次，可促进侧支循环的建立。

2. 血运重建

经积极内科治疗后仍有静息痛、组织坏疽或严重生活质量降低可作血运重建术治疗，包括导管介入治疗和外科手术治疗；前者有经皮球囊扩张、支架植入与激光血管成形术；外科手术有人造血管与自体血管旁路移植术。

二、康复评定

（一）外周动脉疾病分期（表2-15）

表2-15　周围动脉疾病分期（Fontaine分期）

分期	症状
I期	无症状期：患肢怕冷、皮温稍低、易疲乏或轻度麻木，ABI 为正常
II期	间歇性跛行，运动时有症状
Iia期	轻度间歇性跛行，较多发生小腿肌痛，无疼痛步行距离>200m
Iib期	中重度间歇性跛行，ABI 0.7~0.9，无疼痛步行距离<200m
III期	静息痛，主要是在夜间，位置改变或起床可以缓解疼痛，ABI 0.4~0.7
IV期	溃疡坏死，皮温低，色泽暗紫，ABI<0.4

（二）临床评估要点

双臂的血压测量、外周动脉的触诊、腹主动脉杂音的听诊，踝臂指数测量，肌力、耐力、肢体围度测量，是否存在肌肉萎缩、肌力和耐力下降。最初感到不适的位置（臀部、大腿、小腿或足部）。任何一种下肢活动受限或任何走路能力的降低，例如，疲劳、酸痛、麻木或疼痛。任何休息时下肢及足部的局部疼痛，以及它与直立和平卧体位的相关性。足部营养状况的检查。

（三）踏车运动试验

可能由于运动造成缺血的评估而言，症状限制下的踏车运动试验是有效的。该试验的意义在于排除隐匿性冠状动脉疾病。

（四）运动平板负荷试验

以缺血症状出现的运动负荷量和时间客观评价肢体的血供状态，有利于定量评价病情及治疗干预效果。

（五）6min步行测试

老年人和不适合踏车测试或者运动平板负荷试验的个体，6min步行测试可能是客观评估跛行的功能限制和治疗反应的合理方法。

三、康复训练

运动疗法有利于促进侧支循环的建立。运动不仅可以增加步行距离，而且还可以改善与健康相关的生活质量，以及社区活动能力。临床益处在4周后就可以显现出来，并可能在参与后的6个月内继续积累。

（一）运动项目

监督下的以住院或诊所为基础的踏车或步行运动训练计划，能确保患者在一个安全的环境下接受一个标准化的运动刺激。

（二）运动强度

最初负荷是将速度和级别设定在3~5min内会引发跛行症状。患者在这个负荷下步行直至出现中度跛行症状，站立休息或坐下使症状消退。

（三）运动时间和频率

运动-休息-运动这种模式在整个运动期内重复进行。最初阶段通常包括35min的间歇性步行；每一阶段增加5min步行，直到间歇性步行50min为止。运动频率为每周3~5次。

（四）注意事项

需要充分的准备活动和整理活动。准备活动和整理活动各需5~10min。监测心脏症状和体征。

四、预　后

本病是全身性疾病的一部分，其预后与同时并存的冠心病、脑血管疾病密切相关。寿命表分析表明，间歇性跛行患者5年生存率为70%，10年生存率为50%，大多死于心肌梗死或猝死，直接死于周围血管闭塞的比例甚小。伴有糖尿病及吸烟患者预后更差，约5% 患者需行截肢手术。

（刘华　杨春艳）

参考文献

[1]王玉龙. 康复功能评定学[M]. 北京：人民卫生出版社，2012.

[2]南登昆. 康复医学[M]. 北京：人民卫生出版社，2012.

[3]北京协和医院.物理医学康复科诊疗常规[M]. 北京：人民卫生出版社，2012.

[4]于康. 高血压营养康复食谱[M]. 重庆：重庆出版社，2008.

[5]黄健，邱秋裕. 人体健康管理手册[M].广州：花城出版社，2009.

[6]高亚. 高血压病[M].西安：西安交通大学出版社，2011.

[7]卓大红. 中国康复医学[M]. 北京：华夏出版社，2010.

[8]唐强，张安仁. 临床康复学[M]. 北京：人民卫生出版社，2012.

[9]葛均波，徐永健. 内科学[M]. 北京：人民卫生出版社，2014.

[10]燕铁斌. 内脏病康复学[M]. 北京：人民卫生出版社，2012.

[11]陈立典. 康复评定学[M]. 北京：科学出版社，2010.

第三章　消化系统常见疾病的康复

第一节　胃　炎

胃炎（Gastritis）指的是任何病因引起的胃黏膜炎症，通常伴有上皮损伤和细胞再生。胃炎是最常见的消化系统疾病之一，临床上，按发病发生的急缓和病程的长短，一般分为急性胃炎和慢性胃炎。

一、急性胃炎

急性胃炎（Acute Ggastritis）是由急性应激、化学性损伤和细菌感染等多种病因引起的急性胃黏膜炎症。急性起病，可有明显的上腹部症状，如上腹痛、饱胀不适、恶心、呕吐和食欲不振等。而急性糜烂出血性胃炎病人可以突发呕血和（或）黑便而为首发症状。内镜检查可见胃黏膜充血、水肿、出血、糜烂等一过性病变。急性胃炎主要包括：幽门螺杆菌感染引起的急性胃炎，其他病原体感染及（或）其毒素对胃黏膜损害引起的急性胃炎，一般较少见。急性糜烂出血性胃炎，由各种病因引起的以胃黏膜多发性糜烂为特征，常有胃黏膜出血，可伴有一过性浅表溃疡形成。

（一）病　因

1. 药　物

非甾体抗炎药如阿司匹林、吲哚美辛等，某些抗肿瘤药、口服氯化钾或铁剂等可直接损伤胃黏膜上皮层，其中，非甾体抗炎药还通过抑制环氧合酶的作用而抑制胃黏膜生理性前列腺素的产生，削弱胃黏膜的屏障功能。

2. 应　激

严重的创伤、大手术、大面积烧伤、脑内病变、败血症及其他器官严重病变或多器官功能衰竭等均可以引起胃黏膜糜烂、出血。

3. 饮　酒

乙醇具亲酯性和溶脂能力，高浓度乙醇能直接破坏胃黏膜引起上皮细胞损伤和破坏，造成黏膜水肿和糜烂。

（二）症状与体征

急性糜烂出血性胃炎病人多以突然发生呕血和（或）黑便的上消化道出血症状而就诊。对近期服用非甾体抗炎药史、严重疾病状态或大量饮酒病人，如发生呕血和（或）黑便，应考虑急性糜烂出血性胃炎的可能，急诊胃镜检查有助于确诊。一般应激所致的胃黏膜损害以胃体、胃底为主，而非甾体抗炎药或乙醇所致者则以胃窦为主。胃镜检查宜在出血发生后24～48h内进行，病变可在短期内消失。

（三）临床治疗

去除病因。以恶心、呕吐或上腹痛为主要表现者给予甲氧氯普胺、东莨菪碱等，脱水者给予补液和补充电解质。对处于急性应激状态的上述严重疾病病人，除积极治疗原发病外，应常规给予抑制胃酸分泌的H_2受体拮抗剂或质子泵抑制剂，或具有黏膜保护作用的硫糖铝作为预防措施；对服用非甾体抗炎药的病人应视情况应用H_2受体拮抗剂、质子泵抑制剂或米索前列醇等。对已发生上消化道大出血者，应采取综合措施进行治疗。

二、慢性胃炎

慢性胃炎（Chronic Gastritis）是由各种病因引起的胃黏膜慢性炎症。

（一）病　因

1. 幽门螺杆菌感染

幽门螺杆菌感染是慢性胃炎最主要的病因，幽门螺杆菌具有鞭毛，能在胃内穿过黏液层移向胃黏膜，其所分泌的黏附素能使其贴紧上皮细胞，其释放尿素酶分解尿素产生NH_3从而保持细菌周围中性环境，这些特点有利于其在胃黏膜表面定植。幽门螺杆菌通过上述产氨作用、分泌空泡毒素A等物质而引起细胞损害。这些因素的长期存在导致胃黏膜的慢性炎症。

2. 饮食和环境因素

饮食中高盐和缺乏新鲜蔬菜水果与胃黏膜萎缩、肠化生及胃癌有关。

3. 自身免疫

慢性胃炎以富含壁细胞的胃体黏膜萎缩为主，存在自身抗体，如壁细胞抗体、内因子抗体；本病可伴有其他自身免疫病如桥本甲状腺炎、白癜风等。

4. 其他因素

幽门括约肌功能不全时，含胆汁和胰液的十二指肠液返流入胃，可削弱胃黏膜屏障功能。酗酒、服用非甾体抗炎药等、某些刺激性食物等均可反复损伤胃黏膜。

（二）症状体征

幽门螺杆菌引起的慢性胃炎病人多数无症状；有症状者表现为上腹痛或不适、上腹胀、早饱、嗳气、恶心等消化不良症状，一般无明显节律性，进食可加重或减轻，这些症状之有无及严重程度与慢性胃炎的内镜所见及组织病理学改变并无明显的相关性。自身免疫性胃炎病人可伴有贫血。

（三）实验室及其他检查

1. 胃镜及活组织检查

胃镜检查并同时取活组织作组织学病理检查是最可靠的诊断方法。内镜下慢性浅表性胃炎可见红斑、黏膜粗糙不平、出血点或斑；慢性萎缩性胃炎可见黏膜呈颗粒状、黏膜血管显露、色泽灰暗、皱襞细小，可见伴有糜烂、胆汁返流。

2. 幽门螺杆菌检测

活组织病理学检查时，可同时检测幽门螺杆菌，或快速尿素酶检查以增加诊断的可靠性。

3. 自身免疫性胃炎的相关检查

疑为自身免疫性胃炎者应检测血壁细胞抗体和内因子抗体，壁细胞抗体多呈阳性，伴恶性贫血时内因子抗体多呈阳性。

（四）临床治疗

1. 根除幽门螺杆菌

根除幽门螺杆菌适用于下列幽门螺杆菌感染的慢性胃炎病人：有明显异常的慢性胃炎（胃黏膜有糜烂、中至重度萎缩及肠化生、异型增生）；有胃癌家族史；伴糜烂性十二指肠炎；消化不良症状经常规治疗疗效差者。目前，最有效治疗为三联方案：枸橼酸铋钾120mg，一日4次；阿莫西林500mg，一日4次；甲硝唑200mg，一日3次，口服，以2~3周为一个疗程。

2. 对症治疗

有消化不良症状而伴有慢性胃炎的病人，可用抑酸或抗酸药、促胃肠动力药、胃黏膜保护药、中药，这些药物除对症治疗作用外，对胃黏膜上皮修复及炎症也可能有一定作用。

3. 自身免疫性胃炎的治疗

恶性贫血患者，可注射维生素B_{12}。

4. 手　术

根据患者病情特点而定，多采用内镜下胃黏膜切除术。

三、康复治疗

（一）饮　食

合理饮食是防治的主要措施，长期规律饮食，可使慢性浅表性胃炎趋于痊愈。注意饮食卫生，保证营养充足与平衡，食物要易于消化，尽量减少对胃黏膜的刺激。避免食用有刺激性的生冷、油煎、酸辣、硬质食物，戒烟、酒和浓茶。

（二）物理治疗

物理治疗通过促进胃血液循环及营养状况，调节胃黏膜分泌功能，消炎解痉止痛。可选用超短波、调制中频电、紫外线疗法、直流电离子透入疗法等。

（三）运动疗法

可减轻慢性胃炎消化不良症状，维持和改善胃蠕动功能，改善机体整体耐力的作用。根据病情选择有氧耐力运动项目，如步行、跑步、游泳、太极拳等，每日1次，每次20~30min，每周3~5次，连续4周或长期运动。

（四）心理治疗

改善和消除慢性胃炎患者忧郁、焦虑和抑郁心理，通过疏导、心理支持等方法进行缓解。

第二节　消化性溃疡

消化性溃疡（Pepticulcer）主要指发生在胃和十二指肠的慢性溃疡，即胃溃疡（Gastric Ulcer，GU）和十二指肠溃疡（Duodenal Ulcer，DU），因溃疡形成与胃酸及胃蛋白酶的消化作用有关而得名。DU多发生在十二指肠球部，GU 多发生在胃角和胃窦小弯。消化性溃疡是全球性常见病，约10%的人一生中患过此病。本病可发生于任何年龄，但中年最为常见，DU多见于青壮年，而GU多见于中老年。男性患病比女性多。临床上DU比GU为多见，两者之比约为3：1。

一、病　因

在生理情况下，胃及十二指肠黏膜经常接触强侵蚀力的胃酸和在酸性环境下被激活、能水解蛋白质的胃蛋白酶，还经常受摄入的各种有害物质的侵袭，但却能抵御这些侵袭因素的损害，维持黏膜的完整性。原因是胃、十二指肠黏膜具有一系列防御和修复机制。当某些因素损害了防御和修复机制就可能发生胃酸及胃蛋白酶侵蚀黏膜而导致溃疡形成。

1. 幽门螺杆菌

目前，已经确认幽门螺杆菌为消化性溃疡的主要病因。消化性溃疡病人的幽门螺杆菌检出率显著高于对照组的普通人群，在DU患者的检出率约为90%，GU患者为70%～80%。根除幽门螺杆菌后溃疡复发率明显下降。幽门螺杆菌感染引起的胃黏膜及十二指肠炎症，削弱了胃黏膜的屏障功能和十二指肠的防御修复功能，在胃酸/胃蛋白酶的侵蚀下最终导致消化性溃疡的发生。

2. 非甾体抗炎药

主要通过削弱黏膜的防御和修复功能所致。

3. 胃酸和胃蛋白酶

消化性溃疡的最终形成是由于胃酸/胃蛋白酶对黏膜自身消化作用所致。胃蛋白酶活性是pH依赖性的，在pH>4 时便失去活性。因此，胃酸在消化性溃疡发病中起决定性作用。

4. 其他因素

吸烟、长期精神紧张、过劳易诱发溃疡发作或加重。

二、症状体征

典型的消化性溃疡有如下临床特点：慢性过程，病史可达数年至数十年；周期性发作，发作与自发缓解相交替，发作期可为数周或数月，缓解期亦可长短不一；发作常有季节性，多在秋冬或冬春之交发病，可因情绪不良或过劳而诱发；发作时上腹痛呈节律性，腹痛多可为进食或服用抗酸药所缓解。上述典型表现在DU多见。

1. 症　状

上腹痛为消化性溃疡的主要症状，多位于中上腹，可偏右或偏左。性质可为钝痛、灼痛、胀痛、剧痛或饥饿样不适感。一般为轻至中度持续性痛。疼痛有典型的节律性，在DU表现为空腹痛，即餐后2～4h或（及）午夜痛，持续至下餐进食后缓解；在GU表现为餐后约1h发生，经1～2h后逐渐缓解，至下餐进食后再重复上述节律。上腹痛常可在服用抗酸药后缓解。

2. 体　征

消化性溃疡缺乏特异性体征。在溃疡活动期，上腹部可有局限性轻压痛，缓解期无明显体征。

三、实验室及其他检查

1. 胃镜检查及胃黏膜活组织检查

是确诊消化性溃疡的首选检查方法。内镜下消化性溃疡多呈圆形或椭圆形，也有呈线形，边缘光整，底部覆有灰黄色或灰白色渗出物，周围黏膜可有充血、水肿，可见皱襞向溃疡集中。

2. X线钡餐检查

适用于对胃镜检查有禁忌或不愿接受胃镜检查者。溃疡的X 线征象有直接和间接两种，龛影是直接征象，对溃疡有确诊价值；局部压痛、十二指肠球部激惹和球部畸形、胃大弯侧痉挛性切迹均为间接征象，提示可能有溃疡。

3. 幽门螺杆菌检测

是消化性溃疡诊断的常规检查项目，有助于决定治疗方案。

四、并发症

1. 出　血

出血是消化性溃疡最常见的并发症，也是上消化道大出血最常见的病因（约占所有病因的50%）。15%～25%的病人可并发出血。

2. 穿　孔

溃疡病灶向深部发展穿透浆膜层则并发穿孔。溃疡穿孔临床上可分为急性、亚急性和慢性三种类型，以急性常见。急性穿孔的溃疡常位于十二指肠前壁或胃前壁，发生穿孔后，胃肠的内容物漏入腹腔而引起急性腹膜炎。

3. 幽门梗阻

见于2%~4%的病人，主要是由DU或幽门管溃疡引起。幽门梗阻使胃排空延迟，上腹胀满不适，疼痛于餐后加重，常伴蠕动波，并有恶心、呕吐、呕吐后症状可以缓解，呕吐物含发酵的酸性宿食。

4. 癌　变

少数GU可发生癌变，DU则否。长期慢性GU病史、年龄在45岁以上、溃疡顽固不愈者应警惕癌变。胃镜及活检有助于确诊。

五、临床治疗

1. 一般治疗

生活规律，劳逸结合，避免过度劳累和精神紧张。注意饮食规律，戒烟、戒酒。服用非甾体抗炎药者尽可能停用。

2. 治疗消化性溃疡的药物

（1）抑制胃酸药物

溃疡的愈合与抑酸治疗的强度和时间成正比。抗酸药具中和胃酸作用，可迅速缓解疼痛症状。H_2受体拮抗剂（H_2RA）可抑制基础及刺激的胃酸分泌。质子泵抑制剂（PPI）作用于壁细胞胃酸分泌终末步骤中的关键酶H^+-K^+-ATP 酶，使其不可逆失活，抑酸作用比H_2RA更强且作用持久。

（2）保护胃黏膜药物

硫糖铝可黏附覆盖在溃疡面上阻止胃酸或胃蛋白酶侵蚀溃疡面、促进内源性前列腺素合成和刺激表皮生长因子分泌等。枸橼酸铋钾除有类似硫糖铝的作用机制外，并有较强抑制幽门螺杆菌作用。米索前列醇，具有抑制胃酸分泌、增加胃十二指肠黏膜的黏液和碳酸氢盐分泌和增加黏膜血流等作用。

3. 根除幽门螺杆菌

对幽门螺杆菌感染引起的消化性溃疡，根除幽门螺杆菌不但可促进溃疡愈合，而且可预防溃疡复发，彻底治愈溃疡。一般需联合用药。

4. 手　术

外科手术主要限于少数有并发症者：大量出血经内科治疗无效；急性穿孔；瘢痕性幽门梗阻；胃溃疡疑有癌变；正规内科治疗无效的顽固性溃疡。

六、康复治疗

1. 心理治疗

让患者明白不良的生活方式和行为习惯可以促进和加重病情，启发、诱导使其压抑的情绪倾吐出来，摆脱压力，指导患者学会自我调节、适应角色转变。

2. 运动治疗

根据病情选择有氧耐力运动项目，改善肌力、肌耐力和整体功能。如步行、跑步、游泳等，每日1次，每次20~30min，每周3~5次，连续4周或长期运动。

3. 物理疗法

物理疗法具有消炎止痛，改善循环和防治消化不良的作用。但对于伴有出血、穿孔及幽门梗阻并发症的患者禁用。具体治疗方法可选用中波透热疗法。

第三节　胰腺炎

一、急性胰腺炎

急性胰腺炎（Acute Pancreatitis）是多种病因导致胰酶在胰腺内被激活后引起胰腺组织自身消化、水肿、出血甚至坏死的炎症反应。临床以急性上腹痛、恶心、呕吐、发热和血胰酶增高等为特点。

（一）病因及发病机制

1. 胆石症与胆道疾病

胆石症、胆道感染或胆道蛔虫等均可引起急性胰腺炎，其中胆石症最为常见。70%～80%人的胰管与胆总管汇合成共同通道开口于十二指肠壶腹部，一旦结石嵌顿在壶腹部，可导致胰腺炎，即“共同通道学说”。

2. 大量饮酒和暴饮暴食

大量饮酒可引起急性胰腺炎，其机制为：乙醇刺激胃酸分泌，使胰泌素与缩胆囊素分泌，促使胰腺外分泌增加；刺激Oddi 括约肌痉挛和十二指肠乳头水肿，胰液排出受阻，使胰管内压增加；长期饮酒者胰液内蛋白含量增高，易沉淀而形成蛋白栓，致胰液排出不畅。暴饮暴食使短时间内大量食糜进入十二指肠，引起十二指肠乳头水肿和Oddi 括约肌痉挛，同时刺激大量胰液与胆汁分泌，排泄不畅时引发急性胰腺炎。

急性胰腺炎病理类型分为两种：①急性水肿型，大体上见胰腺肿大、水肿，胰腺周围有少量脂肪坏死。组织学检查见间质水肿、充血和炎症细胞浸润，见散在的点状脂肪坏死，无胰腺实质坏死和出血。②急性坏死型，大体上表现为红褐色或灰褐色，有新鲜出血区，分叶结构消失，有较大范围的脂肪坏死灶（钙皂斑）。

（二）症状体征

急性胰腺炎常在饱食、脂餐或饮酒后发生。部分病人无诱因。

1. 症　状

（1）腹痛

为主要表现和首发症状，突然起病，轻重不一，疼痛部位多在中上腹，可向腰背部呈带状放射，取弯腰抱膝位可减轻疼痛。性质为钝痛、刀割样痛、钻痛或绞痛，呈持续性，可有阵发性加剧，不能为一般胃肠解痉药缓解，进食可加剧。水肿型腹痛3～5天即缓解，坏死型病情发展较快，腹部痛持续较长。

（2）恶心、呕吐及腹胀

多在起病后出现，吐出食物和胆汁。可有腹胀，甚至麻痹性肠梗阻。

（3）发热

多数有中度以上发热，持续3～5天。持续发热1周以上不退或逐日升高、白细胞升高者应怀疑有继发感染。

（4）低血压或休克

重症胰腺炎病人可有烦躁不安、皮肤苍白、湿冷等，甚至低血压或休克。

（5）水、电解质、酸碱平衡及代谢紊乱

多有脱水、低血钾和代谢性碱中毒。重症者有明显脱水与代谢性酸中毒，低钙血症。部分伴血糖增高，偶可发生糖尿病酮症酸中毒或高渗昏迷。

2. 体　征

轻症病人仅有上腹部压痛，无肌紧张、反跳痛。重症病人上腹或全腹压痛明显，并有腹肌紧张，反跳痛。少数病人可出现两侧胁腹部皮肤呈暗灰蓝色，称Grey-Turner征；可致脐周围皮肤青紫，称Gullen征。

（三）实验室及其他检查

1. 白细胞计数

多有白细胞增多及中性粒细胞核左移。

2. 血、尿淀粉酶测定

血清（胰）淀粉酶在起病后6～12h开始升高，48h开始下降，持续3～5天。血清淀粉酶超过正常值3倍可确诊为本病。淀粉酶的高低与病情轻重不一定呈正比例。尿淀粉酶升高较晚，在发病后12～14h开始升高，下降缓慢，持续1～2周。

3. 血清脂肪酶测定

血清脂肪酶常在起病后24～72h开始上升，持续7～10天，对病后就诊较晚的急性胰腺炎病人有诊断价值，且特异性也较高。

（四）临床治疗

1. 轻症急性胰腺炎

大多数急性胰腺炎属于轻症急性胰腺炎，经3～5天积极治疗多可治愈。其治疗措施为：禁食；胃肠减压；静脉输液，积极补足血容量，维持水电解质和酸碱平衡及热能供应；止痛治疗，腹痛剧烈者可给予哌替啶；急性胰腺炎发生常与胆道疾病有关，如疑合并感染，必须选用1～2 种抗生素；临床仍习惯应用H_2受体拮抗剂或质子泵抑制剂（静脉给药），通过抑制胃酸而抑制胰液分泌，并兼有预防应激性溃疡的作用。

2. 重症急性胰腺炎

必须采取综合性措施。积极补充液体及电解质，维持有效血容量。营养支持重症胰腺炎患者尤为重要，早期一般采用全胃肠外营养，过渡到肠内营养。重症胰腺炎常规使用抗生素，预防胰腺坏死合并感染。生长抑素具有抑制胰液和胰酶分泌，抑制胰酶合成的作用。抑制胰酶活性药物抑肽酶可根据病情酌情使用。

二、慢性胰腺炎

慢性胰腺炎（Chronic Pancreatitis，CP）是指由于各种不同原因所致的胰腺局部、节段性或弥漫性的慢性进展性炎症，导致胰腺组织和（或）胰腺功能不可逆的损害。临床表现为反复发作性或持续性腹痛、腹泻或脂肪泻、消瘦、黄疸、腹部包块和糖尿病等。我国的发病率虽低于西方国家，但呈上升的趋势，我国慢性胰腺炎多见于中年男性，以30～60岁为多，平均年龄46.6岁，男：女为2.6：1。

（一）病　因

西方以及亚太大多数国家的慢性胰腺炎与嗜酒有关。而在我国，近年酒精因素逐渐上升为主要因素之一，而胆道疾病的长期存在仍为主要危险因素。

1. 胆道系统疾病

我国以胆系疾病发病的病史在CP中占最高，在各种胆道系统疾病中以胆囊结石最多见，其他依次为：胆管结石、胆囊炎、胆管不明原因狭窄和胆道蛔虫。

2. 慢性酒精中毒

西方国家70%～80%的CP与长期嗜酒有关，因此，乙醇的摄入量及时间与发病率密切相关。

（二）症状体征

典型病例可出现五联征：腹痛、胰腺钙化、胰腺假性囊肿、脂肪泻及糖尿病。

1. 症　状

腹痛是最突出的症状。初为间歇性，后转为持续性腹痛，性质可为隐痛、钝痛，多位于中上腹。患者取坐位，膝屈曲位时疼痛可有所缓解；躺下或进食时疼痛加剧。由于胰腺外分泌功能障碍引起腹胀、食欲减退、恶心、嗳气、厌食油腻、乏力、消瘦、腹泻甚至脂肪泻。

2. 体　征

多数仅有轻度压痛。当并发假性囊肿时，腹部可扪及表面光整的包块。当胰头肿大和纤维化肿块及胰腺囊肿压迫胆总管，可出现黄疸。

（三）实验和其他检查

1. 胰腺外分泌功能试验

直接刺激试验胰泌素可刺激胰腺腺泡分泌胰液和碳酸氢钠。静脉注射胰泌素后收集十二指肠内容物，测定胰液分泌量及碳酸氢钠浓度。

2. 吸收功能试验

粪便（72h）脂肪检查慢性胰腺炎患者因胰酶分泌不足，粪便中性脂肪、肌纤维和氮含量增高。

3. 淀粉酶测定

慢性胰腺炎急性发作时，血、尿淀粉酶可一过性增高。

4. 胰腺内分泌测定

血清缩胆囊素（CCK）测定，慢性胰腺炎可高达8 000pg/mL，与胰外分泌减少，对CCK的反馈抑制作用减弱有关；血浆胰多肽分泌明显下降。

5. 影像学检查

X线腹部平片、B超和CT检查，可见胰腺增大或缩小、边缘不清、密度异常、钙化斑或结石、囊肿等改变。

（四）诊　断

慢性胰腺炎的诊断标准：有明确的胰腺炎组织学诊断；有明确的胰腺钙化；有典型慢性胰腺炎症状体征，有明显的胰腺外分泌障碍和经十二指肠镜逆行胰胆管造影等典型慢性胰腺炎影像学特征。

（五）临床治疗

1. 内科治疗

去除病因，如戒酒，积极治疗胆道疾病。防止急性发作，宜进低脂肪、高蛋白食物，避免饱食。

2. 手术治疗

手术适应证为：内科治疗不能缓解腹痛，发生营养不良者；合并胰腺脓肿或胰腺假性囊肿者；不能排除胰腺癌者；瘘管形成者；胰腺肿大压迫胆总管引起阻塞性黄疸者；有脾静脉血栓形成和门静脉高压症引起出血者。

（六）康复治疗

1. 物理治疗

物理治疗具有消炎止痛、改善循环和防治吸收不良的作用。可选用超短波疗法、干扰电疗法、超声波疗法等。

2. 运动疗法

根据病情和个人爱好选择步行、跑步、游泳等有氧耐力运动，每日1次，每次20min，每周3~5次，连续4周或长期运动。

3. 心理治疗

通过肌肉放松、作业治疗及中医气功等舒缓情绪。

（杨淑丽　史清钊）

参考文献

[1]葛均波，徐永健. 内科学[M]. 第8版. 北京：人民卫生出版社，2013.

[2]陈孝平，汪建平. 外科学[M]. 第8版. 北京：人民卫生出版社，2013.

[3]黄晓琳，燕铁斌. 康复医学[M]. 第5版. 北京：人民卫生出版社，2013.

[4]关骅. 临床康复学[M]. 北京：华夏出版社，2005.

[5]尹相军，陈庆华，张金亮，等. 现代内科康复治疗学[M]. 北京：中国科学技术出版社，2002.

[6]张绍岚，何小花. 疾病康复[M]. 第2版. 北京：人民卫生出版社，2014.

[7]何成奇. 内外科疾患康复学[M]. 第1版. 北京：人民卫生出版社，2008.

第四章　泌尿系统常见疾病的康复

第一节　肾移植

一、概　述

肾移植是将健康者的肾脏移植给有肾脏病变并丧失肾脏功能的患者。人体有左右两个肾脏，通常一个肾脏可以支持正常的代谢需求，当双侧肾脏功能均丧失时，肾移植是最理想的治疗方法，故凡是慢性肾功能不全发展至终末期，均可用肾移植治疗。肾移植因其供肾来源不同分为自体肾移植、同种肾移植和异种肾移植，习惯把同种肾移植简称为肾移植。

二、肾移植后的临床问题

（一）排斥反应

所有器官移植都面临排斥反应。急性排斥反应是肾移植术后最常见的并发症，典型症状有体温升高，血压增高。

（二）感　染

最常见的是细菌感染。除全身性感染外，肾移植多见尿路感染，感染是肾移植的重要并发症及死亡原因。

（三）移植的器官衰竭

肾移植后可发生慢性肾衰竭。

（四）高血压

高血压是肾移植后的常见并发症，早期发生率为80%，后期发生率为59%。

三、康复评定

康复评定侧重于对移植术后功能活动与参与的评定，此外也包括临床实验室检查，以追踪随访移植器官的结构与功能的变化。

（一）日常生活活动能力评定

ADL 评定采用改良的Barthel指数评定。

（二）参与能力评定

主要进行生活质量评定、劳动力评定和职业评定。

（三）器官结构的评定

彩色B 型超声波检查、CT 或MRI 等检查可以动态了解移植器官的结构。

（四）器官功能的评定

心脏电生理检查，肝、肾功能检查，代谢当量测定、心肺运动试验等可以了解器官的功能状况。

（五）心理评定

器官移植后患者多有焦虑、抑郁、恐惧甚至是绝望等情绪反应，可根据患者的表现采用相应量表进行评定，如采用自评焦虑量表（Self-Rating Anxiety Scale，SAS）和自评抑郁量表（Self- Rating Depression Scale，SDS）进行评定。

四、康复治疗

（一）适应证与禁忌证

1. 适应证

器官移植术后患者无以下情况：心力衰竭；窦性心动过速；心率>120b/min；严重心律失常。

2. 禁忌证

心力衰竭未得到控制；出现心绞痛、呼吸困难；严重心律失常；急性全身性疾病，中度以上发热；安静休息时收缩压>220mmHg，或舒张压>110mmHg；直立位血压下降≥20mmHg；术后出现胸腔积液、严重呼吸功能不全；术后近期出现肺栓塞、下肢血栓性静脉炎、切口愈合不良、感染或出血等。

（二）康复治疗的方法

1. 运动治疗

（1）咳嗽训练目的是促进咳痰和排痰，防止肺部感染。对于移植术后早期卧床患者可以采用体位排痰、辅助咳嗽（辅助震动和叩击背部）等促进痰液的排出。

（2）呼吸训练可以增加患者的肺活量和呼吸肌力量，促进有效咳嗽和排痰，减少术后肺部感染。临床常采用吸气性呼吸训练器进行呼吸锻炼。早晚各训练1次，每次10~20min。根据患者体力情况逐渐增加练习次数和时间。

（3）有氧训练可以提高患者的活动能力，改善生活质量。训练内容包括步行、活动平板上步行、踏车运动和有限度爬楼梯活动。卧床期间上肢可采用抗重力练习和抗阻力练习，下肢可采用卧位踏车运动及抗重力练习、抗阻力练习。术后患者应争取早期下床活动，如进行床边站立、步行、活动平板上步行等。

2. 物理治疗

局部感染或肺部感染等，可采用高频电疗，如超短波治疗，局部对置，无热量，每次治疗10min，每天1次；亦可采用微波等治疗。对局部伤口感染者，可在超短波治疗的基础上加用紫外线治疗，治疗剂量根据伤口情况而定。

3. 心理治疗

心理治疗只有改善或消除患者器官移植术后焦虑、抑郁、恐惧甚至绝望的作用。一般采用心理支持、疏导的治疗方法，必要时需请专业心理医生进行心理治疗，鼓励患者正确认识疾病，树立战胜疾病的信心。

4. 辅具的应用

器官移植术后可以应用一些辅助器具。例如，行走困难的患者使用助行器或轮椅，以改善其步行功能，提高社会交往能力。

5. 自我锻炼

患者出院后可以根据自身情况，进行自我锻炼。可以练习气功、太极拳及医疗体操，也可步行、骑车。如果没有开放性伤口，可以游泳。一般移植后8周内负重不要超过5 kg，以后可以逐渐增加，但仍需避免从事重体力劳动和消耗过大的体育运动。根据个人兴趣，参加各种娱乐活动，如玩扑克、游戏、下棋等。

第二节　神经源性膀胱

一、概　述

控制膀胱的中枢或周围神经损伤引起的排尿功能障碍，称为神经源性膀胱（Neurogenic Bladder）。可以由药物、多种神经系统疾病、外伤等原因引起，致排尿功能减弱或丧失，最终表现为尿失禁或尿潴留。

二、分　类

神经源性膀胱目前有多种分类方法，但随着对排尿生理的认识日益深化，检测技术、设备的不断发展和完善，临床上多采用以尿流动力学为基础制订的

Wein分类法，具体见表4–1。

表4-1　尿流动力学和功能分类（Wein分类）

失禁	A	由膀胱引起 无抑制性收缩 容量减少 顺应性低 正常（因认知、运动等原因引起）
	B	由流出道引起 膀胱颈压下降 外括约肌压下降
潴留	A	由膀胱引起 逼尿肌反射消失 容量大/顺应性高 正常（因认知、运动等原因引起）
	B	由流出道引起 高排出压，伴低尿流率 内括约肌协调不良 外括约肌协调不良 括约肌过度活跃（括约肌或假性括约肌协调不良）
潴留和失禁	由膀胱引起，无抑制性收缩合并逼尿肌活动下降	

三、治　疗

（一）间歇性导尿

间歇性导尿（Intermittent Catheterization，IC）指定时将尿管经尿道插入膀胱内，使膀胱能够有规律地排空尿液的方法。目前，临床上多采用间歇性清洁导尿。

开始间歇性导尿的时机多为脊髓损伤患者手术后1~2周。在开始导尿前，要向患者详细说明导尿的目的，消除患者的顾虑。患者取仰卧位或侧卧位，当导尿管前端到达尿道括约肌处时要稍做停顿，了解尿道括约肌部位的阻力，再继续插入。导尿完毕，拔管要慢，到达膀胱颈部时，稍做停顿，同时嘱患者屏气增加腹压，或用手轻压膀胱区，达到真正的膀胱排空。每隔4~6h一次，每日不超过6次。每次导尿量控制在300~500ml；每日的液体摄入量应严格控制在2 000mL以内。成人残余尿量少于100mL即认为膀胱功能达到平衡，可停止导尿。

（二）膀胱训练

膀胱训练是恢复膀胱功能，达到自行排尿的常用方法。对神经源性膀胱尿道功能障碍的患者应及早进行训练，但对膀胱输尿管返流、肾积水、肾盂肾患者禁用；尿路感染、尿路结石、高血压病、糖尿病和冠心病患者慎用。每2~5h训练一次，每次10~15min。常用的膀胱训练方法如下几种。

1. 耻骨上区轻叩法

常用于逼尿肌反射亢进患者，通过逼尿肌对牵张反射的反应，经骶髓排尿中枢引起逼尿肌收缩。用手指轻叩耻骨上区，引起逼尿肌收缩而不伴有尿道括约肌的收缩，产生排尿。

2. 屏气法（Vasalval法）

用增加腹内压的方法增加膀胱压力，使膀胱颈开放而引起排尿的方法。患者身体前倾，快速呼吸3~4次，以延长屏气增加腹压的时间。做一次深吸气，然后屏住呼吸，向下用力做排便动作。这样反复间断数次，直到没有尿液排出为止。

3. 扳机点法

常用于骶髓以上神经病变。在腰骶神经节段区寻找扳机点，通过反复挤捏阴茎、牵拉阴毛、持续有节奏地轻敲耻骨上区、肛门指检形成的刺激或牵张肛门括约肌的刺激等，诱导反射排尿。

4. 电刺激法

需经外科手术将电极植入体内，通过电极直接刺激逼尿肌，诱导逼尿肌收缩。电刺激还可以对骶神经根（S2~4）进行刺激，使骶神经兴奋，促使逼尿肌收缩，引起排尿。

5. 磁刺激法

刺激骶神经达到排尿的目的，与电刺激相比具有无创伤、相对无痛等优点。

（三）集尿器的使用

外部集尿器主要是男用阴茎套型集尿装置，女用集尿装置还很不理想，往往仍需使用尿垫。集尿器适用于各种类型的尿失禁患者。

（四）药物治疗

根据不同情况选用抗胆碱能药物、肾上腺素能药物、平滑肌松弛药和骨骼肌肌松弛药等。

（五）外科手术

经以上治疗无效者，可考虑、外科手术治疗，如膀胱功能重建术、经尿道膀胱颈切开术、经尿道外括约肌切开术等。

（周华）

参考文献

[1]钟世镇.系统解剖学[M]. 北京: 高等教育出版社，2003.

[2]全国体育院校教材委员会. 运动解剖学[M]. 北京: 人民体育出版社，2012.

[3]冯京生，任红. 泌尿系统[M]. 第1版. 上海: 上海交通大学出版社，2011:126–165.

[4]李德天. 泌尿系统与疾病[M]. 第1版. 上海:上海科学技术出版社，2008: 160–163.

[5]何家扬. 尿路感染[M]. 第1版. 北京:中国医药科技出版社，2009.
[6]王和. 男性生殖系统感染症的治疗[M]. 贵州: 贵州科技出版社，2001.
[7]燕铁斌. 内脏病康复学[M]. 北京: 人民卫生出版社，2012.
[8]纪树荣. 康复医学[M]. 北京: 高等教育出版社，2004.
[9]燕铁斌. 现代康复治疗学[M]. 广州: 广东科技出版社，2004.

第五章　内分泌及代谢系统常见疾病的康复

第一节　糖尿病

糖尿病（Diabetes Mellitus，DM）是由多种病因引起的胰岛素分泌缺陷或作用缺陷所致的以慢性高血糖为特征的代谢紊乱综合征。久病可引起多系统损害，导致眼、肾、神经、血管、心脏等组织的慢性进行性病变，最终引起功能缺陷。病变严重或应激时，可发生急性代谢紊乱，如酮症酸中毒、高渗性昏迷等。

糖尿病是常见病、多发病。随着人们生活水平的提高、人口老龄化、生活方式的改变等，患病率在迅速增加。我国的糖尿病病人已超过3 000万，患病率居世界第二位，尤其是2型糖尿病发病率明显升高，趋于低龄化。

一、临床特点

（一）分　型

糖尿病分为1型糖尿病、2型糖尿病、其他特殊类型的糖尿病和妊娠糖尿病4个类型。

1. 1型糖尿病

由于胰岛β细胞破坏导致的胰岛素分泌绝对不足。分为免疫介导性和特发性。免疫介导性：起病缓急不一，青少年起病者发病较急，症状明显，常有酮症酸中毒。成人起病者多缓慢发病，症状隐匿，随着胰岛功能逐渐减退，最终需要胰岛素治疗。特发性：是在某些人种（如美国黑人和南亚印度人）所见的特殊类型。常有明显家族史，起病早，初期可有酮症，需胰岛素治疗。

2. 2型糖尿病

由于胰岛素分泌相对不足和胰岛素抵抗引起。占糖尿病病人95%，多见于成人，尤其是40岁以上的肥胖病人，常有家族史。发病多缓慢，症状较轻，一半以上无任何症状，有些病人因并发症或体检被发现。很少发生自发性酮症酸中毒，但在应激情况下也可发生。多数病人不需依赖胰岛素。

3. 其他特殊类型糖尿病

指病因已明确的和各种继发性的糖尿病。

4. 妊娠期糖尿病

指妊娠过程中初次发现的糖尿病。一般在妊娠后期发生，分娩后大部分可恢复正常。

（二）病因及发病机制

目前认为是遗传、自身免疫和环境等因素共同参与其发病过程。

1. 遗传因素

目前认为均与遗传因素有关，有家族性。1型糖尿病与人类白细胞兼容性抗原有关。2型糖尿病具有更强的遗传倾向，目前一致认为是多基因疾病。肥胖、体力活动减少、饮食改变、感染、创伤、手术、精神刺激、多次妊娠和分娩都是2型糖尿病的促发因素。胰岛素抵抗和胰岛素分泌缺陷及两者的相互作用，是2型糖尿病发病机制的两个基本环节。

2. 病毒感染

病毒感染是最重要的环境因素之一，病毒感染可直接损伤胰岛组织引起糖尿病，也可损伤胰岛组织后，诱发自身免疫反应，进一步损伤胰岛组织引起糖尿病。与1型糖尿病发病有关的病毒有柯萨奇病毒、腮腺炎病毒、风疹病毒等。

3. 自身免疫

细胞免疫和体液免疫在1型糖尿病发病中起重要作用。目前发现80%新发病的1型糖尿病病人血液中有多种胰岛细胞自身抗体。

（三）临床表现

1. 代谢紊乱症候群

典型病人出现糖、蛋白质、脂肪代谢紊乱综合征，以“三多一少”（多饮、多食、多尿和体重减少）为其特征性表现。

多尿、多饮是由于血糖升高引起渗透性利尿作用，病人一日尿量常在2～3L及以上，继而因口渴而多饮。多食是因失糖、糖分未能充分利用，机体能量缺乏，食欲常亢进，易有饥饿感。体重减少是由于机体不能利用葡萄糖，蛋白质和脂肪消耗增加，引起体重减轻、消瘦、疲乏。其他症状如四肢酸痛、麻木、腰痛、性欲减退、阳痿不育、月经失调、外阴瘙痒等。

2. 急性并发症

（1）糖尿病酮症酸中毒（Diabetic Ketoacidosis，DKA）最常见，是指在各种诱因影响下胰岛素严重不足，引起糖、脂肪、蛋白质及水、电解质和酸碱平衡失调，以高血糖、高血酮和代谢性酸中毒为主要表现的临床综合征。病人早期仅有多尿、烦渴多饮、疲倦等原有糖尿病症状加重；随后出现极度口渴、多尿、食欲减退、恶心、呕吐、头痛、嗜睡、烦躁、呼吸深快、呼气中有烂苹果味等酸中毒表现。尿糖、尿酮体强阳性，血糖多为16.7～33.3mmol/L，血酮体多在4.8 mmol/L以上，$PaCO_2$降低，pH<7.35，CO_2结合力降低。

（2）高渗性非酮症糖尿病昏迷简称高渗性昏迷，是因高血糖引起的以血浆渗透压增高、严重脱水和进行性意识障碍为主要表现的临床综合征。多见于50～70岁的中老年人，常见诱因有感染、急性胃肠炎、创伤、手术、脑卒中、脱水、摄入高糖以及应用某些药物等。病人最初表现为多饮、多尿，失水逐渐加重，出现嗜睡、定向障碍、幻觉、偏盲、偏瘫等神经精神症状，最后昏迷。实验室检查尿糖强阳性，但无酮症，血糖、血钠、血浆渗透压、血尿素氮和肌酐均升高。

3. 慢性并发症

（1）糖尿病病人动脉粥样硬化的发生率明显增高，进展快，发病年龄轻。主要侵犯主动脉、冠状动脉、脑动脉、肾动脉和肢体动脉，引起冠心病、缺血性或出血性脑血管病、肾动脉和肢体动脉硬化等。后者常以下肢动脉病变为主，表现为下肢疼痛、感觉异常和间歇性跛行，严重供血不足可导致肢体坏疽。

（2）微血管病变是糖尿病的特征性病变。糖尿病微血管病变主要累及视网膜、肾、神经和心肌组织，尤以肾病和视网膜病最为重要。糖尿病肾病临床表现为蛋白尿、水肿、高血压、肾衰竭，是1型糖尿病的主要死因。糖尿病视网膜病变可引起失明。

（3）神经病变以周围神经病变最常见，通常为对称性，由远至近缓慢进展，下肢较上肢重。表现为肢端感觉障碍呈手套袜子型分布，伴麻木、烧灼、针刺感等，随后有肢体疼痛，呈隐痛、刺痛等，后期累及运动神经，可引起弛缓性瘫痪和肌萎缩，以四肢远端明显。自主神经病变也较常见，可引起瞳孔改变和排汗异常、胃肠功能失调、心血管自主神经功能失调、尿潴留、尿失禁等。

（4）糖尿病足是指糖尿病病人由于下肢动脉供血不足、末梢神经病变、细菌感染等多种原因，引起足部感染、溃疡和（或）深层组织破坏而坏疽等病变。是糖尿病病人截肢致残的主要原因。

（5）除视网膜微血管病变外，糖尿病还可引起白内障、青光眼、屈光改变、虹膜睫状体病变、黄斑病等，导致视力减退、失明。

（四）实验室及其他检查

1. 尿糖测定

尿糖阳性是诊断糖尿病的重要线索，但尿糖阴性不能排除糖尿病。

2. 空腹血糖（FPG）测定

血糖升高是诊断的主要依据，也是判断糖尿病病情和控制情况的主要指标。空腹血糖的正常范围为3.9～6.0mmol/L，<6.0mmol/L为正常；6.1～6.9mmol/L为空腹血糖调节受损（IFG）；≥7.0mmol/L即可诊断糖尿病。

3. 口服糖耐量试验（OGTT）

OGTT应在清晨进行，成人口服葡萄糖75g，溶于250～300mL水中，5min内喝完，2h后测血糖。对可疑糖尿病但血糖未达到糖尿病诊断标准者需作OGTT。

OGTT中2h葡萄糖（2HPG）<7.7mmol/L为正常；7.8～11.1mmol/ L为糖耐量减低（IGT）；≥11.1mmol/ L，即可诊断糖尿病。糖尿病的诊断标准：糖尿病症状＋随机血糖≥11.1mmol/L，或FPG≥7.0mmol/ L或2HPG≥11.1mmol/L。

4. 其　他

糖化血红蛋白A_1和糖化血浆白蛋白可监测糖尿病控制情况，前者可反映近8～12周的血糖状况，后者可反映近2～3周内血糖水平。血浆胰岛素和C肽测定有助于了解B细胞功能和指导治疗。

（五）功能障碍

1. 生理功能障碍

糖尿病病程长，如长期血糖控制不好可导致眼、肾、心、脑及血管和神经的慢性并发症，使这些组织和器官发生功能障碍。

2. 心理功能障碍

对失明、脑梗死、截肢等严重并发症的担心更是给患者带来极大的精神心理负担，临床主要表现为抑郁、焦虑和躯体化症状群。

3. 日常生活活动受限

糖尿病未发生并发症时，由于乏力、易疲劳等，患者ADL受到一定限制。

4. 参与能力受限

主要是指糖尿病慢性并发症所导致的生理功能障碍或严重的心理障碍可不同程度地影响患者的生活质量、劳动、就业和社会交往等能力。

二、康复评定

主要包括生理功能评定、心理状况评定、运动耐力评估、日常生活活动能力评定及社会参与能力评定。

（一）生理功能评定

1. 生化指标测定

包括血糖、糖化血红蛋白、血脂、肝肾功能等。

2. 靶器官损害程度评定

主要包括视网膜、周围神经、心、脑、肾及足等靶器官功能水平的评定。

（二）心理功能评定

糖尿病患者心理障碍的发生率可高达30%～50%，主要表现为焦虑症、强迫症、恐惧症及抑郁症等。一般选择相应的量表进行测试评定，如Hamilton焦虑量表、Hamilton抑郁量表、简明精神病评定量表、症状自评量表（SCL-90）等。

（三）运动耐力评估

糖尿病患者在进行康复治疗前，应充分询问病史，结合体检，对其运动耐力进行评定。运动耐力试验的目的是确定糖尿病患者的心脏负荷能力及身体运动耐力，以保证康复治疗的有效性和安全性。年龄超过40岁的糖尿病患者，尤其有10年以上糖尿病史或有高血压、冠心病及脑血管症状和体征者，都应进行运动耐力试验。运动试验的方式多采用运动平板和功率自行车，合并感觉异常、下肢溃疡、足部畸形等可改用上肢力量计。

（四）日常生活活动能力评定

糖尿病患者日常生活活动能力评定可采用Barthel指数评定表，高级日常生活活动能力的评定可采用功能独立性评定量表（FIM）。

（五）社会参与能力评定

主要进行生活质量评定、劳动力评定和职业评定。

三、康复治疗

（一）康复治疗目标

使血糖达到或接近正常水平；纠正代谢紊乱，减轻或消除临床症状；防止或延缓并发症的发生，避免引起心、脑、肾、眼、血管和神经等病变；控制体重，维持较好的健康和劳动能力；儿童保持正常的生长发育；提高老年人生活质量，延长寿命，降低病死率和致残率。康复治疗原则：早期治疗、长期治疗、综合治疗、治疗措施个体化。

（二）康复治疗方法

糖尿病的康复治疗主要包括饮食疗法、运动疗法、药物治疗、糖尿病健康教育、自我监测血糖及心理治疗。其中起直接作用的是饮食疗法、运动疗法和药物治疗三方面，而糖尿病教育和自我血糖监测则是保证这三种治疗方法正确发挥作用的必要手段。目前，外科手术也逐步用于治疗糖尿病，主要适用于2型糖尿病伴重度肥胖的患者。

1. 饮食疗法

饮食疗法是糖尿病的基本治疗措施之一。其目的在于控制热量的摄入，减轻胰岛的负担，控制血糖升高以减轻症状和减缓并发症的发生与发展；维持合理的体重，特别是使儿童得到正常的生长和发育；保持患者基本的营养需求，使患者身心处于最佳状态。因此，无论是1型糖尿病还是2型糖尿病都应重视饮食治疗，并应严格和长期执行。

计算理想体重，按病人年龄、性别、身高查表或用简易公式推算理想体重：理想体重（kg）＝身高（cm）−105 。计算每日所需总热量。根据理想体重和工作性质并参照原来的生活习惯等因素，计算每日所需热量。成人在休息状态下每日每千克理想体重给予热量105～125.5kJ（25～30kcal），轻体力劳动125.5～146kJ（30～35kcal），中体力劳动146～167kJ（35～40kcal），重体力劳动167kJ（40kcal）以上。儿童、孕妇、乳母、营养不良及消耗性疾病者应酌情增加，肥胖者酌减，使体重逐渐下降至理想体重的5%左右。碳水化合物、蛋白质、脂肪的分配按照碳水化合物约占食物总热量的50% ~ 60%。蛋白质占总热量的12% ~ 15%，成人每日每千克理想体重给予0.8 ~ 1.2g，儿童、孕妇、乳母、慢性消耗性疾病者等可增至1.5 ~ 2.0g，伴肾功能不全者应限制在0.8g。脂肪占总热量的30%左右。合理分配每餐热量。将食品成分转为食谱，可一日3餐分配为1/5、2/5、2/5或1/3、1/3、1/3，也可按4餐分配为1/7、2/7、2/7、2/7。选择合适的食物。主食提倡用粗制米面和杂粮。严格限制甜食如葡萄糖、蔗糖、蜜糖及其制品，忌食含糖分高的水果。增加纤维素，含纤维素的食物包括豆类、蔬菜、粗谷物、含糖分低的水果。少食高脂、高胆固醇食物。

2. 运动治疗

运动可以通过增加机体能量的消耗，减少脂质在骨骼肌细胞、胰腺细胞及肝细胞中的堆积，减少脂质对骨骼肌细胞、胰腺细胞及肝细胞的毒性作用，增加骨骼肌细胞摄取葡萄糖和胰腺细胞分泌胰岛素的能力。运动还可以增加胰岛素的敏感性。近年的研究显示，运动对糖尿病胰岛素的改善并不作用于受体水平，而可能是作用于受体后水平。运动使骨骼肌细胞内葡萄糖转运蛋白4基因转录增加，使葡萄糖转运蛋白4的mRNA含量增加，促进葡萄糖转运蛋白4从细胞内易位至细胞膜，加强葡萄糖的转运和利用，从而降低血糖。运动能促进机体的新陈代谢，减轻精神紧张及焦虑情绪，改善中枢神经系统的调节机制，增加机体的抵抗力，对预防糖尿病的慢性并发症有一定作用。

运动治疗主要适用于轻度和中度2型糖尿病患者，尤其是肥胖者。病情稳定的Ⅰ型糖尿病患者也可进行运动锻炼。运动治疗的禁忌证为急性并发症如酮症、酮症酸中毒及高渗状态；空腹血糖>15.0mml/L或有严重的低血糖倾向；感染；心力衰竭或心律失常；严重糖尿病肾病；严重糖尿病视网膜病变；严重糖尿病足；新近发生的血栓。

（1）运动方式

适用于糖尿病患者的训练是低至中等强度的有氧运动，常采用有较多肌群参加的持续性周期性运动。一般选择患者感兴趣、简单、易坚持的项目，如步行、慢跑、登楼、游泳、划船、有氧体操、球类等活动，也可利用活动平板、功率自行车等器械来进行，运动方式因人而异。合并周围神经病变的糖尿病患者可进行游泳、上肢运动、低阻力功率车等训练；下肢及足部溃疡者不宜慢走、跑步，可采用上肢运动和腹肌训练；视网膜病变者宜选择步行或低阻力功率车。

（2）运动强度

在制订和实施运动计划的过程中，必须根据个体化差异、肥胖程度、糖尿病的类型和并发症的不同，给患者制订出能将风险降低至最低的个体化运动处方。运动后精力充沛，不感疲劳，心率常在运动后10min内恢复至安静时心率，说明运动量合适。

（3）运动时间

每次运动一般为40min，其中达到靶心率的运动训练时间以20～30min为宜。训练一般可从10min开始，适应后逐渐增加至30～40min。

（4）运动频率一般为每周运动3～4次或每天1次

（5）运动注意事项

制订运动方案前，应对患者进行全面检查，详细询问病史，并进行血糖、血脂、血酮体、肝肾功能、血压、心电图、运动负荷试验、X线胸片、关节和足的检查。运动实施前后必须要有热身活动和放松运动，以避免心脑血管意外发生或肌肉关节损伤。避免空腹运动，在餐后进行运动时，应注意避开药物作用的高峰期，或适当减少口服降糖药或胰岛素的剂量，以免发生低血糖。当糖尿病患者合并轻度视网膜病变、外周血管病变及周围神经病变时，只要在适应证范围内，仍可根据并发症的情况适当选择运动方式（表5-1）。

表5-1　糖尿病并发症患者康复运动方式

并发症	运动方式
外周血管病（跛行）	上肢运动，结合不行和游泳
周围神经病变	游泳、上肢运动、低阻力功率车
下肢及足部溃疡	上肢运动、腹肌训练，避免压迫或负重
截肢后	上肢运动
视网膜病变	步行或低阻力功率车，术后避免等长运动

3. 药物治疗

主要包括口服降糖药和注射胰岛素。

（1）促进胰岛素分泌剂

主要作用机制是刺激β细胞释放胰岛素。主要适用于饮食和运动治疗不能有效控制血糖的2型糖尿病病人。治疗应从小剂量开始，并按治疗需要每数天增加剂量1次，或改为早、晚餐前两次服药，直至病情控制。

（2）双胍类主要作用机制是促进肌肉等外周组织摄取葡萄糖，加速无氧酵解，抑制糖异生及糖原分解。常用药物主要有二甲双胍、苯乙双胍。

（3）α-糖苷酶抑制剂作用机制是抑制小肠黏膜上的α-糖苷酶，延缓碳水化合物的吸收，降低餐后高血糖。常用药物有阿卡波糖（拜糖平）、伏格列波糖。

（4）噻唑烷二酮类作用机制是使靶组织对胰岛素的敏感性增强，减轻胰岛素抵抗，故又称为胰岛素增敏剂。常用药物有罗格列酮、吡格列酮。

（5）胰岛素治疗适用于1型糖尿病；2型糖尿病口服药物治疗未达良好控制者；糖尿病急性或严重并发症；糖尿病严重并发症；手术、妊娠及分娩。

4. 健康教育

良好的健康教育可充分调动患者的主观能动性，积极配合治疗，有利于疾病控制，防止各种并发症的发生和发展，降低经济耗费和负担。

5. 自我监测血糖

可为糖尿病患者和医务人员提供动态数据，为调整药物剂量提供依据。

6. 心理治疗

糖尿病是一种慢性疾病，病程长，患者常会出现各种心理障碍，从而影响患者的情绪，不利于病情的稳定。因此，在治疗糖尿病的同时，必须重视心理康复治疗，减少各种不良心理刺激，并学会正确对待自身疾病。

四、糖尿病足的康复

根据 WHO的定义，糖尿病足是由糖尿病引起的下肢远端神经异常和不同程度的周围血管病变，从而引起的足部感染、溃疡和（或）深部组织破坏的病变。发病年龄多在40岁以上，且发病率随年龄增加而增高。糖尿病足的主要后果是足溃疡和截肢，是导致糖尿病患者日常生活能力下降、遗留残疾的主要原因之一。

（一）糖尿病足的分类

按照病变性质分为神经性足病、缺血性足病和混合性足病。

（二）康复评定

1. 神经检测

用尼龙单丝探针对足部进行刺激，评估足部的感觉，正常足部保护性感觉阈值是5.07，感觉低于此阈值水平有发生足部溃疡的危险。针刺足底9个不同部位和足背1个部位，2个以上部位无感觉表明痛觉显著丧失。使用生物振动阈测定仪进行足部检查，感觉阈值大于25V者，说明足部发生溃疡的危险性明显增加；或使用有刻度的音叉在拇趾关节处检查，可诊断患者有无振动觉减退，如检查3次中有2次答错，表明音叉振动感觉缺失。

2. 足部供血评定

糖尿病周围血管病变导致足部供血不良，患者出现间歇性跛行，足背动脉搏动减弱或消失。若踝-肱压力指数（ABI）<0.9提示有糖尿病周围血管病存在；ABI≤0.5提示有严重的糖尿病周围血管病变。经皮氧分压（$TcPO_2$）主要反映皮肤微循环状态，$TcPO_2$<30mmHg提示足部有发生溃疡的危险；$TcPO_2$<20mmHg溃疡几乎无愈合的可能，预示有截肢的危险。

（三）康复治疗

糖尿病足一般采用综合治疗，包括内科、外科和康复治疗三个方面。

1. 内科治疗

控制血糖、控制感染，用药物改善下肢循环等。

2. 外科治疗

包括动脉重建术、截肢术等。

3. 康复治疗

自感染溃烂或坏疽部位以上用适当的力量做向心性按摩，每次10～12min，每天1～2次，有助于静脉和淋巴液回流，消退水肿。运动治疗如患者平卧，患肢伸直抬高45°，做足趾的背伸跖屈活动30次，每天1～2回。患者平卧，患肢伸直抬高45°，做踝关节的伸屈活动30次，每天1～2回。以患肢为左侧为例，患者平卧，身体左侧靠床沿，患肢伸直抬高45°，维持2～3min，最后平放于床上2～3min。如此重复5～6次，每天1～2回。将患肢放入一个有机玻璃舱内，然后用电脑控制，注入或吸出空气，使压强在-6.8～+13.4kPa之间交替进行，每相均维持30s，每次做1h，每天1次。

感染溃烂创口和坏疽的处理包括对感染溃烂的创口进行漩涡浴治疗，视创口的大小、脓液的多寡，每天治疗1～2次，每次30min。糖尿病足的清创可采用蚕食的方式，每隔1～2天清创一次，把坏死、腐烂的组织剪去。当创面有肉芽组织形成时，应尽量撕去创面周边的痂皮，使创面周边皮肤生发层细胞匍匐地向中央爬行生长。

（四）预　防

积极控制糖尿病，严格控制高血糖，同时需严格控制高血脂及各种导致动脉粥样硬化的因素。糖尿病患者应定期进行足部检查，至少每年进行一次，对高危患者足部检查应更频繁（每3～6个月一次）。保持足部卫生，每天用温水洗脚，但避免热水烫伤；鞋袜要清洁、宽松、柔软、合脚，通气要良好。第一次穿新鞋要试走1～2min，以判断是否合脚；不宜赤脚行走和穿拖鞋外出。

第二节 肥胖症

一、临床特点

（一）基本概念

肥胖症（Obesity）是指当人体摄入热量多于消耗热量时，多余热量以脂肪形式储存于体内，其量超过正常生理需要量，逐渐演变为一组能量过剩状态的代谢综合征。肥胖已逐渐成为世界性的重要健康问题之一。

（二）病因及发病机制

病因未明，常由多种因素共同作用引起。摄入过多，或消耗减少，或两者兼有，即能量的摄入超过消耗，可引起肥胖。肥胖症与下列一些因素有关。

1. 遗 传

单纯性肥胖有一定的家族倾向，不能排除共同生活方式的影响。瘦素是瘦素基因编码，由脂肪组织分泌的一种蛋白质激素，其生理作用广泛，通过调节能量代谢平衡，维持体内脂肪含量相对稳定。

2. 中枢神经系统

食欲、营养物质的消化和吸收受中枢神经系统的调节。临床上可见到下丘脑或边缘系统的炎症、肿瘤、外伤、手术等引起的肥胖。也有部分肥胖症病人的食欲增加是受精神因素的影响。

3. 内分泌系统

一些神经肽和激素参与了对进食的影响。例如，肥胖症病人血中胰岛素升高，提示高胰岛素血症可引起人体多食，形成肥胖；肥胖症中以女性为多，尤其是经产妇、绝经期后或长期口服避孕药者，提示可能与雌激素有关。

4. 其他因素

与代谢差异、营养因素、年幼多食、棕色脂肪功能异常、生长因素等有关。

（三）分　类

1. 单纯性肥胖

单纯性肥胖无明显内分泌、代谢病病因，又可分为：体质性肥胖多为幼年起病，营养过剩，脂肪分布于全身，脂肪细胞增生和肥大并存，限制饮食和加强运动疗效差，对胰岛素不敏感。获得性肥胖多为成年起病，营养过剩和体力活动减少，脂肪分布于躯干四肢，脂肪细胞以肥大为主，饮食控制和运动的疗效较好，胰岛素的敏感性经治疗可改善。

2. 继发性肥胖

继发性肥胖主要指继发于神经-内分泌-代谢紊乱基础上的肥胖。

（四）临床表现

肥胖症病人因体重增加，可引起下腰痛、关节痛、肌肉酸痛、消化不良和气喘、浮肿等症状。脂肪组织的分布有性别差异，通常男性型脂肪主要分布在腰以上（又称“苹果”型），女性型脂肪主要分布在腰以下，如下腹部、臀、大腿（又称“梨”型），前者发生代谢综合征的危险性大于后者。

单纯性肥胖可见于任何年龄。临床以40~50岁的中壮年女性为多，60~70岁以上的老年人亦不少见。约1/2成年肥胖者有幼年肥胖史，一般呈体重缓慢增加。男性脂肪分布以颈项部、躯干部和头部为主，而女性则以下腹部、胸部乳房及臀部为主。

轻至中度原发性肥胖可无任何自觉症状，重度肥胖者则多有怕热，活动能力降低，甚至活动时有轻度气促，睡眠时打鼾。可有高血压、糖尿病、痛风等临床表现。

（五）功能障碍

1. 生理功能障碍

（1）运动功能障碍，由于体重增加，患者长期负重，膝、踝关节易发生退行性改变，出现关节疼痛，脊柱长期负荷过重，可发生退行性改变而引起腰腿部疼痛。

（2）心肺功能障碍。

（3）平衡协调功能障碍，表现为步态不稳，运动不协调，有跌倒倾向。

（4）心理功能障碍，这些心理反应导致的行为退缩、体力活动减少和多食，反过来又会加重肥胖程度。

2. 日常生活活动受限

体重的增加带来的心肺、运动功能障碍等将严重影响患者日常生活能力。

3. 参与能力受限

患者的社会交往、朋友聚会、社区活动都会不同程度地受到影响，最终会影响患者的生活质量、劳动和就业。

二、康复评定

（一）生理功能评定

1. 肥胖症的相关临床评定

成人标准体重计算方法：标准体重(kg)=[身高(cm) −100] × 0.9，超过20%为肥胖。体重指数又称身体质量指数，简称BMI，BMI=体重(kg)/[身高(m)]^2。目前BMI在国际上广泛使用，是衡量人群肥胖水平的常用标准。2003年《中国成人超重和肥胖症预防控制指南》提出，对中国成人判断超重和肥胖程度的界限值（表5-2），成年人体重指数正常范围为18.5~23.9kg/m^2，等于或超过24.0kg/m^{2}为超重，等于或超过28.0kg/m^{2}为肥胖。

表5-2 中国成人超重和肥胖的体重指数

分类	体重指数
体重过低	<18.5kg/m^2
体重正常	18.5~23.9kg/m^2
超重	24.0~27.9kg/m^2
肥胖	≥28kg/m^2

腰围是反映脂肪总量和脂肪分布结构的综合指标。WHO推荐的测量方法是：被测者站立位，两脚分开25～30cm，体重均匀分配，测量位置在水平位髂前上棘和第12肋下缘连线的中点，测量者坐在被测者的一旁，将软尺紧贴软组织，但不能压迫，测量值精确到0.1cm。WHO建议男性腰围超过94cm，女性腰围超过80cm为肥胖症。中国肥胖问题工作组建议对中国成人来说，男性腰围等于或超过85cm，女性腰围等于或超过80cm为腹部脂肪蓄积的界限。腰臀比是腰围和臀围的比值，也被作为测量腹部脂肪的方法。臀围是环绕臀部最突出点测出的身体水平周径。男性腰臀比大于1.0，女性腰臀比大于0.85是向心性肥胖的诊断标准。

体脂肪率是将脂肪含量用其占体重的百分比的形式表示。正常成人男性脂肪组织重量占体重的15%～18%，女性占20%～25%。随年龄增长，体脂所占比例相应增加。一般认为男性体脂>25%，女性体脂>33%是诊断肥胖的标准。

2. 运动功能

可选择有代表性的各组肌群进行肌力和耐力的测试。例如，上肢肘关节屈、伸肌力和肩关节屈、伸、外展肌力，下肢膝关节屈、伸肌力和踝关节背屈、跖屈肌力，握力、腹肌力、背肌力等。运动试验除可作为评价肥胖患者心功能及体力活动能力的指标外也可作为肥胖患者运动处方及康复治疗疗效评定的依据。有些并发隐性冠心病的肥胖患者，可通过运动试验早期发现。适合肥胖患者的运动试验方法一般为分级运动负荷试验如亚极量运动试验或症状限制性运动试验等。通过测试肺活量、潮气量、最大自主通气量、通气贮备量百分比等各项指标，以判断肥胖患者的肺功能情况。

3. 心理功能评定

如焦虑、抑郁的自评量表。

（二）ADL评定

可采用改良巴氏指数评定表。

（三）参与能力评定

主要进行生活质量评定、劳动力评定和职业评定。

三、康复治疗

治疗的两个主要环节是减少热量摄取及增加热量消耗。强调以行为、饮食、运动为主的综合治疗，必要时辅以药物或手术治疗。继发性肥胖症应针对病因进行治疗。各种并发症及伴随病应给予相应的处理。

（一）饮食治疗

饮食治疗是综合治疗的基础。只有长期坚持正确、全面的饮食治疗，改变不良的生活方式与生活习惯，做好平衡膳食，在此基础上增加运动，才能达到治疗的目的。

1. 饮食治疗原则

饮食治疗的总体原则是控制饮食，减少能量物质的摄入。可从以下几方面着手：日常饮食热能调查了解每天能量的摄入与活动消耗情况，按照热能负平衡的原则制订饮食处方。控制膳食总热量根据患者的具体情况，如年龄、劳动强度、治疗前的进食热量以及病情等，参照正常供给量，结合减肥目标来决定。成年肥胖者，如每周减少体重0.5～1.0kg，每天必须减少摄食的热量为552～1104kcal；若每月减少体重0.5～1.0kg，则每天必须减少摄食的热量为125~250kcal为宜。但每日每人的膳食所供能量至少应为1 003.8kcal，这是最低安全水平。限制碳水化合物。应保证膳食中碳水化合物的比值，碳水化合物的量过高或过低都将影响机体的代谢。要严格控制低分子糖类摄入及晚餐后和睡前的碳水化合物摄入。

严格控制脂肪摄入脂肪供能宜为总能量的25%～30%，尤其要控制饱和脂肪酸的摄入，同时每日膳食胆固醇的供给量应低于300mg。即使肥胖患者无心血管疾病，无高胆固醇血症，也不能超过500mg。应尽量少吃或不吃油炸食品。

保证蛋白质供给采用低能膳食的中度以上肥胖者，蛋白质供能应控制在总热量的20%～30%，即每千克体重1g左右。要保证优质蛋白质的供给，如多选用鱼类、瘦肉类。在严格限制膳食能量供给的情况下，蛋白质过多摄入将会导致肝、肾功能损伤。补充维生素、矿物质，提倡戒酒。水每日摄取量不少于1 000mL，根据各人的肥胖程度与肾功能情况酌情提供。

2. 饮食治疗方法

肥胖的饮食治疗是指通过限制能量的摄入，动员体内储存的能量释放，减少体内脂肪储存量，减轻体重的一种治疗方法。常用的方法有饮食限制疗法、低能量疗法、超低能量疗法以及绝食疗法。

饮食限制疗法适合于超重或轻度肥胖者。适当限制患者的总热量，一般在1 200～1 800kcal，可采用高蛋白（40%~50%）、低脂肪（20%）、低糖类（20%～25%）饮食；或高糖类、低蛋白（35%）、低脂肪（10%）饮食。前一种方案热量低，虽然脂肪减少，却有生酮作用，可因早期酮症而引起大量水、盐从尿中排出，造成体重降低的假象。后一种方案强调食用水果、蔬菜、谷类，不用奶制品、砂糖，用低钠、铁、必需脂肪酸和脂溶性维生素，脂肪含量低、低热能而有足够的蛋白质，是医院较多采用的饮食方案之一。

低热量饮食疗法适用于中度肥胖的患者，是肥胖患者常用的饮食控制方法。总热量控制在每天600～1 200kcal，饮食设计中适当提高蛋白质的比例（25%），每天60g，并给予高生物价蛋白质，糖类占20%，脂肪占20%，这种饮食可保证常量元素和微量元素的供给。此疗法具有抗生酮作用，可在较长时间内达到减重效果，患者较易接受。若饮食总热量在1 000kcal以下，应供给维生素和矿物质的补充剂。

超低热量饮食疗法仅适用于重度肥胖及采用低热量饮食加运动治疗无效的肥胖患者，是一种快速减肥的饮食控制方法。除补充人体所必需的蛋白质、维生素、微量元素及食物纤维外，将每天的能量摄入限制在600kcal以内，选含蛋白质25～100g、糖类30～80g、脂肪3g以下的食品，采用胶原作为蛋白质的成分。市场上已有商品化的超低热量饮食疗法食品，但必须严格掌握禁忌证，严重心脑血管病变、造血器官障碍、肝肾功能障碍者等应禁忌使用。超低热量饮食治疗通常减肥幅度较大，初期效果好，以后逐渐减缓，停止后可发生反弹。此时配合行为治疗可以维持减肥疗效。由于超低热量饮食治疗可引起组织蛋白分解增加，而出现不良反应。因此，当体重下降到一定程度时，应逐步过渡到低热量平衡饮食。

绝食疗法仅适用于重度肥胖采用低热量饮食加运动治疗无效的肥胖患者，可分为间歇绝食疗法和完全绝食疗法。前者是指在原低热量饮食的基础上，每周完全禁食24～48h；后者是指连续绝食1～2周，绝食疗法期间饮水不限。这种疗法的缺点是不仅丢失脂肪，而且蛋白质丢失过多，产生较多不良反应。有一种间歇绝食设计为“补充蛋白质”的禁食（热卡400～700kcal），采用优质蛋白，可由配方食品提供，或用瘦肉、禽类、鱼肉等。这种饮食可使每周体重降低1.5～2.5kg，有一定的危险性，使用不宜超过16周。因此，绝食疗法实际应用很少。

（二）运动治疗

单纯饮食控制对多数轻度肥胖者可产生明显的减肥效果，但对中度或重度肥胖者来说，严格的饮食控制不容易长期坚持。因此，在饮食控制的基础上，应强调运动锻炼的重要性。运动治疗可纠正饮食控制引起的不良反应，增进心肺适应性，减少心血管危险因素，增加能量的消耗，减轻患者的心理负担。

1. 运动处方

（1）运动方式选择以大肌群参与的动力型、节律性的有氧运动，步行、快走、健身操、自行车和游泳等，有助于维持能量平衡、长期保持肥胖者的体重不反弹，提高心肺功能。同时，还可配合力量性练习，两者结合不仅能降低体脂，还可以改善体形，增强肌力，既增进健康又增加健美；同时还可以改善胰岛素抵抗。力量性练习主要是躯干和四肢大肌群的运动，可以利用自身体重进行仰卧起坐、下蹲起立的方式，也可利用哑铃、拉力器等运动器械进行锻炼。

（2）运动强度关系到运动处方的有效性和安全性。普遍认为有氧运动中，以50%~70% VO_2max 或60%～80%的最大心率为宜。开始进行时，运动强度应从50% VO_2max 或60%的最大心率开始，逐渐增加。运动中患者可以自测心率衡量运动强度，以测量桡动脉的脉搏为例：一般来说，30～40岁者，运动心率应控制在110～150b/min；40～49岁者，以105～145b/min为宜；50～60岁者，心率应在100～140b/min；60岁以上者，100～130b/min较为合适。

（3）有氧运动时，每次运动时间应持续30～60min，其中包括准备运动时间5～10min，靶运动强度运动时间20～40min，放松运动时间5～10min。力量练习时可取最大肌力的60%～80%作为运动负荷，重复20～30次/组，每隔2～3周增加运动负荷。

（4）一般认为每周至少3次。若患者情况允许，有氧运动也可每天早晚各一次，以增加热量的消耗，提高减肥效果。

2. 注意事项

运动治疗与饮食治疗应配合进行，以增强减肥疗效。运动前后应有充分的热身运动和放松运动，以防止心脑血管意外的发生。采用有氧运动的方式，运动要循序渐进，并注意安全。

（三）行为疗法

由医师、心理学家、营养师和护士组成指导小组，充分取得病人信任和取得家属的配合。指导病人从饮食处方开始，逐步建立咨询、定期随访和制订行为干预计划。

（四）药物治疗

当饮食及运动疗法未能奏效时，可采用药物辅助治疗。药物主要分为六类：食欲抑制剂、营养吸收抑制剂、脂肪合成阻滞剂、胰岛素分泌抑制剂、代谢刺激剂和脂肪细胞增殖抑制剂。目前，较常用的药物有西布曲明（神经递质再摄取抑制剂）和奥利司他（脂酶抑制剂）。

（五）其他治疗

脂肪抽吸术为新兴的一项减肥技术，它利用负压吸引器连通一根特制的金属管，通过金属管侧孔在皮下脂肪层反复抽吸去除皮下脂肪的堆积，达到减肥重塑体形的目的。

祖国传统医学如针灸、中医中药也有很多行之有效的减肥方法，肥胖者可结合自身的具体情况适当选用，如针灸、中药减肥。

第三节　痛风及高尿酸血症

痛风（Gout）是一组嘌呤代谢紊乱所致的疾病，其临床特点为高尿酸血症及由此而引起的痛风性急性关节炎反复发作、痛风石沉积、痛风石性慢性关节炎和关节畸形，常累及肾脏，引起慢性间质性肾炎和尿酸肾结石形成。欧美高尿酸血症的患病率高达2%~18%。亚洲地区近20年高尿酸血症患病率呈明显上升趋势。

一、临床特点

（一）病　因

本病是多原因的，可分原发性和继发性两大类，原发性基本属遗传性，但遗传方式不同，除少数由于酶缺陷引起外，大多数未阐明。越来越多的研究表明，原发性痛风和高脂血症、肥胖、糖尿病、原发性高血压和冠心病等关系密切。继发性主要因肾脏病、血液病、药物及高嘌呤食物等多种原因引起。

（二）临床表现

1. 无症状高尿酸血症

只有血尿酸的增高，无任何症状。只有在发生关节炎时才称为痛风。

2. 急性痛风性关节炎

是原发性痛风最常见的首发症状。多于午夜因剧痛而惊醒，最易受累的部位是脚拇趾关节、依次为踝、跟、膝、腕、指、肘等关节。90%为单一受累，偶尔双侧或多关节同时或先后受累。关节及周围软组织出现明显的红、肿、热、痛，大关节受累时可有关节渗液，可伴有头痛、发热等全身症状。

3. 痛风石及慢性关节炎

尿酸盐结晶沉积在关节附近的肌腱、腱鞘以及皮肤结缔组织，形成黄白色、大小不一的隆起赘生物，即痛风结节（或痛风石）。痛风石是痛风特征性损害。痛风石除中枢神经系统外，可累及任何部位，最常见于关节及附近与耳轮。

4. 肾脏病变

病程较久的痛风患者约1/3有肾脏损害，表现痛风性肾病、急性肾衰竭、尿路结石等。

（三）实验室及其他检查

血清尿酸盐男性>420μmL/L；女性>350μmL/L，具有诊断价值。限制嘌呤饮食5天后，未服影响尿酸排泄药物，正常男性成人24h尿液中尿酸总量不超过3.57mmol（600mg）。约95%以上急性痛风性关节炎滑液中可发现尿酸盐结晶，具有极其重要诊断意义。对于痛风结节进行活检或穿刺，多可查到特异性尿酸盐。X线检查可见关节软骨缘破坏，关节面不规则，关节间隙狭窄，随着病变发展，则在软骨下骨质及骨髓内均可见痛风石沉积，骨质呈凿孔样缺损，其边缘均锐利，缺损呈半圆形或连续弧形的形态，骨质边缘可有增生反应。

（四）功能障碍

1. 生理功能障碍

痛风引起的急性、慢性关节炎都表现为关节的疼痛及关节的运动功能障碍。尿酸盐可在心脏内膜、外膜、瓣膜、心肌、心肌间质和传导系统中沉积，甚至形成结石，引起心肌损害、冠状动脉供血不足、心律失常和心功能不全。

2. 日常生活活动受限

急性期的患者由于上述的运动功能障碍会给患者的衣食住行带来不便。

3. 参与能力受限

急性期的患者主要表现为社会生活能力和工作能力的下降，从而导致生活质量的下降。

二、康复评定

根据痛风的临床表现，必要的生化指标和辅助检查首先确立临床诊断，然后再做相应的功能评定。中年以上男性，突然发生趾、踝、膝等处单关节红肿疼痛，伴血尿酸盐增高，即应考虑痛风可能，滑囊液检查找到尿酸盐结晶即可确立诊断。

（一）生理功能评定

痛风涉及的生理功能评定包括疼痛评定、运动功能、心脏功能、平衡协调功能及心理功能评定。

（二）日常生活活动评定

痛风给患者的日常生活活动和生活质量带来严重的影响。我们一般按下列分级来进行日常生活能力评价：

Ⅰ级：能照常进行日常生活和各项工作。

Ⅱ级：可进行一般的日常生活和某些轻便工作。

Ⅲ级：仅能进行一般的日常生活，对参与某些职业或其他活动均受限。

Ⅳ级：日常生活的自理和工作均受限，需长期卧床或依靠轮椅。

（三）参与能力评定

由于疾病的影响，以及上述的各种功能障碍，对患者的劳动能力和就业都会造成不同程度的影响，最终导致生活质量的下降。

三、康复治疗

痛风及高尿酸血症的康复治疗以病因治疗、临床对症治疗和康复治疗相结合为原则以消炎止痛、防止关节炎复发、改善关节功能为目标。

（一）药物治疗

急性发作期尽早应用秋水仙碱、非甾体抗炎药及泼尼松等药物治疗，迅速缓解症状。缓解期及慢性期为了预防痛风急性发作，防止各种并发症的发生，可用丙磺舒、苯溴马隆等促进尿酸排泄，选用别嘌醇抑制尿酸合成，纠正高尿酸血症。在排尿酸药物治疗过程中，需口服碳酸氢钠每日3~6g，以碱化尿液，并多饮水，保持每日尿量在2 000mL以上，以利于尿酸排出。

（二）物理治疗

具有较好的消炎、止痛、减轻水肿的作用。因此，选择性地运用各种物理因子对痛风引起的急、慢性关节炎应作为一种常规治疗方法。

1. 物理因子治疗

在痛风急性期发作期首选冷疗，可采用冷疗机、冰袋冷敷，以达到止痛、减轻水肿的作用。无热量的超短波和微波治疗以减轻疼痛和促进炎症的吸收。在缓解期及慢性期为了预防痛风急性发作，防止各种并发症的发生，可采用调制中频、干扰电、经皮神经肌肉电刺激治疗，以减轻疼痛、减少肌肉萎缩。红外线、红光、氦-氖激光、紫外线红斑量局部照射可改善局部血循环，减轻局部的水肿，改善关节功能。

2. 运动疗法

痛风患者急性期应绝对卧床休息，抬高患肢，一般应休息至关节疼痛缓解72h后方可恢复活动。缓解期适当运动可预防痛风发作，减少内脏脂肪沉积，减轻胰岛素抵抗性。通过合理运动，不仅能增强体质、增强机体防御能力，而且对减缓关节疼痛、防止关节挛缩及肌肉失用性萎缩大有益处。但是，运动中必须注意以下内容：避免剧烈运动和长时间的体力活动这些运动可使患者出汗增加，血容量、肾血流量减少，尿酸排泄减少，出现一过性高尿酸血症。可以选择一些简单的耗氧量适中的有氧运动，如散步、匀速步行、打太极拳、跳健身操、练气功、骑车及游泳等。其中以步行、骑车及游泳最为适宜。

（三）作业治疗

在对痛风患者功能障碍情况进行全面评价以后，有目的、有针对性地从日常生活活动、职业劳动、认知活动中选择一些作业，指导患者进行训练。从而改善躯体功能，加大关节活动范围，增强肌力，改善心理状态，提高生活兴趣，使精神松弛，提高日常生活活动能力，早日回归工作岗位。

（四）康复工程

在治疗中应用康复工程原理，为患者制作适合的文具、拐杖、保护器避免受累关节负重，减轻关节的肿痛症状。矫形器可起到固定制动、缓解疼痛、矫正畸形的作用。另外，保持鞋袜的宽松，防止患肢的挤压摩擦。

（五）心理治疗

做好心理护理，理解、关心、体贴患者，告知患者诱发痛风的因素有过度疲劳、寒冷、潮湿、紧张、饮酒、饮食、脚扭伤等，通过安慰、支持、劝慰、保证、疏导和调整环境等方法来帮助患者认识疾病的性质等有关因素，调动患者的主动性来战胜疾病，积极配合治疗，早日康复。

第四节　营养不良症

当蛋白质和（或）热量的供给不能满足机体维持正常生理功能的需要时营养不良就会发生。临床表现为进行性消瘦、体重减轻或水肿，严重者常有脏器功能紊乱。营养不良症可分为原发性和继发性。原发性由食物不足引起，主要见于经济落后的国家和地区。继发性是由各种疾病造成的营养物质消耗增加，能量和蛋白质摄入减少而引起的。营养不良在食物供应不足地区的人群中发病率较高。根据1956—1959年在世界不同地区24个国家的统计，重度营养不良发病率为0.5%~7.6%，中度为4.4%~43.1%，尤其是儿童的发病率是相当高的。

一、临床特点

（一）病　因

1. 原发性

经济落后的国家或地区，尤其是战争和灾荒年代，常存在食物不足，营养质量差，婴幼儿抚育不当，喂养缺乏指导，断乳后未能补充含足够能量和蛋白质的食物等问题，传染病流行或并发感染（如麻疹、腹泻、呼吸道感染）可加速或加重营养不良的发生。

2. 继发性

由各种慢性或亚急性疾病，造成营养物质损耗增加，能量和蛋白质吸收减少，或对营养物质的需要量增加而引起。主要病因有：消化吸收障碍，如各种慢性腹泻、小肠吸收不良综合征、胃肠道手术后等；分解代谢加速，如发热、感染、创伤、恶性肿瘤、白血病、甲亢等；蛋白质合成障碍，如肝硬化等；蛋白质丢失过多，如肾病综合征、大面积烧伤、长期血液透析等；进食障碍或不足，如口腔疾病引起进食困难，神经性厌食导致进食不足。

（二）临床表现

营养不良症的临床表现呈多样化，并因蛋白质和能量缺乏的原因、程度、时间、患者年龄不同而有所不同。

1. 蛋白质营养不良综合征

主要表现为淡漠、厌食、动作缓慢。全身皮肤干燥，头发稀疏无光泽。低体温、低血压、低体重，心动过缓，全身水肿，可有胸腔积液、腹腔积液。轻度贫血，可同时伴有维生素缺乏的表现。

2. 消瘦症

特征性表现不多。患者淡漠、嗜睡、低体温、低血压、缓脉的程度较蛋白质营养不良综合征为轻。食欲不振，低体重，显著的肌肉消耗，消瘦，但无水肿。

3. 继发性营养不良症

临床上以此型为多见，很大程度上与原发病有关。轻症者可仅表现为儿童生长发育障碍，成人体重减轻。较重患者表现为面部或四肢皮下脂肪减少。骨骼肌显著消耗，尤其以骨间肌和颞部肌肉消瘦。

（三）实验室及其他检查

1. 人血白蛋白和转铁蛋白

人血白蛋白和转铁蛋白测定可用于估计体内蛋白的储存状况，是最常用的生化指标。正常时白蛋白>30g/L，白蛋白30~25g/L表示轻度营养不良，白蛋白24.9~20g/L表示中度营养不良，白蛋白<20g/L表示重度营养不良。转铁蛋白正常为2.0~4.0g/L，轻度营养不良为1.5~2.0g/L，中度营养不良为1.0~1.5g/L，小于1.0 g/L表示重度营养不良。

2. 影像学检查

X线检查可见心脏缩小、骨质疏松等改变。起声心动图显示心脏缩小和低排血量。心电图显示窦性心动过缓、低电压等改变。脑电图显示低电压和慢活动等改变。

（四）功能障碍

1. 生理功能障碍

由于营养不良，蛋白质缺乏，心肌收缩力减低，心搏量减少，血压偏低，脉搏细弱，易于出现心功能不全。由于骨骼肌的萎缩和骨质疏松的存在会造成患者的运动功能、平衡协调功能障碍。

2. 心理功能障碍

由于长期的营养不良，使患者背负沉重的精神负担和压力，产生焦虑、抑郁等心理功能障碍。

3. 日常生活活动受限

由于上述的功能障碍，最终导致日常生活能力的下降，以至于生活不能自理。严重的营养不良可导致多脏器功能衰竭，危及生命。

4. 参与能力受限

上述的各种功能障碍，最终会影响患者的生活质量，使其很难重返社会。

二、康复评定

（一）评价方法

1. 体重与身高

根据身高，利用标准体重（理想体重）（kg）=（身高厘米数-100）×0.9的公式计算出标准体重。低于标准体重的90%为轻度营养不良，低于标准体重的80%为中度，低于标准体重的70%为重度，低于标准体重的60%为极重度营养不良。

2. 身体质量指数（Body Mass Index，BMI）

又称体重指数，是指体重（kg）/身高（m^2），正常为19~24，消瘦为<19。

3. 人体脂肪测量

F（%）=（4.570/D-4.142）×100，式中F为人体脂肪含量，D为人体密度，D=M/（VT-RV），M为体重，VT为人体总容积（尽量不吐气时的排水量），RV为水面齐颈状态下的肺残气容积。

4. 皮褶厚度

用超声波，X线及皮褶厚度计等测量皮褶厚度，判断皮下脂肪层厚度。此法可代替人体脂肪测量。日本规定取肩胛下及三头肌二处之和，<20mm，

20~50mm，>50mm分别为消瘦、中等和肥胖。

5. 主观综合评价方法（Subjective Global Assessment，SGA）

是Detsky等于1987年提出的较为简便易行的无创性临床营养评价方法。SGA的营养状况评价结果与患者的预后有直接关系，被广泛应用于住院患者的营养评估。

6. 微型营养评定法（Mini Nutritional Assessment，MNA）

由人体测量、整体评价、膳食问卷和主观评定4个方面组成，各项评分相加即得MNA总分。有明确的判定标准，无须生化检测。目前已普遍被国外医疗机构用于老年人营养不良的早期筛选。MNA分级标准：总分>24表示营养状况良好；总分17~24为存在营养不良的危险；总分<17明确为营养不良。

（二）生理功能、ADL及参与能力评定

患者心功能、运动功能、协调能力、心理功能等可进行相应评定，ADL及参与能力评定可应用相应量表评定。

三、康复治疗

营养不良症康复治疗的基本目标是改善患者的身心、社会、职业功能，使其能在某种意义上像正常人一样过着积极的生产性的生活。在可能的情况下，使营养不良症患者能够生活自理、回归社会、劳动就业、经济自主。

（一）营养治疗

应首先纠正水、电解质平衡失常。向患者提供足够营养素，应缓慢进行。开始时总热量按实际体重计算，125.5kJ（30kcal）/（kg·d），其中蛋白质0.8g/（kg·d）。病情稳定后总热量逐步增至167.4~209.2kJ（40~50kal/（kg·d），如合并感染、发热，总热量可酌情增加，蛋白质可增加至1.5~2g/（kg·d），其中至少1/3为动物蛋白。随着体力恢复，逐渐增加活动量。

（二）物理治疗

1. 物理因子治疗

营养不良的物理因子治疗主要针对并发症的治疗，如患者有感染存在可早期应用无热量的高频电疗法，若患者有肌肉萎缩可采用功能性电刺激、电体操、调制中频治疗减少肌萎缩，增加肌力。

2. 运动疗法

对于那些营养不良者，运动疗法不仅有利于改善食欲，而且能使肌肉强壮、增加运动耐力。实践证明，营养不良者应以中等运动量（心率在130~160b/min）的有氧锻炼为宜，器械重量以中等负荷（最大肌力的50%~80%）为佳。

（三）作业治疗

通过维持日常生活所必需的活动、各种职业性的工作活动和消遣性作业活动的训练，逐步达到改善躯体功能，改善心理状态，克服孤独感，恢复社会交往，提高职业技能，恢复正常生活和工作，达到自食其力。

（四）康复工程

对于严重营养不良的患者可采用轮椅、拐杖、助力车、减重设备进行训练，增加患者参与活动的能力。

（五）心理治疗

心理治疗要贯穿治疗的始终，尤其是对一些严重患者和有神经性厌食的患者，是治疗成功的关键。

（郭慧　刘华）

参考文献

[1]关骅. 临床康复学[M]. 第1版. 北京：华夏出版社，2005.
[2]何成奇. 内外科疾患康复学[M]. 第1版. 北京：人民卫生出版社，2008.
[3]蔡小红. 临床医学概要[M]. 第1版. 西安：西安交通大学出版社，2012.
[4]张绍岚，何小花. 疾病康复[M]. 第2版. 北京：人民卫生出版社，2014.
[5]叶任高. 内科学[M]. 第5版. 北京: 人民卫生出版社，2002.

第六章　神经系统常见疾病的康复

第一节　脑血管疾病

一、概　述

脑血管疾病（Cerebrovascular Disease，CVD）是指脑血管病变所引起的脑功能障碍。脑卒中（Stroke）指由于脑局部血液循环障碍所导致的神经功能缺损综合征，症状持续时间至少24h；如脑缺血的症状持续数分钟至数小时，最多不超过24h，且无CT或MRI显示的结构性改变则称为短暂性脑缺血发作。

我国卒中发病率120~180/10万，患病率400~700/10万，每年新发病例>200万，每年死亡病例>150万，且2/3存活者遗留不同程度的残疾。

（一）分　类

脑血管疾病的分类方法对临床进行疾病诊断、治疗和预防有很大的指导意义。分类方法较多：按病程发展可分为短暂性脑缺血发作、进展性卒中和完全性卒中；按脑的病理改变可分为缺血性卒中和出血性卒中，前者包括脑血栓形成和脑栓塞，后者包括脑出血和蛛网膜下腔出血。1995年，中华医学会神经病学分会全国脑血管病学术会议，将我国脑血管病进行了分类。

表6-1　1995年脑血管疾病分类（简表）

I. 短暂性脑缺血发作	VI. 颅内动脉瘤
1. 颈内动脉系统	1. 先天性动脉瘤
2. 椎-基底动脉系统	2. 动脉硬化性动脉瘤

续表

II. 脑卒中	3. 感染性动脉瘤
1. 蛛网膜下腔出血	4. 外伤性假动脉瘤
（1）动脉瘤破裂引起	5. 其他
①先天性动脉瘤	VII. 颅内血管畸形
②动脉硬化性动脉瘤	1. 脑动静脉畸形
③感染性动脉瘤	2. 海绵状血管瘤
（2）血管畸形	3. 静脉性血管畸形
（3）颅内异常血管网症	4. Galen静脉瘤
（4）其他	5. 颈内动脉海绵窦瘘
（5）原因不明	6. 毛细血管扩张症
2. 脑出血	7. 毛细血管瘤
（1）高血压脑出血	8. 脑-面血管瘤病
（2）继发于梗死的出血	9. 颅内-颅外血管交通性动静脉畸形
（3）肿瘤性出血	10. 其他
（4）血液病引起	VIII. 脑动脉炎
（5）淀粉样脑血管病	1. 感染性动脉炎
（6）动脉炎引起	2. 大动脉炎（主动脉弓综合征）
（7）药物引起	3. 系统性红斑狼疮
（8）脑血管畸形或动脉瘤引起	4. 结节性多动脉炎
（9）其他	5. 颞动脉炎
（10）原因不明	6. 闭塞性血栓性脉管炎
3. 脑梗死	7. 其他

续表

（1）动脉粥样硬化性血栓性脑梗死	IX. 其他动脉疾病
（2）脑栓塞	1. 脑动脉盗血综合征
①心源性	2. 颅内异常血管网症
②动脉源性	3. 动脉肌纤维发育不良
③其他	4. 淀粉样血管病
（3）腔隙性脑梗死	5. 动脉壁夹层病变
（4）出血性梗死	6. 其他
（5）无症状性梗死	X. 颅内静脉病、静脉窦及脑部静脉血栓形成
（6）其他	1. 海绵窦血栓形成
（7）原因未明	2. 上矢状窦血栓形成
III. 椎-基底动脉供血不足	3. 直窦血栓形成
IV. 脑血管病性痴呆	4. 横窦血栓形成
V. 高血压脑病	5. 其他

（二）脑血液循环调节及病理生理

脑是人体最重要的器官，正常成人的脑重约为1500g，流经脑组织的血液750~1 000mL/min，占每分心搏出量的20%。脑组织耗氧量占全身耗氧量的20%~30%，脑能量主要依赖于糖的有氧代谢，几乎无能量储备，因此脑组织对缺血、缺氧性损害十分敏感。如果全脑组织的血供完全中断6s，患者即出现意识丧失，10s自发脑电活动消失，5min最易损的特定神经元出现不可逆性损伤。足够的脑血液供应对保持正常的脑部功能极为重要。

脑血流量与脑灌注压成正比，而与脑血管阻力成反比。与脑血流量的自动调节有关的因素包括：脑灌注压、脑血管阻力、化学因素和神经因素等。当平均动脉压介于8.0~21.3kPa（60~160mmHg）时，脑血管平滑肌可以随着血压的变化相应的收缩或舒张，从而维持脑血流量的稳定，这就是脑血流量的自动调节作用。当平均动脉压低于8.0kPa（60mmHg）时，脑小动脉舒张达最大限度，血管阻力不能继续降低，导致脑血流量的减少；相反，当平均动脉压高于21.3kPa（160mmHg）时，脑小动脉收缩达最大限度，血管阻力不能继续增加，引起脑血流量增多。高血压患者脑血流量自动调节范围的上、下限均上移，对低血压的耐受能力减弱，因此，在急剧降压后会诱发脑缺血发作。

（三）病　因

1. 血管壁病变

以高血压性动脉硬化和动脉粥样硬化所致的血管损害最常见，其次为结核、梅毒、结缔组织疾病和钩端螺旋体等多种原因所致的动脉炎，以及先天性血管病（如动脉瘤、血管畸形和先天性狭窄）和各种原因（外伤、颅脑手术、插入导管、穿刺等）所致的血管损伤，药物、毒物、恶性肿瘤等所致的血管病损害。

2. 心脏病和血流动力学改变

包括高血压、低血压或血压的急骤波动，以及心功能障碍、传导阻滞、风湿性或非风湿性瓣膜病、心肌病及心律失常，特别是心房纤颤。

3. 血液成分和血液流变学改变

包括各种所致的高黏血症，如脱水、红细胞增多症、高纤维蛋白原血症和白血病，以及凝血机制异常，特别是应用抗凝剂、服用避孕药和弥漫性血管内凝血。

4. 其他病因

包括空气、脂肪、癌细胞和寄生虫等栓子，脑血管受压、外伤、痉挛等。

（四）危险因素

对CVD危险因素的识别和干预，是CVD预防和治疗的重要基础，是降低其发病率和死亡率的关键。

1. 不可干预的危险因素

（1）年龄

脑血管病的发病率、患病率和死亡率均与年龄呈正相关。55岁以后发病率明显增加，每增加10岁，卒中发生率约增加1倍。

（2）性别

流行病学资料显示，男性卒中的发病率高于女性。

（3）遗传因素

父亲或母亲有卒中史的子女均增加卒中风险。

（4）种族

黑人比白种人发生卒中的风险高。中国人和日本人发生卒中的风险也较高。

2. 可干预的危险因素

（1）高血压

是脑卒中最重要的可干预的危险因素。收缩压和舒张压的升高都与脑卒中的发病风险正相关，并呈线性关系。

（2）吸烟

吸烟可影响全身血管和血液系统，如加速血管硬化、升高血浆纤维蛋白原水平、促使血小板聚集、降低高密度脂蛋白水平等。还可刺激交感神经促使血管收缩、血压升高。研究表明，吸烟可使出血性卒中的风险升高2～4倍。

（3）糖尿病

是缺血性卒中的独立危险因素，但不是出血性卒中的独立危险因素。

（4）心房颤动

单独心房颤动可使卒中的风险增加3～4倍。

（5）其他心脏病

如心脏瓣膜修补术后、心肌梗死、扩张型心肌病、心脏病的围手术期、心导管和血管内治疗、心脏起搏器和射频消融等均可增加栓塞性卒中的发生率。

（6）血脂异常

与缺血性卒中发生率之间存在着明显的相关性。总胆固醇每增加1mmol/L，缺血性卒中相对风险升高25%。高密度脂蛋白每增加1mmol/L，缺血性卒中相对风险降低47%。

（7）无症状性颈动脉狭窄

是明确的卒中独立危险因素。2～3年的短期随访研究显示，无症状颈动脉狭窄（50%～99%）脑卒中发生率为每年1%～3.4%。

（8）镰状细胞贫血

基因异常的纯合子患者，20岁前脑卒中累计发病率超过11%。

（9）绝经后雌激素替代治疗

研究显示，雌激素加孕激素替代治疗明显增加缺血性脑卒中的风险。

（10）膳食和营养

每天增加蔬菜和水果的摄入量，脑卒中相对危险度减少。每日摄入维生素C、维生素E及类胡萝卜素摄入量与脑卒中的风险无显著相关性。

（11）运动和锻炼

与缺乏运动的人群相比，体力活动能够降低脑卒中风险27%；与不锻炼的人群相比，中等运动程度能够降低脑卒中风险20%。

（12）肥胖

肥胖人群易患心脑血管病，这与肥胖导致高血压、高血脂、高血糖有关。国内研究表明，肥胖者缺血性脑卒中发病的相关风险是2.0。

（13）饮酒过量

轻中度饮酒对脑卒中有保护作用，而过量饮酒使脑卒中风险升高。

（14）其他

包括代谢综合征、口服避孕药、药物滥用、睡眠呼吸暂停综合征、偏头痛、高同型半胱氨酸血症、高脂蛋白血症、高凝、炎症感染、血黏度增高等。

（五）预　防

脑血管疾病的一级预防是指首次脑血管病发病的预防，即对有脑卒中倾向、尚无脑卒中病史的个体，通过早期改变不健康的生活方式，积极控制各种可控危险因素，达到使脑血管病不发生或推迟发生的目的。主要预防措施包括：防治高血压；对高血压合并糖尿病或肾病的患者．血压要控制在130/80mmHg以下。防治心脏病和糖尿病，高血糖是缺血性脑卒中发病的独立危险因素，脑卒中的病情轻重和预后与糖尿病患者的血糖水平以及病情控制情况有关。防治血脂异常。戒烟酒。控制体重。防治高同型半胱氨酸血症。降低纤维蛋白原水平。适度的体育锻炼和合理膳食。

脑血管疾病的二级预防是针对发生过一次或多次脑卒中的患者，通过寻找卒中事件发生的原因，针对所有可干预的危险因素进行治疗，达到降低卒中复发危险性的目的。

对高危人群及患者进行脑血管疾病预防的同时，还应该对公众加强宣传教育，针对不同的危险因素制订个体化的健康教育方案，使其充分了解脑卒中的发病危险因素，并认识到脑卒中后对于个人、家庭及社会的危害，从而加强自我保健意识，同时帮助个人建立合理的生活方式。

二、各类脑血管疾病的临床概况

（一）短暂性脑缺血发作

短暂性脑缺血发作（Transient Ischemic Attack，TIA）是由颅内动脉病变引起的一过性或短暂性、局灶性脑或视网膜功能障碍，临床症状一般持续10~15min，多在1h内恢复，不超过24h。不遗留神经功能缺损症状和体征，影像学检查无责任病灶。

1. 病因与发病机制

（1）血流动力学改变

在脑血管壁动脉粥样硬化或管腔狭窄的基础上，当出现低血压或血压波动时，引起病变血管的血流减少，发生一过性脑缺血症状，当血压回升后，局部脑血流恢复正常，TIA的症状消失。

（2）来源于颈部和颅内大动脉的微栓塞，尤其是动脉分叉处的动脉粥样硬化斑块、附壁血栓或心脏的微栓子脱落，可引起颅内相应动脉闭塞，产生临床症状。而当微栓子崩解或向血管远端移动后，局部血流恢复，症状便消失。

（3）其他如颅内动脉炎和脑盗血综合征也会引起一过性脑缺血发作。

2. 临床表现

TIA好发于50~70岁，男性多于女性，患者多伴有高血压、动脉粥样硬化、心脏病、糖尿病和血脂异常等脑血管病的危险因素。起病突然，迅速出现局灶性神经系统或视网膜的功能缺损，一般持续10~15min，多在1h内恢复，最长不超过24h，不遗留神经功能缺损体征。多有反复发作的病史，每次发作时的临床表现基本相似。椎-基底动脉系统TIA更易出现反复发作。TIA的症状多样，取决于受累血管的分布。

（1）颈内动脉系统TIA常见症状包括：病变对侧发作性的肢体单瘫、偏瘫和面瘫，病变对侧单肢或偏身麻木。可能出现病灶对侧同向性偏盲（大脑中-后动脉皮质支分水岭区缺血，颞-枕交界区受累所致）。特征性症状包括：病变侧单眼一过性黑蒙或失明，对侧偏瘫及感觉障碍（眼动脉交叉瘫）；同侧Horner征，对侧偏瘫；优势半球受累可出现失语，非优势半球受累可出现体象障碍。

（2）椎-基底动脉系统TIA常见症状包括：眩晕、恶心和呕吐，大多数不伴有耳鸣，为脑干前庭系统缺血的表现。其他症状包括复视（眼外肌麻痹）、交叉性感觉障碍（延髓背外侧综合征）、眼震、脑神经交叉性瘫痪、吞咽困难和构音障碍（真性或假性延髓性麻痹）、共济失调及平衡障碍（小脑或小脑-脑干联系纤维损害）、意识障碍（脑干网状结构受损）等。特征性症状包括：脑干网状结构缺血可引起跌倒发作，表现为突然出现双下肢无力而倒地，但可随即自行站起，整个过程中意识清楚；短暂性全面遗忘症是一种突然起病的一过性记忆丧失，伴时间、空间定向力障碍，无意识障碍，患者的自制力存在，较复杂的皮层高级活动如书写、计算和对话等保留完整，无神经系统其他的异常表现，症状持续数分钟或数小时后缓解，大多不超过24h，遗留有完全的或部分的对发作期事件的遗忘（颞叶、海马等部位的缺血所致）；大脑后动脉缺血致枕叶视皮层受累可出现一侧或两侧视力障碍或视野缺损。

3. 辅助检查

一般头部CT和MRI检查可正常。TIA发作时，MRI弥散加权成像和灌注加权成像可显示脑局部缺血性改变。常规化验如血常规、血脂、血糖和同型半胱氨酸等，对查找病因、判定预后及预防脑卒中十分必要；超声检查颈动脉和椎-基底动脉的颅外段，可显示动脉硬化斑块和狭窄。DSA检查是评估颅内外血管病变最为准确的方法。

4. 诊　断

多数TIA患者就诊时临床症状已经消失，故诊断主要依靠病史。中老年人突然出现局灶性脑损害症状，符合颈内动脉系统与椎-基底动脉系统及其分支缺血后的表现，持续数分钟或数小时，24h内完全恢复，应高度怀疑TIA的诊断。头部CT和MRI正常或未显示责任病灶，在排除其他疾病后，即可诊断TIA。

5. 治　疗

（1）药物治疗

抗血小板治疗能有效预防卒中。阿司匹林通过抑制环氧化酶而抑制血小板聚集，每次50~300mg，每日1次。氯吡格雷75mg，每日1次。钙离子拮抗剂能阻止细胞内钙超载，防止血管痉挛，增加血流量，改善微循环。尼莫地平20~40mg，每日3次；盐酸氟桂利嗪5~10mg，每日睡前口服1次。

（2）病因治疗

病因治疗是预防TIA复发的关键。TIA患者要积极查找病因，针对可能存在的脑血管病危险因素如高血压、糖尿病、血脂异常、心脏疾病等要进行积极有效的治疗。高血压患者在考虑高龄、基础血压、平时用药、可耐受性的情况下，降压目标一般应达到≤140/90mmHg；低密度脂蛋白降至2.59mmol/L以下，伴有大动脉易损斑块、冠心病、糖尿病等多种危险因素的应控制在2.07mmol/L以下。同时应建立健康的生活方式，合理运动，避免酗酒，适度降低体重等。

（3）手术和介入治疗

常用方法包括颈动脉内膜切除术和动脉血管成形术。对于有或无症状，单侧的重度颈动脉狭窄>70%，或经药物治疗无效者可考虑行这两类手术治疗。

6. 预　后

TIA患者发生卒中的概率明显高于一般人群。一次TIA后1个月内发生卒中的概率为4%~8%，1年内为12%~13%，5年内则达24%~29%。

（二）脑梗死

脑梗死（Ccerebral Infarction）又称缺血性脑卒中（Cerebral Ischemic Stroke），是指因脑部血液循环障碍，缺血、缺氧所致的局限性脑组织的缺血性坏死或软化。缺血性卒中的分型方法很多，当前国际广泛使用TOAST病因分型，它将缺血性脑卒中分为：大动脉粥样硬化型、心源性栓塞型、小动脉闭塞型、其他明确病因型和不明原因型等五型卒中。动脉粥样硬化性血栓性脑梗死（Atherosclerotic Thrombotic Cerebral Infarction）是脑梗死中最常见的类型。

1. 病因与发病机制

最常见的病因是动脉粥样硬化，其次为高血压、糖尿病和血脂异常等。脑动脉粥样硬化性闭塞或血栓形成，是造成动脉粥样硬化性血栓性脑梗死的核心环节。

2. 病　理

缺血中心区发生肿胀、软化，灰质白质分界不清。大面积脑梗死时，脑组织高度肿胀，向对侧移位，形成脑疝。镜下可见神经元出现急性缺血性改变，如皱缩、深染及炎细胞浸润等，胶质细胞破坏，神经轴突和髓鞘崩解，小血管坏死，周围有红细胞渗出及组织间液的积聚。发病后的4~5天脑水肿达高峰，7~14天脑梗死区液化成蜂窝状囊腔，3~4周后小的梗死灶可被肉芽组织所取代，形成胶质瘢痕；大的梗死灶中央液化成囊腔，周围由增生的胶质纤维包裹，变成中风囊。

3. 分　型

根据起病形式和病程将脑梗死分为：完全型，指起病6h内病情达高峰；进展型，病情逐渐进展，可持续6h至数天。目前临床常用的分型方法是按发病机制将脑梗死分为动脉粥样硬化性血栓性脑梗死、脑栓塞、腔隙性脑梗死及分水岭梗死等。

4. 临床表现

中老年患者多见，病前有脑梗死的危险因素，如高血压、糖尿病、冠心病及血脂异常等。常在安静状态下或睡眠中起病，部分病例在发病前可有TIA发作。临床表现取决于梗死灶的大小和部位，主要为局灶性神经功能缺损的症状和体征。例如，偏瘫、偏身感觉障碍、失语、共济失调等，部分可有头痛、呕吐、昏迷等全脑症状。

（1）颈内动脉系统（前循环）脑梗死

颈内动脉闭塞的临床表现复杂多样。如果侧支循环代偿良好，可以全无症状。临床表现可有同侧Homer征，对侧偏瘫、偏身感觉障碍、双眼对侧同向性偏盲，优势半球受累可出现失语，非优势半球受累可有体象障碍。颈内动脉搏动减弱或消失，听诊可闻及血管杂音。

大脑中动脉主干闭塞可出现对侧偏瘫、偏身感觉障碍和同向性偏盲，可伴有双眼向病灶侧凝视，优势半球受累可出现失语，非优势半球病变可有体象障碍。由于主干闭塞引起大面积的脑梗死，患者多有不同程度的意识障碍。皮层支闭塞引起的偏瘫及偏身感觉障碍，以面部和上肢为重，下肢和足受累较轻，累及优势半球可有失语。深穿支闭塞更为常见，表现为对侧偏瘫，肢体、面和舌的受累程度均等，对侧偏身感觉障碍，可伴有偏盲、失语等。

大脑前动脉近段阻塞时由于前交通动脉的代偿，可全无症状。非近段闭塞时，对侧偏瘫，下肢重于上肢，有轻度感觉障碍，主侧半球病变可有Broca失语，可伴有尿失禁（旁中央小叶受损）及对侧强握反射等。深穿支闭塞，出现对侧面、舌瘫及上肢轻瘫（内囊膝部及部分内囊前肢）。双侧大脑前动脉闭塞时，可出现淡漠、欣快等精神症状，双下肢瘫痪，尿潴留或尿失禁，以及强握等原始反射。

（2）椎–基底动脉系统（后循环）脑梗死

动脉的闭塞位置和Willis环的代偿功能决定了脑梗死的范围和严重程度。主干闭塞表现为对侧偏盲、偏瘫及偏身感觉障碍，丘脑综合征，优势半球受累可伴有失读。延髓背外侧综合征是在小脑后下动脉或椎动脉供应延髓外侧的分支闭塞时发生。临床表现为眩晕、恶心、呕吐和眼球震颤（前庭神经核受损）；声音嘶哑、吞咽困难及饮水呛咳（舌咽、迷走神经、疑核受累）；病灶侧小脑性共济失调（绳状体或小脑损伤）；交叉性感觉障碍。基底动脉主干闭塞，表现为眩晕、恶心、呕吐及眼球震颤、复视、构音障碍、吞咽困难及共济失调等。

5. 辅助检查

血常规、肾功能、血糖及血脂这些检查有利于发现脑梗死的危险因素。头颅CT对于急性卒中患者是最常用的检查，它对于发病早期脑梗死和脑出血很重要。脑梗死发病后的24h内，一般无影像学改变；24h后，梗死区出现低密度病灶。

6. 诊　断

中、老年患者，有动脉粥样硬化及高血压等脑卒中的危险因素，安静状态下或活动中起病，病前可有反复的TIA发作，症状常在数小时或数天内达高峰，出现局灶性的神经功能缺损，梗死的范围与某一脑动脉的供应区域相一致。头部CT在早期多正常，24~48h内出现低密度病灶。脑脊液正常。脑梗死与脑出血、蛛网膜下腔出血、脑栓塞鉴别，见表6-2。

表6-2　常见脑血管病鉴别诊断

	缺血性脑血管病		出血性脑血管病	
	脑血栓形成	脑栓塞	脑出血	蛛网膜下腔出血
发病年龄	老年人多见	青壮年多见	中老年多见	各年龄组均见
常见病因	动脉粥样硬化	各种心脏病	高血压及动脉硬化	动脉瘤、血管畸形
TIA史	较多见	少见	少见	无
起病时状态	多在静态时	不定，多由静态到动态	多在动态时	多在动态时
起病缓急	较缓	最急	急	急骤
意识障碍	无或轻度	少见，短暂	多见，持续	少见，短暂
头痛	多无	少有	多有	剧烈
呕吐	少见	少见	多见	最多见
血压	正常或增高	多正常	明显增高	正常或增高
瞳孔	多正常	多正常	患侧有时大	多正常
眼底	动脉硬化	可见动脉栓塞	动脉硬化	玻璃体积血
偏瘫	多见	多见	多见	无
脑膜刺激征	无	无	可有	明显
脑脊液	多正常	多正常	压力增高，含血	压力增高，血性
CT检查	低密度灶	低密度灶	高密度灶	蛛网膜下腔高密度

7. 治　疗

（1）保持呼吸道通畅及吸氧。调控血压。当患者血糖增高超过11.1mmol/L时，应给予胰岛素治疗；当患者血糖低于2.8mmol/L时，给予10%~20%葡萄糖口服或注射治疗。预防吸入性肺炎。预防发热和感染。治疗上消化道出血。注意电解质平衡，防治癫痫和深静脉血栓。

（2）梗死组织周边存在半暗带是缺血性卒中现代治疗的基础。溶栓治疗是目前最重要的恢复血流措施，重组组织型纤溶酶原激活剂和尿激酶是我国目前使用的主要溶栓药物。目前认为有效抢救半暗带组织的时间窗为：4.5h内使用重组组织型纤溶酶原激活剂，或6h内使用尿激酶溶栓。

（3）不符合溶栓适应证且无禁忌证的缺血性脑卒中患者应在发病后尽早给予口服阿司匹林150~300mg/d。急性期后可改为预防剂量（50~150mg/d）。溶栓治疗者，阿司匹林等抗血小板药物应在溶栓24h后开始使用。

（4）抗凝治疗以普通肝素100mg加入5%葡萄糖或0.85%生理盐水500mL中，每分钟10~20滴的速度静脉滴注。低分子量肝素4 000~5 000IU，腹壁皮下注射，每日2次。华法林6~12mg，每日1次，口服，3~5天后改为2~6mg维持，监测凝血酶原时间为正常值的1.5倍或国际标准化比值INR达到2.0~3.0。

（5）对不适合溶栓并经过严格筛选的脑梗死患者，特别是高纤维蛋白血症者可选用降纤治疗。常用的药物包括巴曲酶、降纤酶及安克洛酶等。

（6）理论上针对急性缺血或再灌注后细胞损伤的药物（神经保护剂）可保护脑细胞，提高对缺血缺氧的耐受性，但缺乏有说服力的大样本临床观察资料。

（7）中成药如三七、丹参、红花、水蛭、银杏叶制剂和针刺治疗急性脑梗死的疗效尚需更多随机对照试验进一步证实。

（8）对大脑半球的大面积脑梗死，可施行开颅减压术和（或）部分脑组织切除术。较大的小脑梗死，尤其是影响到脑干功能或引起脑脊液循环阻塞的，可行后颅窝开颅减压或（和）直接切除部分梗死的小脑。介入性治疗包括颅内外血管经皮腔内血管成形术及血管内支架置入等，其与溶栓治疗的结合已经越来越受到重视。

（9）康复对脑血管病整体治疗的效果和重要性已被国际公认。病情稳定后应尽早进行，康复的目标是减轻脑卒中引起的功能缺损，提高患者的生活质量。具体康复治疗方法详见后面章节。

8. 预后及预防

本病急性期的病死率为5%~15%。存活的患者中，致残率约为50%。影响预后的因素较多，最重要的是神经功能缺损的严重程度，其他还包括患者的年龄及卒中的病因等。预防方法详见本章脑血管疾病预防部分。

（三）脑栓塞

脑栓塞（Cerebral Embolism）是指血液中的各种栓子（如心脏内的附壁血栓、动脉粥样硬化的斑块、脂肪、肿瘤细胞、纤维软骨或空气等）随血流进入脑动脉而阻塞血管，当侧支循环不能代偿时，引起该动脉供血区脑组织缺血性坏死，出现局灶性神经功能缺损。脑栓塞占脑卒中的15%~20%。

1. 病因与发病机制

（1）心源性脑栓塞是脑栓塞中最常见的。引起脑栓塞的常见的心脏疾病有心房颤动、心脏瓣膜病、感染性心内膜炎、心肌梗死、心肌病、心脏手术、先天性心脏病、心脏黏液瘤等。

（2）非心源性脑栓塞，来源包括主动脉弓和颅外动脉（颈动脉和椎动脉）的动脉粥样硬化性病变，斑块破裂及粥样物从裂口逸入血流，导致栓塞；同时损伤的动脉壁易形成附壁血栓，当血栓脱落时也可致脑栓塞。

（3）来源不明，少数病例查不到栓子的来源。

2. 病　理

脑栓塞可以发生在脑的任何部位，由于左侧颈总动脉直接起源于主动脉弓，故发病部位以左侧大脑中动脉的供血区较多，其主干是最常见的发病部位。由于脑栓塞常突然阻塞动脉，易引起脑血管痉挛，加重脑组织的缺血程度。

3. 临床表现

任何年龄均可发病，多有风湿性心脏病、心房颤动及大动脉粥样硬化等病史。一般发病无明显诱因，很少有前驱症状。脑栓塞是起病速度最快的一类脑卒中，症状常在数秒或数分钟之内达到高峰，多为完全性卒中。

起病后多数患者有意识障碍，但持续时间常较短。当颅内大动脉或椎–基底动脉栓塞时，脑水肿导致颅内压增高，短时间内患者出现昏迷。脑栓塞造成急性脑血液循环障碍，引起癫痫发作。颈内动脉系统的脑栓塞约占80%，椎–基底动脉系统的脑栓塞约占20%。临床症状取决于栓塞的血管及阻塞的位置，表现为局灶性神经功能缺损（详见脑梗死部分）。

4. 辅助检查

头部CT及MRI可显示脑栓塞的部位和范围。在发病后24~48h内CT检查发现病变部位出现低密度的改变。

5. 诊断和鉴别诊断

任何年龄均可发病，以青壮年较多见，病前有风湿性心脏病、心房颤动及大动脉粥样硬化等病史。起病急，症状常在数秒或数分钟内达到高峰，表现为偏瘫、失语等局灶性神经功能缺损。头颅CT和MRI有助于明确诊断。本病应与其他脑血管病，如脑血栓形成和脑出血等鉴别，详见表6–2。

6. 治　疗

脑栓塞的治疗与动脉粥样硬化性血栓性脑梗死的治疗相同，包括急性期的综合治疗，尽可能恢复脑部血液循环，进行物理治疗和康复治疗。因为心源性脑栓塞容易再发，急性期应卧床休息数周，避免活动量过大，减少再发的风险。

7. 预　后

急性期病死率为5%~15%，多死于严重脑水肿引起的脑疝，肺炎和心力衰竭等。脑栓塞容易复发，10%~20%在10天内发生第二次栓塞，复发者病死率更高。

（四）脑出血

脑出血（Intracerebral Hemorrhage，ICH）是指原发性非外伤性脑实质内出血，也称自发性脑出血，占急性脑血管病的20%~30%。年发病率为（60~80）/10万人，急性期病死率为30%~40%，是急性脑血管病中病死率最高的。在脑出血中大脑半球出血约占80%，脑干和小脑出血约占20%。

1. 病　因

最常见的病因是高血压合并细、小动脉硬化，其他病因包括脑动静脉畸形、动脉瘤、血液病、moyamoya病、脑动脉炎、抗凝或溶栓治疗、瘤卒中等。

2. 发病机制

脑内动脉壁薄弱，中层肌细胞和外膜结缔组织较少，而且无外弹力层。长期高血压使脑细、小动脉发生玻璃样变及纤维素性坏死，管壁弹性减弱，血压骤然升高时血管易破裂出血。在血流冲击下，血管壁病变也会导致微小动脉瘤形成，当血压剧烈波动时，微小动脉瘤破裂而导致脑出血。高血压脑出血的发病部位以基底节区最多见。

3. 病　理

脑出血的常见部位是壳核，占全部脑出血的30%~50%。其次为丘脑、脑叶、脑桥、小脑及脑室等。不同病因的脑出血，出血方式不同。高血压病、CAA、脑动脉瘤和脑动静脉畸形等常导致血管破裂，出血量大，病情较重；血液病、脑动脉炎及部分梗死后出血常表现为点状、环状出血，出血最小，症状相对较轻。出血侧大脑半球肿胀，脑回宽，脑沟浅，血液可破入脑室系统或流入蛛网膜下腔。脑出血后由于血肿的占位效应，以及血肿周围脑组织水肿，引起颅内压升高，使脑组织受压移位。新鲜的出血呈红色，红细胞降解后形成含铁血黄素而带棕色。血块溶解，吞噬细胞清除含铁血黄素和坏死的脑组织，胶质增生，小出血灶形成胶质瘢痕，大出血灶形成中风囊，囊腔内有含铁血黄素等血红蛋白降解产物及黄色透明黏液。

4. 临床表现

脑出血常发生于50岁以上患者，多有高血压病史。在活动中或情绪激动时突然起病，少数在安静状态下发病。患者一般无前驱症状，少数可有头晕、头痛及肢体无力等。发病后症状在数分钟至数小时内达到高峰，血压常明显升高，并出现头痛、呕吐、肢体瘫痪、意识障碍、脑膜刺激征和痫性发作等。临床表现的轻重主要取决于出血量和出血部位。

（1）基底节区出血，其中壳核是高血压脑出血最常见的出血部位，占50%~60%，丘脑出血约占24%，尾状核出血少见。壳核出血主要是豆纹动脉尤其是其外侧支破裂引起。血肿常向内扩展波及内囊。临床表现与血肿的部位和血肿最有关，但是损伤内囊引起的对侧偏瘫是较常见的症状。还可表现有双眼向病灶侧凝视，病灶对侧偏身感觉障碍，同向性偏盲，优势半球受累可有失语。

（2）丘脑出血主要是丘脑穿通动脉或丘脑膝状体动脉破裂引起，出血侵及内囊可出现对侧肢体瘫痪，多为下肢重于上肢。感觉障碍较重，深、浅感觉同时受累，但深感觉障碍明显，可伴有偏身自发性疼痛和感觉过度。优势半球出血的患者，可出现失语，非优势半球受景，可有体象障碍及偏侧忽视等。丘脑出血可出现精神障碍，表现为情感淡漠、视幻觉及情绪低落等，还可出现丘脑语言（言语缓慢不清、重复言语、发音困难、复述差、朗读正常）和丘脑痴呆（记忆力减退、计算力下降、情感障碍、人格改变）。

（3）脑叶出血占脑出血的5%~10%。常见原因包括CAA、脑动静脉畸形、血液病、高血压、moyamoya病等。血肿常局限于一个脑叶内，也可同时累及相邻的两个脑叶，以顶叶最多见，其次为颞叶、枕叶及额叶。临床可表现为头痛、呕吐等，癫痫发作常见，肢体瘫痪较轻。根据累及不同的脑叶，出现局灶性定位症状和体征。

（4）脑干出血约占脑出血的10%，绝大多数为脑桥出血，其临床表现为突然头痛、呕吐、眩晕、复视、眼球不同轴、侧视麻痹、交叉性瘫痪或偏瘫、四肢瘫等。

（5）小脑出血约占脑出血的10%。突然发病，眩晕和共济失调明显，可伴有频繁呕吐及后头部疼痛等。当出血量较少时，主要表现为小脑症状，如眼球震颤、病变侧共济失调、站立和步态不稳、肌张力降低及颈项强直、构音障碍和吟诗样语言，患者无偏瘫。出血量增加时，还可表现有脑桥受压体征。

（6）脑室出血占脑出血的3%~5%。当出血量不多时，仅表现头痛、呕吐、脑膜刺激征阳性、无局限性神经体征。出血量大时，很快进入昏迷。

5. 辅助检查

头颅CT是确诊脑出血的首选检查。早期血肿在CT上表现为圆形或椭圆形的高密度影，边界清楚。CT可显示出血的部化、大小、脑水肿情况等，有助于指导治疗和判定预后。头颅MRI对幕下出血的检出率优于CT。MRI的表现主要取决于血肿所含血红蛋白量的变化。

6. 诊断和鉴别诊断

50岁以上中老年有长期高血压病史的患者，一般在活动中或情绪激动时起病，突然发病，血压明显升高，出现头痛、恶心、呕吐等颅内压升高的表现，有偏瘫、失语等局灶性神经功能缺损症状和脑膜刺激征，可伴有意识障碍，应高度怀疑脑出血。头部CT检查有助于明确诊断。脑出血与脑梗死、脑栓塞和蛛网膜下腔出血鉴别详见表6-2。

7. 治　疗

脑出血的基本治疗原则是脱水降颅压，减轻脑水肿；调整血压；防止继续出血；减轻血肿造成的继发性损害；促进神经功能恢复；防治并发症。

（1）内科治疗

卧床休息2~4周，避免情绪激动及血压升高。昏迷患者应保持呼吸道通畅，将头歪向一侧，以利于口腔分泌物及呕吐物流出，并可防止舌根后坠阻塞呼吸道，必要时行气管切开。有意识障碍、血氧饱和度下降或有缺氧现象的患者应给予吸氧。昏迷或有吞咽困难者在发病第2~3天即应鼻饲。加强口腔护理，及时吸痰，保持呼吸道通畅；留置导尿管者应做膀胱冲洗，预防感染。

早期血肿的占位效应和血肿周围脑组织的水肿导致颅内压升高，颅内压升高是脑出血死亡的主要原因，降低颅内压是治疗脑出血的重要任务。脑出血的降颅压治疗首先以高渗脱水药为主，20%甘露醇125~250mL，快速静脉滴注，每6~8h1次，建议用5~7天。同时应用呋塞米20~40mg，静脉或肌肉注射，两者交替使用，维持渗透梯度。

（2）外科手术治疗

手术治疗的目的是清除血肿，降低颅内压，降低致残率。主要方法包括去骨瓣减压术、小骨窗开颅血肿清除术、钻孔穿刺血肿抽吸术、微创血肿清除术等。

（3）康复治疗

早期将患肢置于功能位，如病情允许，应及早进行肢体功能、言语功能及心理的康复治疗。康复治疗的具体措施详见后面章节。

8. 预　后

与出血部位、出血量及是否有并发症有关。

（五）蛛网膜下腔出血

蛛网膜下腔出血（Subarachnoid Hemorrhage，SAH）是指脑底部或脑表面血管破裂后，血液流入蛛网膜下腔引起相应临床症状的一种脑卒中，又称为原发性蛛网膜下腔出血。SAH占所有脑卒中的5%~10%，年发病率为（6~20）/10万。

1. 病　因

最常见的病因是颅内动脉瘤，占50%~85%，其他包括动静脉畸形、脑底异常血管网病、夹层动脉瘤、血管炎、颅内静脉系统血栓形成、结缔组织病、血液病、颅内肿瘤、凝血障碍性疾病、抗凝治疗并发症等。

2. 发病机制

可能由动脉壁先天性肌层缺陷或后天获得性内弹力层变性所致。好发于脑底Willis环的分支部位。血管破裂，血液进入蛛网膜下腔，通过围绕在脑和脊髓周围的脑脊液迅速播散，引起脑膜刺激征，甚至脑疝。例如，阻塞脑脊液循环通路可引起梗阻性脑积水。

3. 临床表现

各年龄段均可发病，青壮年更常见，女性多于男性。情绪激动、剧烈运动是常见的发病诱因。突然发生剧烈头痛，呈胀痛或爆裂样疼痛，难以忍受。可为局限性或全头痛，多伴有恶心、呕吐，可有意识障碍等精神症状。本病常见的并发症为再出血、脑血管痉挛、脑积水等。

4. 预　后

30天内病死率约为25%；再出血的病死率约为50%。影响预后最重要的因素是发病后的时间间隔及意识水平，死亡和并发症多发生在病后2周内。

三、脑血管疾病的临床康复

（一）脑血管疾病后的功能障碍

CVD后肢体瘫痪属于上运动神经元损伤。病变以下的部位如脑干、脊髓处于释放阶段。瘫痪肢体运动功能的恢复表现为被释放的脑干和脊髓的活动，如姿势反射、联合反应和共同运动等。它们都是原始性的、低级的活动，属于病态模式。临床上可利用这些活动促进康复。

1. 联合反应

联合反应表现为当患肢无随意运动时，由于健侧肢体的运动引起患侧肢体的肌肉收缩。这是一种发自于脊髓的随意异常运动，在瘫痪恢复的早期出现。上肢内收、外展、伸展、屈曲运动呈对称性表现；下肢内收、外展为对称性，但屈伸为相反的表现。早期可以利用联合反应诱发患侧肢体的运动。

2. 共同运动

共同运动是由意志引起的，但只能按一定模式进行的运动。共同运动部分是随意运动，部分是非随意运动，是由脊髓控制的原始运动。在瘫痪恢复的中期出现，是一种不正常的运动模式。在康复治疗中，不能强化这种运动模式。

3. 姿势反射

体位改变引起的四肢屈肌、伸肌的张力按一定模式改变，称姿势反射。姿势反射是上运动神经元损伤的特征性变化，在瘫痪的早期出现。随着病情的好转，姿势反射逐渐减弱。

紧张性颈反射包括对称性紧张性颈反射和非对称性紧张性颈反射。对称性紧张性颈反射指颈前屈时，上肢屈肌优势，下肢伸肌优势；颈后伸时上肢伸肌优势，下肢屈肌优势。因此，CVD病人不宜多采取仰卧位与颈屈位。非对称性紧张性颈反射是指颈部转至面向侧时，此侧上下肢伸肌优势，对侧屈肌优势。因此，CVD病人卧位头多偏向患侧。

紧张性迷路反射指CVD病人处于仰卧位时，上下肢伸肌优势；俯卧位时，上下肢屈肌优势。紧张性腰反射指当上半身向右扭转时，右侧上肢屈肌优势，左侧上肢伸肌优势。因此，CVD病人卧位时上半身应扭向健侧。

（二）脑血管疾病的康复评定

脑卒中后常有的功能障碍包括运动障碍、感觉障碍、言语障碍、认知障碍与情感障碍等，应选用国际通用的量表进行评定。主要评定的内容包括以下几个方面：全身状态评定如患者的全身状态、年龄、并发症、既往史、主要脏器的功能状态等；功能状态评定包括意识、智能、言语障碍及肢体伤残程度等；心理评定包括焦虑、抑郁状态等；患者爱好、职业、教育背景、经济条件、家庭环境等。

（三）脑血管疾病的康复治疗

1. 运动功能康复的方法

一般在神志清醒后开始进行运动功能康复治疗。缺血性脑血管疾病患者常在发病后2~3天开始，出血性脑血管疾病患者在发病后10~14天开始，合并心肌梗死者在发病后21天左右开始。运动功能康复的治疗方法主要包括传统的运动功能治疗方法和近代神经生理学治疗方法两种。传统的运动功能康复方法有预防关节挛缩和畸形；关节被动运动；床—椅转移和坐—站转换的活动；加强肌力、耐力和协调能力训练；训练健侧功能代偿患侧功能；利用自助具辅助单手操作等。随着神经发育治疗学和神经生理学治疗法的应用日益广泛，故临床上多综合应用以上两种方法。

2. 运动功能康复的原则

由于脑卒中患者认知障碍和知觉障碍往往同时存在，影响了运动功能的恢复。因此，合并有知觉、认知障碍时，要同时给予治疗。早期做关节被动运动，预防关节强直和畸形。弛缓型瘫痪时应用刺激方法如在皮肤上施加抚摩、轻叩，用电刷子刷拂，用震颤器给予振动或用电刺激等促进运动。痉挛出现时要充分予以抑制。临床上采用的抗痉挛模式应是肩前挺及外旋，前臂伸展；手指伸展和外展，骨盆前挺伴下肢内旋。

躯干的抗痉挛模式是使患侧躯干伸长，方法是使头和躯干上部向对侧弯曲或使双肩对双髋做相对旋转，以伸长痉挛的背肌。肩的抗痉挛模式是使肩向前、向上。手的抗痉挛模式如图6-1所示。采用Bobath握手（双手掌心相对、十指交叉的攥拳动作）抗痉挛时，患侧拇指总是在上方。

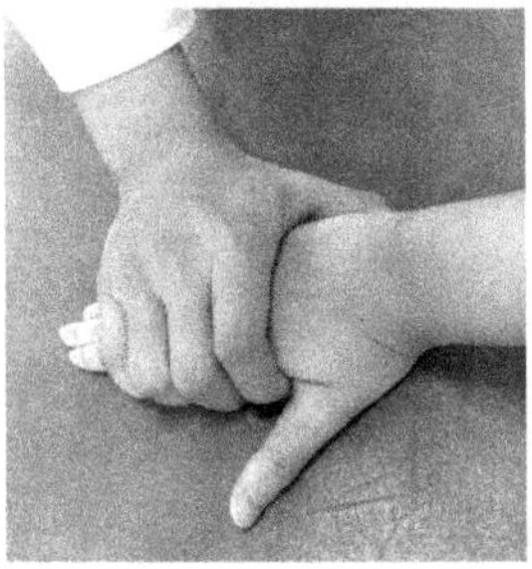

图6-1　手指抗痉挛模式

增加感觉输入，促进运动功能的恢复。常用方法包括：肢体负重；压缩患肢关节；翻身和桥式运动；联合采用前庭刺激，让患者坐在摇椅中来回摇动；采用充气塑料压力夹板，固定在患侧肢体上。利用交叉促进法加强对患侧的注意，训练中让健侧肢体越过身体中线进行一些活动。康复训练应按运动发育的顺序和不同的姿势反射水平进行。身体的任何部分不能过度用力，避免诱发联合反应。

3. 运动功能康复治疗

（1）弛缓期

弛缓期一般为病后2周内，此期的特点为肌张力开始较低逐渐出现痉挛；运动能力从无随意运动到出现联合反应和共同运动模式；发起运动和稳定姿势的能力下降。弛缓期的康复治疗方法主要包括体位变换，良肢位摆放，被动运动维持关节活动度，起坐训练，床上运动训练和ADL训练。

①体位变换。早期卧床期患者大部分时间在床上度过，不良姿势会加剧痉挛

程度，甚至会造成关节挛缩。正确的卧位姿势有如下几种：患侧卧位即患侧位于下方的侧卧位。头部取舒适体位，患侧上肢充分前伸，前臂取旋后位，腕关节自然背伸；患侧下肢取自然伸展位；健侧上肢自然放置于体侧；健侧髋关节、膝关节屈曲，下方垫一较长软枕（图6–2）。健侧卧位时在患者躯干前方及后方各置一软枕，以保持躯干呈完全侧卧位；患侧上肢充分前伸，肩关节屈曲100°左右，患侧上肢下方垫一高枕；患侧下肢的髋、膝关节屈曲，下方垫软枕；健侧上肢取舒适位；健侧下肢髋、膝关节略微屈曲，自然放置（图6–3）。仰卧位是容易诱发异常反射的体位，形成压疮的危险也大，因此维持此种体位时间不宜过长，仅作为体位变换的一个过渡性体位。下肢伸肌肌张力高的患者尤其不宜采取仰卧位。采取仰卧位时，可在患侧肩关节以及上臂下方垫一长枕，以保持肩关节充分前伸、肘关节伸展和腕关节背伸（图6–4）。

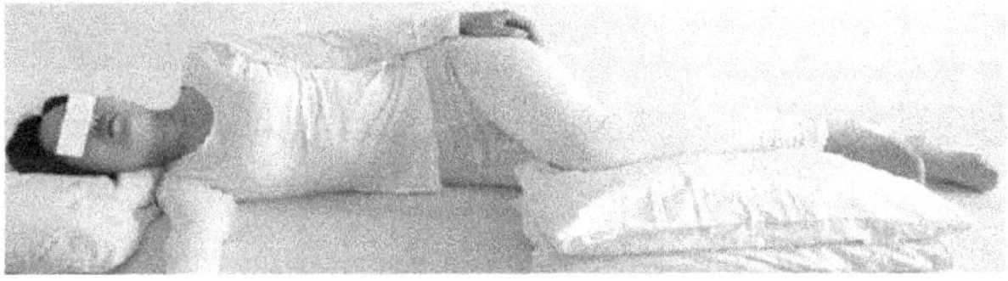

图6–2　患侧卧位

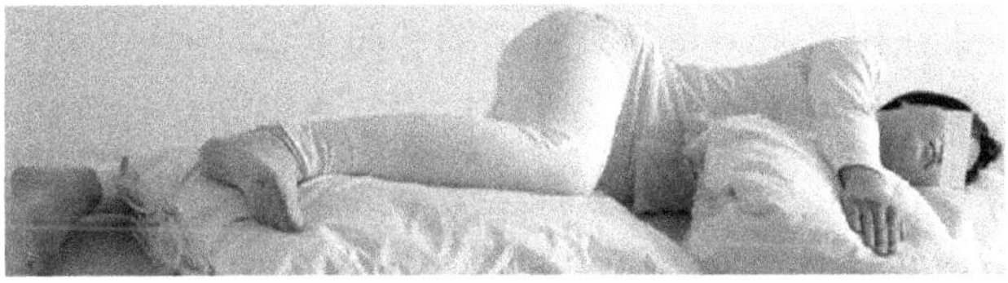

图6–3　健侧卧位

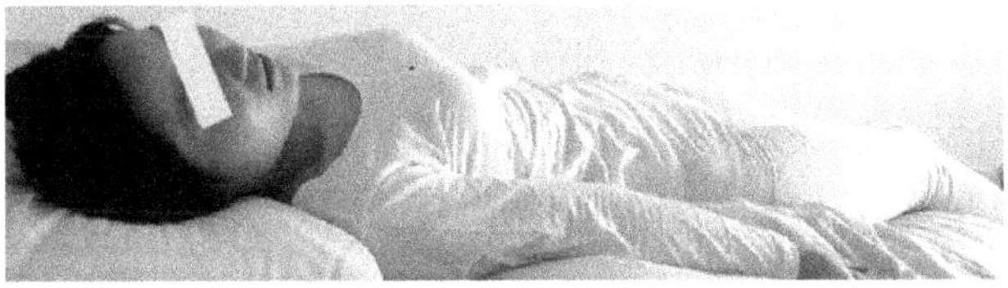

图6–4　仰卧位

②关节被动运动维持关节活动度和防止挛缩畸形。注意迟缓期肩关节屈曲和

外展方向的训练达到正常关节活动范围的1/2即可。肩关节内外旋活动范围也应在正常范围的1/2以内，注意保护关节。前臂旋前训练时治疗师一手固定患者上臂下部，另一手握紧腕部，缓慢充分地旋转前臂（图6–5）。掌指关节及指间关节训练时，应充分缓慢地伸展和屈曲掌指关节和指间关节，并注重拇指各个方向尤其外展方向的运动（图6–6）。

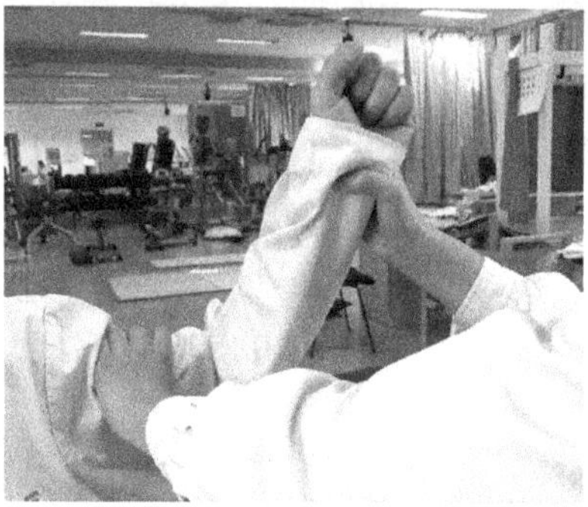

图6–5 前臂旋前训练

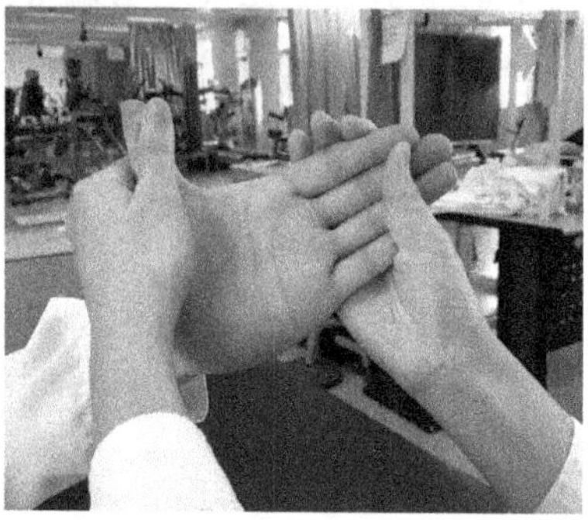

图6–6 拇指外展训练

③进行肩胛及上肢的运动，防止肩胛骨的退缩、下降、肩痛和半脱位。让患者仰卧，治疗者一只手保持患者患侧上肢呈抗痉挛模式，并前平举手指向前上方或天花板，另一手在患者腋下将肩胛骨向前、向上移动。

④弛缓期转移动作多需辅助，治疗师可根据患者功能恢复的不同程度加以辅助。转移动作可分为床上的转移、从床上坐起或起立、从床向轮椅的转移等。

侧方移动时患者取仰卧位，双下肢屈髋屈膝，足底接触床面，同时抬高臀部，做桥式运动。然后向左侧或右侧移动臀部，臀部接触床面之后，再移动肩部、头部，最后调整全身姿势。

翻身动作可以促进全身的反应和活动。向患侧翻身，让患者手采取抗痉挛模式，双上肢伸向天花板。健侧下肢抬起，离开床面并配合健侧上肢，同时向患侧方向摆动数次，然后借助惯性，翻向患侧，直至完成向患侧的翻身动作（图6–7）。治疗师可在患侧膝部给予辅助，并注意保护患侧肩关节。向健侧翻身时，患者上肢姿势同向患侧翻身，然后由双上肢、肩部带动躯干翻向健侧，随后旋转骨盆，带动下肢翻向健侧。治疗者对患侧下肢给予最小限度的辅助（图6–8）。

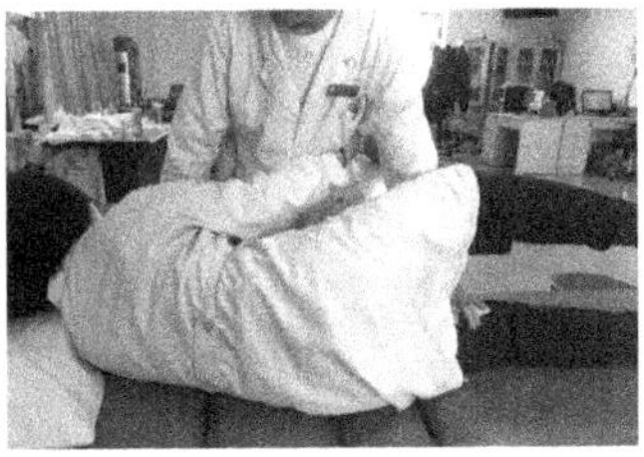

图6-7　患侧翻身

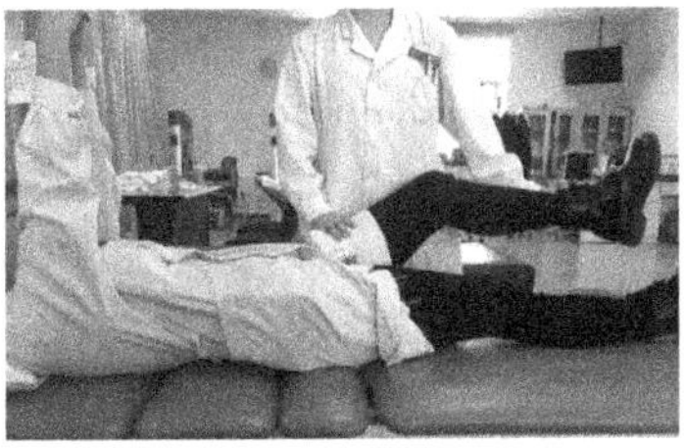

图6-8　健侧翻身

从健侧起坐相对比较容易，可教会患者独立起坐。先做翻身动作，获得健侧卧位，将患侧上肢置于体前，指示患者一边用健侧臂支撑躯干，一边抬起躯干。必要时，治疗师用一只手在患者头部给予向上的辅助，另一只手帮助患侧下肢移向床边并沿床沿垂下；也可利用床栏杆坐起，健侧下肢插入患侧下肢下方，并将患侧下肢逐渐移向床边，然后利用健侧手扶住床栏杆，抬起上部躯干同时将双下肢移向床边下垂。

⑤弛缓期下肢的训练主要为步行做准备。包括屈膝训练，让患者仰卧，被动屈髋屈膝，同时使足背屈外翻。由于伸肌痉挛，被动屈膝开始的时候治疗师会感到有阻力，待阻力消失后，缓缓地略微伸展患者的下肢，让患者学会控制，缓慢推治疗师的手，待成功后再让患者主动做小范围屈膝，以对抗伸肌痉挛。屈踝训练时患者取仰卧位，治疗师一手在患者踝前方施加向下向后的压力，另一手将足前部提起维持足背屈位，待阻力消失后，治疗师轻压足背，让患者保持足背屈。膝关节屈伸交替运动时患者仰卧，屈膝，足背屈，治疗师一侧前臂抵住患者足底，让其做小范围的屈伸膝关节的活动，另一手放于患者膝后对伸膝施加阻力，这种运动有利于下肢负重时不至于出现膝关节的过伸。伸髋屈膝训练时，治疗师一手拿住患者的足，让患者屈膝并将患肢放在床沿以下，然后治疗师帮助患者将足放回床面，治疗师逐渐减少辅助量，争取让患者主动进行。

（2）痉挛期

痉挛期一般是在发病后2周后，其特点是肌张力增高，出现痉挛；姿势反射可达基底节水平；此期运动模式以较充分的共同运动模式或开始出现部分分离运动模式为主，发起运动和稳定姿势的能力有改善，可有比较复杂的姿势。

痉挛期的康复治疗方法主要是针对痉挛的预防及处理。它包括药物治疗、运动疗法、理疗、支具治疗、生物反馈治疗、手术等。对于中等程度以上的痉挛，必须配合运动疗法。具体的康复治疗方法如下。

①上肢控制的训练。患者上肢采取抗痉挛模式，水平外展，治疗师迅速拉其手，抑制屈肌痉挛，刺激肘的伸展和肩的支持作用。应继续进行弛缓期治疗中的肩胛抗痉挛运动，然后让患者在被动举起上肢后缓慢放下。

②肘随意运动训练时，患者取坐位，肘支托在前方的桌面上，保持肩向前，让患者触摸自己的口、对侧耳和肩。屈肘痉挛采用卧位伸肘训练，在患侧肱三头肌下方放一橡皮卷，让患者用健手握住前臂夹板，提起患臂，然后放下。

③桥式运动是一种躯干的原始运动，含有多种抗痉挛模式，是一种较好的活动，如图6-9所示。手膝四点跪位训练是运动发育中从卧位到站位的一种过渡性训练，其优点是两上肢伸直呈抗痉挛模式，而且同时负重。两点跪位训练时，治疗师在患侧训练其平衡和患侧负重。

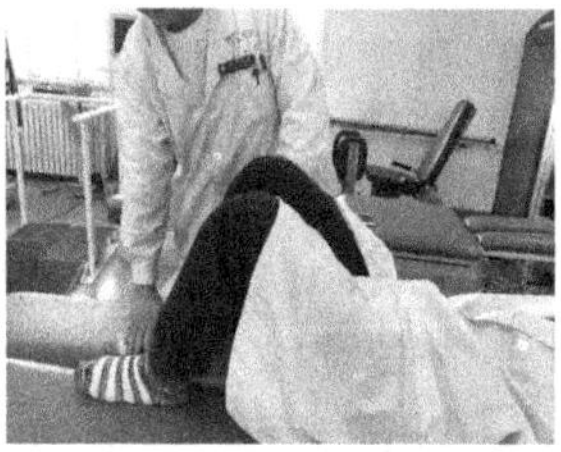

图6-9　桥式运动

④早期可采取侧坐训练，让患侧上肢佩戴充气压力夹板，用患肢负重，用健手搭积木或让健侧肢体越过中线伸到患侧。从坐位到站位时，必须先把患足放在健足之后，因此，在坐位状态要先练习屈膝，而且足跟不能离地。在初期训练中，应学会躯干前倾。患者能够站稳后，就要进行站位平衡的训练，让患者交替屈伸双膝；抬起健腿让患腿单独负重；用健腿小步地向前向后移动，以加强患腿的负重。

（3）恢复期

此期的特点是肌张力明显下降；出现皮质和基底节等高水平的姿势反射；已出现部分分离运动，开始能控制技巧性的运动，但在运动的顺序性和速度方面仍较差。将运动疗法所涉及的运动功能通过作业疗法充分应用到日常生活中，并不断训练和强化，使已经恢复的功能得以巩固。上肢功能训练中应避免患者过度紧张和过分用力。手功能恢复训练，主要包括伸腕训练、旋后训练、拇指外展和对掌训练及手的抓握、释放和手指精细功能训练。恢复期下肢功能训练主要以改善步态为主。改善步态训练时，应加强站立平衡、踝背屈和屈膝训练。踝关节背屈和跖屈运动训练时，让患侧下肢支撑期足底完全触地时，健侧下肢向前迈出一步。指导患者略微屈曲患侧膝关节，足跟离地，使前脚掌着地，做背屈踝关节动作的训练。旋转骨盆的训练是一种控制骨盆和改善身体平衡的训练，可让患者交叉腿站立和行走，或向后向前走交替进行训练，如图6-10所示。

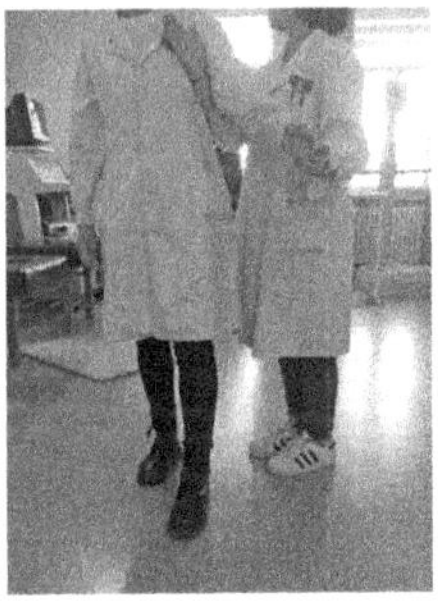

图6-10　步行训练

第二节　颅脑损伤

一、概　述

颅脑损伤（Traumatic Brain Injury，TBI）是由于创伤所致的脑部损伤，可致意识丧失、记忆缺失及神经功能障碍。原因多见于交通、工矿等事故，自然灾害，爆炸、火器伤、坠落、跌倒以及各种锐器、钝器对头部的伤害；常与身体其他部位的损伤复合存在。颅脑损伤引起的功能障碍除运动、言语等方面外，主要有记忆、思维等认知功能障碍。

二、临床分类及诊治

（一）按损伤方式

按伤后脑组织与外界相通与否，将脑损伤分为开放性脑损伤和闭合性脑损伤两类。前者多由锐器或火器直接造成，皆伴有头皮裂伤、颅骨骨折和硬脑膜破裂，有脑脊液漏；后者为头部接触较钝物体或间接暴力所致，不伴有头皮或颅骨损伤，或虽有头皮、颅骨损伤，但脑膜完整，无脑脊液漏。

（二）按损伤部位

按损伤部位分为局部脑损伤和弥漫性脑损伤。

（三）按损伤性质

按损伤性质分为脑震荡、弥漫性轴索损伤、脑挫伤与脑裂伤和颅内血肿。

1. 脑震荡

表现为一过性的脑功能障碍，无肉眼可见的神经病理改变，显微镜下可见神经组织结构紊乱。主要症状是受伤当时立即出现短暂的意识障碍，可为神志不清或完全昏迷，常为数秒或数分钟，一般不超过半小时。清醒后大多不能回忆受伤当时乃至伤前一段时间内的情况，称为逆行性遗忘。神经系统检查无阳性体征，脑脊液检查无红细胞，CT检查颅内无异常发现。

2. 弥散性轴索损伤

属于惯性力所致的弥散性脑损伤。显微镜下所见为轴突断裂的结构改变。主要表现为受伤当时立即出现昏迷，且昏迷时间较长。

3. 脑挫裂伤

主要指发生于大脑皮层的损伤，可为单发，亦可多发，好发于额极、颞极及其底面。受伤当时出现意识障碍，意识障碍的程度和持续时间与脑挫裂伤的程度、范围直接相关，绝大多数在半小时以上。

4. 颅内血肿

颅内血肿是颅脑损伤中最常见最严重的继发病变，发生率约占闭合性颅脑损伤的10%和重型颅脑损伤的40%~50%。颅内血肿的症状和体征在伤后一段时间内逐渐出现，呈进行性发展。按血肿的来源和部位可分为硬脑膜外血肿、硬脑膜下血肿及脑内血肿等。按血肿引起颅内压增高或早期脑内症状所需时间，将其分为三型：①72h以内者为急性型；②3天以后到3周以内为亚急性型；③超过3周为慢性型。

三、颅脑损伤的临床康复

（一）康复评定

颅脑损伤的康复评定内容与脑血管疾病的康复评定内容类似，颅脑损伤侧重认知和行为方面的评定。

1. 严重程度的评定

颅脑损伤的严重程度主要通过意识障碍的程度反映，昏迷的深度和持续时间是判断TBI严重程度的指标。国际上普遍采用格拉斯哥昏迷量表（Glasgow Coma Scale，GCS）来判断。GCS能简单、客观、定量评定昏迷及其深度，而且对预后也有估测意义（表6-3）。

GCS总分为15分。根据GCS计分和昏迷时间长短分为：轻度脑损伤，13 ~15分，昏迷时间在20min以内；中度脑损伤，9~12分，伤后昏迷时间为20min~6h；重度脑损伤≤8分，伤后昏迷时间在6h以上；或在伤后24h内出现意识恶化并昏迷6h以上。

表6-3　格拉斯哥昏迷量表（GCS）

项目	试验	患者反应	评分
睁眼反应	自发	自己睁眼	4分
	言语刺激	大声向患者提问时患者睁眼	3分

续表

项目	试验	患者反应	评分
	疼痛刺激	捏患者时能睁眼	2分
	疼痛刺激	捏患者时不能睁眼	1分
运动反应	口令	能执行简单命令	6分
	疼痛刺激	捏痛时患者能拨开医生的手	5分
	疼痛刺激	捏痛时患者撤出被捏的手	4分
	疼痛刺激	捏痛时患者身体呈去皮质强直	3分
	疼痛刺激	捏痛时患者身体呈去大脑强直	2分
	疼痛刺激	捏痛时患者毫无反应	1分
言语反应	言语	能正确会话，并回答医生他在哪，他是谁及年和月	5分
	言语	言语错乱，定向障碍	4分
	言语	说话能被理解，但无意义	3分
	言语	能发出声音但不能被理解	2分
	言语	不发声	1分

2. 认知功能的评定

认知是人们了解外界事物的活动，即知识的获得、组织和应用过程，它是体现功能和行为的智力过程，是人类适应周围环境的才智。认知功能主要涉及记忆、注意、理解、思维、推理、智力和心理活动等，属于大脑皮质的高级活动的范畴。认知功能障碍包括意识改变、记忆障碍、听力理解异常、空间辨别障碍、失用症、失认症、忽略症、体象障碍、皮质盲和智能障碍等。因此，认知障碍的评定主要涉及记忆、注意及思维等。

（1）失认症的评定

失认症是对事物、人体认识能力的丧失，包括视觉、听觉、触觉及对身体部位认识能力的丧失。主要有单侧忽略、疾病失认、视觉失认和Gerstmam综合征等。单侧忽略常用的评定方法包括Albert划杠测验；字母删除试验（Diller测验）；平分直线测验。疾病失认和视觉失认评定主要根据临床表现。Gerstmam综合征包括左右失定向、手指失认、失写和失算四种症状。病变常在左侧顶叶后部和颞叶交界处。

（2）失用症的评定

失用症是在运动、感觉、反射均无障碍的情况下，患者不能按命令完成曾经学会的动作。常见的有结构性失用、运动失用、穿衣失用、意念性失用等。

结构性失用检查有Benton三维结构测验，该测验是让患者按模型搭积木。还有画图、用火柴棒拼图等检查。运动失用患者常用Goodglass失用试验评定。分别检查四个方面的动作：吹火柴、用吸管吸饮料；刷牙、锤钉子；踢球；做拳击姿势、正步走。这四个动作分别检查面颊、上肢、下肢和全身。Goodglass失用试验评定标准为：正常，不用实物也能按命令完成；阳性，在给予实物的情况下才能完成大多数动作；严重损伤，给予实物也不能按命令完成指定的动作。

（3）记忆的评定

采用韦氏记忆量表进行评定，包括：机械记忆，倒背数字，如果测题为3-8-5，复述5-8-3。最多7位数，记分方法以倒背正确的最多位数为准。时限为60s；视觉再生，看一幅画30s，然后将其盖上，在纸上默画出来。时限为120s；规律记忆，从1起，每次加3。如1、4、7数到40时停止。记录错误次数和数到40所需时间。

（4）注意的评定

视跟踪，让患者看着一个光源，医生将光源向患者左、右、上、下移动，观察患者视线随之移动的能力；删字母，给患者一支铅笔，让其以最快速度删去一列字母中的某个字母；听认字母，医生在60s内以每秒一个的速度念无规则排列的字母，其中有10个为指定的同一字母，让患者每听到此字母时举一下手。

（5）思维的评定

思维的评定包括：找规律（从图形、数字中）；将排列的字、词组成一个有意义的句子；逻辑推理等。

（6）严重认知障碍的评定

严重认知障碍指的是严重的注意、记忆、思维、言语等方面的认知障碍，可用简明精神状态检查（Mini Mental Status Examinaton，MMSE）来检查。其他评价认知障碍的方法还包括一系列的成套测验，如神经心理成套测验（Halstead -

Reitan Battery，HRB）、LOCTA认知功能的成套测验等。

3. 情绪障碍的评定

颅脑外损伤患者的常见情绪障碍可表现为抑郁或焦虑，对于抑郁可用汉米尔顿抑郁量表进行评定，对于焦虑可用焦虑自评量表进行评定。

4. 行为障碍的评定

主要依据症状判断，如攻击、冲动、丧失自制力、无积极性及严重的强迫观念、癔症等。颅脑损伤患者常见的器质性行为障碍包括：发作性失控，它是额叶损伤的结果，表现为无诱因、无预谋、无计划的突然发作，直接作用于最近的人或物；负性行为障碍，常为额叶和脑干部位受损的结果，特点是精神运动迟滞，感情淡漠、失去主动性，患者往往不愿动、嗜睡，即使是日常生活中最简单、最常规的活动也完成得十分困难；额叶攻击行为，最常见的是间歇性的激惹，并逐步升级为一种完全与诱因不相称的反应。

5. 言语障碍的评定

言语障碍的特点是言语错乱，对人物、时间、地点等不能辨认，答非所问，但没有明显的词汇和语法错误，不配合检查，并且意识不到自己回答的问题是否正确；构音障碍，较常见；命名障碍亦常见，而且持续很久；失语等。

6. 运动障碍的评定

颅脑损伤可所致的运动障碍可以多种多样。肌力下降、关节活动受限影响运动功能，肌张力异常会影响运动控制，还可以有平衡与协调障碍、共济失调、震颤、运动反应迟钝等。

7. 日常生活活动能力的评定

由于脑损伤患者多有认知障碍，所以在评定日常生活活动能力时，宜采用包含有认知功能的评定，如独立生活能力评定等。

（二）颅脑损伤的康复治疗

TBI患者的康复应是全面康复。颅脑损伤的康复治疗计划应因人而异。病情稳定时，宜做全面的神经心理学检查，以制订长期康复计划，如同时有行为、情绪、认知方面的障碍，必须早期予以处理。认知的康复是长期的，因此，必须教给家属一些能长期在家中训练的实用方法。

TBI的康复治疗分3个阶段：早期、恢复期和后遗症期康复治疗。早期指的是病情稳定后以急症医院为主的康复治疗，患者处于恢复早期阶段；恢复期指的是经早期康复处理以后，一般1~2年以内的治疗，主要在康复中心、门诊或家庭完成；后遗症期是指病程在2年以上，各器官功能障碍恢复到一定水平，以社区及家庭重新融入性训练为主的治疗。

1. 早期康复治疗

早期康复处理有助于预防并发症如挛缩、压疮、异位骨化以及神经源性肠道和膀胱等。早期康复治疗的目标是稳定病情，提高患者的觉醒能力，促进认知功能的恢复，预防并发症，促进功能的康复。

早期康复治疗的方法包括：通过药物和外科手术减轻脑水肿、治疗脑积水。给予高蛋白、高热量饮食，避免低蛋白血症，提高机体的免疫力，促进创伤的恢复。让患者处于感觉舒适、对抗痉挛模式、防止挛缩的体位。头的位置不宜过低，以利于颅内静脉回流。要定时翻身、变换体位，预防压疮、肿胀和挛缩。排痰引流，保持呼吸道通畅。维持肌肉和其他软组织的弹性，防止挛缩或关节畸形。一旦生命体征稳定、神志清醒，应尽早帮助患者进行深呼吸、肢体主动运动、床上活动和坐位、站位练习。

严重颅脑损伤的恢复首先从昏迷和无意识开始，功能恢复的大致顺序为自发睁眼—觉醒周期性变化—逐渐能听从命令—开始说话。可以应用各种神经肌肉促进和刺激方法加速其恢复的进程，帮助患者苏醒、恢复意识。高压氧可提高血氧张力，增加血氧含量；增强脑缺血的代偿反应，改善脑缺氧所致的脑功能障碍，促进脑功能的恢复；收缩脑血管，减轻脑水肿，降低颅内压，改变血脑屏障的通透性；改善脑电活动，促进觉醒状态。临床治疗一般应用2~3个绝对大气压，面罩间歇吸氧，如此反复4次，总共吸氧80min，每天1次，10次为一个疗程。纯氧舱持续吸氧不超过1.5h。高压氧治疗过程中，结合药物治疗可以提高治疗效果。

2. 恢复期康复治疗

恢复期康复治疗的目标是减少患者的定向障碍和言语错乱，提高记忆、注意、思维、组织和学习能力；最大限度地恢复感觉、运动、认知、语言功能和生活自理能力，提高生存质量。

TBI是一种弥漫性、多部位的损伤，因此会出现躯体运动、认知、行为和人格等多方面的残损。在颅脑损伤的康复中，运动、语言、心理等治疗可参见脑血管疾病的康复。此部分主要介绍认知、知觉和行为障碍的治疗。

（1）认知障碍的治疗

认知障碍表现为记忆困难、注意力不集中、思维理解困难和判断力降低等，认知功能的训练应贯穿治疗的全过程。

①记忆训练

改善记忆功能可辅助用尼莫地平30mg，每日3次；或石杉碱甲片100μg，每日3次。进行记忆训练时，进度要慢，训练从简单到复杂，将记忆作业化整为零，然后逐步串接。每次训练的时间要短，开始要求患者记住的信息量要少，信息呈现的时间要长，以后逐步增加信息量。患者成功时应及时强化，给予鼓励，增强信心。在日常生活中开展记忆训练，应建立恒定的每日活动常规，让患者不断地重复和排练。利用视、听、触、嗅和运动等多种感觉输入来配合训练，如患者视觉记忆不佳就多采用听觉记忆等。多利用记忆辅助物，如在患者房间内挂大的钟、大的日历、大字写的每日活动表等；将每日经常要进行的活动分步骤地写成清单放在床边；门上贴患者家人的合影照可以帮助他找到自己的房间；让患者带记事本，上面记有家庭地址、常用电话号码、生日等，并养成经常记录和查阅记录的习惯。

②注意训练

TBI患者往往不能注意或集中足够的时间去处理一项活动任务，容易受到外界环境因素的干扰而精力分散。可采取的方法包括：猜测游戏训练法，取两个透明玻璃杯和一个弹球，在患者注视下由治疗者将其中一玻璃杯覆扣在弹球上，让患者指出哪个杯中有弹球，反复数次。删除作业训练法，在16开纸中部写几个大写的汉语拼音字母，让患者用铅笔删去治疗者指定删除的字母，改换字母的顺序和规定要删除的字母，反复进行数次。

③思维训练

根据患者存在的思维障碍进行有针对性的训练。具体训练思维的方法如下：取一张当地的报纸，首先问患者有关报纸头版的信息，如大标题、日期、报纸的名称等，如回答无误，再请他指出报纸中的专栏，如体育、商业、分类广告等；回答无误后再训练他寻找特殊消息，可问他两个队比赛的比分是多少？某电影院上映的电影如何？当天的天气预报如何？

（2）知觉障碍的治疗

知觉障碍治疗法有3种，即功能训练法、转换训练法和感觉运动法，以前者最常用。在功能训练中，治疗是一个学习的过程，要考虑每个患者的能力与局限性，将治疗重点放在纠正患者的功能问题上，而不是放在引起这些问题的病因上，使用方法是代偿和适应。要对存在的问题进行代偿，首先要让患者了解自己存在的缺陷及其含义，然后教会其使用残存的感觉和知觉技能。适应指的是对环境的改进。训练中应注意用简单易懂的指令，并建立常规方法，用同样的顺序和方式做每个活动，并不断重复。

（3）行为障碍的治疗

TBI患者的行为障碍是多种多样的。行为异常的治疗目的是设法消除他们不正常、不为社会所接受的行为，促进其亲社会行为。稳定、限制的住所与结构化的环境，是改变不良行为的关键。一些药物对患者的运动控制、运动速度、认知能力和情感都有一定效果，如卡马西平、乙酰唑胺等。对所有恰当的行为给予鼓励；拒绝奖励目前仍在继续的不恰当行为；在每次不恰当行为发生后的短时间内，杜绝一切奖励性刺激；在不恰当行为发生后应用预先声明的惩罚；在极严重或顽固的不良行为发生之后，给患者以其厌恶的刺激。

3. 后遗症期康复治疗

TBI患者经过临床处理和正规的早期和恢复期的康复治疗后，各种功能已有不同程度的改善，大多可回到社区或家庭，但部分患者仍遗留不同程度的功能障碍。后遗症期的康复目标是使患者学会应付功能不全状况，学会用新的方法代偿功能不全，增强患者在各种环境中的独立和适应能力，回归社会。康复治疗方法如下。

（1）日常生活活动能力训练

利用家庭或社区环境继续加强日常生活活动能力的训练，强化患者自我照料生活的能力，逐步与外界社会直接接触。学习乘坐交通工具、购物、看电影等。

（2）职业训练

TBI患者中大部分是青壮年，其中不少在功能康复后尚需重返工作岗位，部分可能要变换工作，应尽可能对患者进行有关工作技能的训练。

（3）矫形器和辅助器具的应用

有些患者需要应用矫形器改善功能。对运动障碍患者可能需要使用各种助行工具；自理生活困难时，可能需要各种自助具等。

第三节　脑性瘫痪

脑性瘫痪（Cerebral Palsy），简称脑瘫，通常是指在出生前到出生后1个月内由各种原因引起的非进行性脑损伤或脑发育异常所导致的中枢性运动障碍。临床上以姿势与肌张力异常、肌无力、不自主运动和共济失调等为特征，常伴有感觉、认知、交流、行为等障碍和继发性骨骼肌肉异常，并可有癫痫发作。脑性瘫痪的发病率为1.2‰~2.5‰。

一、病因和病理

围生期危险因素被认为与脑瘫的发生有关，主要包括：早产与低出生体重、脑缺氧缺血、产伤、先天性脑发育异常、核黄疸和先天性感染等。近年国内外一致认为胚胎早期阶段的发育异常，很可能就是导致婴儿早产、低出生体重和易有围生期缺氧缺血等事件的重要原因。胚胎早期的这种发育异常主要来自受孕前后孕妇体内外环境影响、遗传因素以及孕期疾病引起妊娠早期胎盘羊膜炎症等。脑瘫的基本病理变化为大脑皮质神经细胞变性、坏死、软化、纤维化、萎缩、脑沟增宽、脑白质丧失，以及由于各种先天畸形等而导致的大脑功能失调。

二、临床表现

（一）早期表现

一般指对生后0~6个月或0~9个月间患儿的主要表现。例如，患儿易于激惹，持续哭闹或过分安静，哭声微弱，哺乳吞咽困难，易呕吐，体重增加不良；肌张力低下，自发运动减少；身体发硬，姿势异常，动作不协调；反应迟钝，不认人，不会哭；大运动发育落后，如不会翻身，不会爬，拇指内收握拳不会抓握；经常有惊厥发作。

（二）基本临床表现

脑瘫以出生后非进行性运动发育异常为特征，一般都有以下4种表现。

1. 运动发育落后和瘫痪侧肢体主动运动减少

患儿不能完成相同年龄正常小儿应有的运动发育进程，包括竖头、坐、站立、独走等粗大运动，以及手指的精细动作。

2. 肌张力异常

因不同临床类型而异，痉挛型表现为肌张力增高；肌张力低下型则表现为瘫痪肢体松软，但仍可引出腱反射；而手足徐动型表现为变异性肌张力不全。

3. 姿势异常

受异常肌张力和原始反射消失不同情况影响，患儿可出现多种肢体异常姿势，并因此影响其正常运动功能的发挥。体检中将患儿分别置于俯卧位、仰卧位、直立位以及由仰卧牵拉成坐位时，即可发现瘫痪肢体的异常姿势和非正常体位。

4. 反射异常，多种原始反射消失延迟

痉挛型脑瘫患儿腱反射活跃，可引出踝阵挛和Babinski征阳性。

（三）临床类型

1. 按运动障碍性质分类

（1）痉挛型

是临床中最常见的型别，占全部病例的50%~60%。病变主要在锥体束，表现为肌张力增高、肢体活动受限、被动运动阻力增高，有折刀样痉挛，腱反射亢进，病理反射阳性。具体表现为上肢屈肘、屈腕，拇指内收，手紧握拳状。下肢内收交叉呈剪刀腿和尖足。

（2）手足徐动型

此型临床也经常见到，病变主要在基底核如尾状核、壳核。主要表现是在肌张力增高的基础上，出现频率低于2Hz的各种各样持续缓慢的蚯蚓样蠕动，可呈现各种异常的姿势，主要影响肢体远端，一般上肢重于下肢，主动用力和紧张时症状加重，放松时症状可消失。

（3）肌张力低下型

可能因锥体系和锥体外系同时受累，导致瘫痪肢体松软但腱反射存在。

（4）强直型

锥体外系受损，表现为运动阻力明显增高，呈铅管样强直。

（5）共济失调型

此型较少见，病变主要在小脑，是由于神经系统损伤而引起的运动不协调和平衡障碍。其他还可伴有辨距不良、意向性震颤和眼球震颤，在运动中表现为低张力性。

（6）震颤型

多为锥体外系相关的肌肉静止性震颤。

（7）混合型

即具有上述类型两种或以上特点者，常为锥体系和锥体外系或小脑均受损引起，也为临床常见类型。

2. 按瘫痪累及部位分类

（1）单肢瘫（Monoplegia），单个肢体受累，此型较少见。

（2）偏瘫（Hemiplegia），一侧肢体及躯干受累，经常上肢损害较重。

（3）三肢瘫，三个肢体受累。

（4）四肢瘫，四肢及躯干均受累，四肢严重程度相似。

（5）截瘫（Paraplegia），双下肢受累明显，躯干及双上肢正常。

（6）双瘫，四肢均受累，双上肢及躯干较轻，双下肢受累重。

（7）双重性偏瘫，四肢均受累，双上肢重，有时左右侧严重程度可不一致。

（四）伴随症状和疾病

作为脑损伤引起的共同表现，一半以上脑瘫患儿可能合并智力低下、听力和语言发育障碍，其他如视力障碍、过度激惹、小头畸形、癫痫等。有的伴随症状如流涎、关节脱位则与脑瘫自身的运动功能障碍相关。

三、诊　断

脑瘫有多种类型，临床表现复杂，容易与婴幼儿时期其他神经肌肉性瘫痪相混淆。脑瘫患儿的脑部CT和MRI表现，能帮助临床进一步分析脑瘫与影像学的关系，不断提高对脑瘫的成因、诊断及预后的认识，做到早期诊断、早期干预。临床确诊脑瘫患儿的头部CT异常率在80%左右，MRI的异常率在90%左右。脑瘫患儿的脑电图可能正常，也可表现异常背景活动，伴有痫性放电波者应注意合并癫痫的可能性。

综合以上所述，脑瘫诊断主要根据以下几点：在出生前至出生后1个月内有致脑损伤的高危因素。在新生儿期及婴儿期出现脑损伤的早期病状。有脑损伤的神经学异常，如中枢性运动障碍及姿势反射异常。常同时伴有智力低下、言语障碍、惊厥、感知觉等多种障碍。排除其他进行性疾病所致的中枢性瘫痪及正常婴儿的一过性运动发育滞后。其他辅助检查有助于早期诊断，如头部CT、MRI、B超、EEG、SPECT、脑血流彩色多谱超声、体感诱发电位、运动诱发电位等。

四、临床治疗

（一）治疗原则

婴儿运动系统正处发育阶段，早期治疗容易取得较好疗效。促进正常运动发育，抑制异常运动和姿势。采取综合治疗手段阻止脑损伤的加重，对同时存在的语言障碍、关节脱位、听力障碍等也需同时治疗。医师指导和家庭训练相结合，以保证患儿得到持之以恒的正确治疗。

（二）主要临床治疗措施

1. 药物治疗

促进脑神经代谢的药物如脑活素、神经再生因子、r-氨酪酸、B族维生素等；肌松剂常用巴氯芬、妙纳、安定等；抗震颤麻痹药如美多巴、左旋多巴；抗胆碱能药如苯海索等；自由基清除剂如维生素C、维生素E、维生素B等；其他如抗癫痫药和中药等。

2. 手术治疗

手术治疗包括矫形手术，如肌腱切断、肌腱延长、肌腱松解、肌腱移位等手术；神经手术如神经的肌支部分切断术，选择性脊神经后根切断术；骨性手术如切骨术、关节融合术等。目前也开展了肉毒杆菌毒素A阻滞术，改善肌张力，矫正肌肉痉挛导致的畸形。以上各种治疗的目的主要是纠正负重力线，矫正畸形，平衡肌力，降低肌张力，减少肌肉痉挛和挛缩。

五、临床康复

（一）康复评定

1. 评定的目的

确定脑瘫的高危因素，了解患儿发育水平及与年龄相对应的功能水平状态，明确脑瘫的严重程度，从而制订规范化和个体化的康复计划。

2. 评定的原则

要把患儿看成是一个整体来进行全面的评定，不仅评定运动功能障碍情况，而且评定患儿整体发育、智能、语言等方面的表现。不仅评定其存在的缺陷，而且注意患儿现有的能力和潜能。

3. 评定的内容

（1）运动功能障碍的评定

①体格发育及运动发育包括头围、身长、体重等的测量；了解小儿粗大运动及精细动作的发育规律，标准值可采用我国1985年0~6岁小儿生长发育评估表。

②肌张力测定。年龄小的患儿常做以下检查：硬度，肌张力增高时肌肉硬度增加，被动活动时有发紧发硬的感觉。肌张力低下时触之肌肉松软，被动活动时无抵抗感觉；摆动度，固定肢体近端，使远端关节及肢体摆动，观察摆动幅度，肌张力增高时摆动度小，肌张力低下时无抵抗，摆动度大。年龄大些的患儿还可采用修改的Ashworth量表评定。

③关节活动度的评定。患儿自己活动所达到的范围称为主动关节活动范围；由检查者活动患儿的关节所达到的范围则为被动关节活动范围。关节活动范围的测量用测角计进行。

④肌力的评定。肌张力变化的影响、智力低下情况和年龄太小不配合等因素的影响，脑瘫患儿肌力评定一般较困难。能配合的患儿常用徒手肌力检查法。

⑤平衡功能评定，参照表6-4 Berg平衡量表。

表6-4　Berg平衡量表

检查序号	检查内容	得分（0~4分）
1	从坐位站起	
2	无支持站立	
3	无支持坐位	
4	从站立位坐下	
5	转移	
6	闭目站立	
7	双脚并拢站立	

续表

检查序号	检查内容	得分（0~4分）
8	上肢向前伸展并伸手向前移动	
9	从地面拾起物品	
10	转身向后看	
11	转身360°	
12	将一只脚放在凳子上	
13	两脚一前一后站立	
14	单脚站立	
总分		

⑥协调功能评定

共济运动检查时，注意观察小儿体位、站立、步态、取物、玩耍等情况，了解四肢的共济运动。客观检查有以下几种方法：指鼻试验，取任何体位，患儿将臂伸直，再用示指触鼻尖；跟膝胫试验，患儿平卧，抬高一腿，将足跟准确地落在另一膝盖上，然后沿胫骨向下移动；闭目难立征，双臂前伸，指分开，先睁眼后闭眼，有震颤、舞蹈、手足徐动时以上检查均完成不好。

姿势控制能力的评定，如仰卧位，取膝、髋关节屈曲，双上肢交叉，双手置于对侧肩；膝、髋关节屈曲，头上抬，然后依次左腿伸展、右腿伸展。如坐位，取髋关节屈曲45° 外旋，双足底相对而坐；双膝伸展、双髋关节屈曲90° 左右；坐于台子上双下肢自然下垂，双膝交替伸展。例如，立位步行，取立位姿势，一侧腿迈出，骨盆躯干前倾，重心前移，双下肢伸展，左腿向前迈出、右腿向前迈出；一侧脚平放，同侧膝伸展负重，另一侧下肢上抬；一侧下肢前方迈出足跟着地，另一侧下肢伸展外旋。姿势控制评定标准：0级，在被动运动的情况下也不前完成规定的体位。1级，被动运动可做到规定体位，但不能保持。2级，被动运动稍可维持规定体位。3级，无外力帮助勉强可完成规定体位。4级，用近似正常运动模式完成并维持规定体位。5级，正常。

⑦原始反射与翻正反应评定

非对称性紧张性颈反射，仰卧位使小儿头部转向一侧，可见颜面侧上下肢伸直，后头侧上下肢屈曲（图6-11）。正常儿2~3个月消失，过早消失可能有肌张力不全、强反应或持续存在于锥体束或锥体外系的病变，可阻碍小儿翻身动作。手握持反射，刺激小儿尺侧手掌，引起小儿手屈曲握物，正常儿2~3个月消失，过强反射或持续存在可见于痉挛性瘫或核黄疸，不对称见于偏瘫、脑外伤。

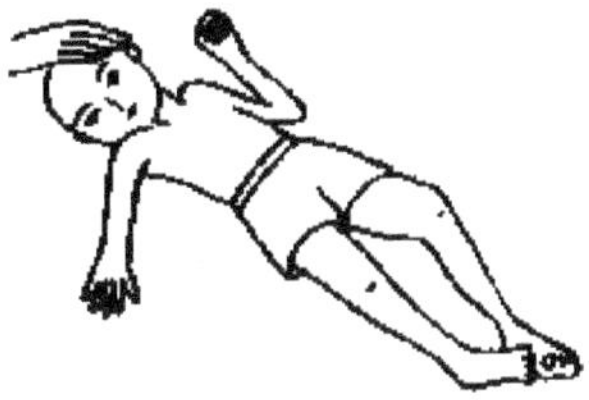

图6-11　非对称性紧张性颈反射

翻正反应分颈翻正反应与躯干翻正反应。颈翻正反应，仰卧位将头向一侧回旋，可见整个身体也一起回旋为阳性反应，正常儿1个月内出现，6个月消失；躯干翻正反应：仰卧位使下肢和骨盆向一侧回旋，小儿主动将头抬起，翻至侧身位后，由于皮肤的非对称性刺激，身体又主动回到仰卧位，正常儿2岁出现，5岁后消失。

（2）特殊感知觉障碍评定

视觉评定包括斜视、弱视、屈光不正、散光、视神经萎缩、先天畸形等。利用一般的声音反射动作来观察、检查或客观测听-电反应测听检查。其他如触觉、味觉、位置觉等的评定。

（3）智能障碍评定

智力测验是评定智力水平的一种科学手段，对了解脑瘫患儿是否合并智力障碍可提供参考，为康复教育和防治提供客观依据。最常用的筛查测验手段是丹佛发育筛选测验（Denvor Developmentel Screening Test，DDST）。另外，还有绘人测验、图片词汇测验，新生儿行为量表等。诊断性测验是我国修订的韦氏儿童智力量表、斯坦福-比奈智为量表、格赛尔量表等。适应行为测试我国一般采用湖南医大二院的“适应行为量表”和“婴儿-初中学生社会生活能力测试表”。

（4）语言功能障碍的评定

脑瘫患儿的语言功能障碍主要为“语言发育迟缓”和“运动性构音障碍”。评定时可采用修订的中国汉语版的S-S检查法。运动性构音障碍是由于参与发音的器官（包括肺、声带、软腭、舌、下颌、口唇）、肌肉及神经系统的病变所致的语言运动功能障碍，表现为语音欠清晰、鼻音重、语速减慢、发声困难等。评定可采用河北省人民医院康复中心修订的Frenchay构音障碍评定法。

（5）功能独立性评定

日常生活活动是在独立生活中反复进行的最必要的基本活动，包括以下方面：个人卫生动作；进食动作；更衣动作；排便动作；转移动作；移动动作（包括行走、上下楼梯）；认知交流能力。其评定方法称为WEEFIM，包括患儿一般情况了解及FIM评定表。WEEFIM不仅评定躯体功能，而且还评定言语、认知和社会功能。目前，加拿大、澳大利亚、德国、法国、意大利、日本等国开始应用，我国也在逐渐应用中。

（二）康复治疗

1. 康复目的和原则

脑瘫康复治疗的目的是减轻致残因素造成的后果，尽最大努力改善功能，提高运动能力、语言能力和生活自理能力，争取达到能接受教育（正常教育或特殊教育）和生活自理。具体康复的原则：①早期发现，早期康复治疗，争取达到最理想效果。②康复治疗要与游戏玩耍相结合、与教育相结合。③康复治疗要与有效药物和必要手术相结合。中西医结合，如中医针灸、按摩、中药等。④采用综合手段，全面康复。⑤康复训练要长期坚持；康复训练内容要个体化；康复训练患儿与培训家长相结合。对脑瘫患儿的康复，应将正常的家庭生活、游戏以及持续不断的教育都作为一个整体的计划贯彻到患儿的每日生活中去。

2. 脑瘫患儿康复阶段

婴儿初期的训练也称超早期训练。为生后6个月以前，脑瘫的症状还未完全出现时的训练，可期待完全恢复正常。婴儿后期至幼儿期的训练也称早期训练。

为6个月至3岁的患儿，脑瘫症状已明显，但尚无挛缩畸形时的训练。此期运动功能可有大幅度改善。学龄前期的训练也称功能训练期。脑瘫症状已明确，可能有固定的挛缩畸形。此期在强化功能训练时可借助矫形器等辅助步行。学龄期的训练也称能力训练。年龄在6岁以上的脑瘫儿童，需进行社会适应性训练，接受教育培训，提高生活质量，争取生活自理或部分自理。

3. 脑瘫康复治疗的具体方法

（1）物理治疗

①运动治疗

其目的是改善患儿的运动功能，尽可能使其正常化，提高生活活动能力。近年来，针对小儿脑瘫的运动疗法学说发展较多，包括Bobath法、Vojta法、感觉整合治疗、Rood法、PNF法和运动再学习等，各种方法有其不同的特点。

运动再学习法以提高实际生活技能为训练目标，功能性治疗以任务导向性训练（Task-Oriented Training）为原则，从多系统角度进行个体化分析，以解决问题，使动作达到或接近正常的力学对线，并遵循运动技能学习过程的规律进行训练，以难易恰当的主动运动为主，反复强化训练。

根据神经发育学的理论，小儿脑瘫是由于脑损伤影响了脑的正常发育，从而使运动发育落后或停滞，以及异常姿势反射活动的释放而出现异常的姿势运动模式。下面以Bobath法具体训练为例进行介绍。

维持正常肌张力所常用的活动模式，包括扶骨盆轻轻向前后摇动，选取侧卧位置可减轻伸展的痉挛模式。完全屈曲或半屈曲，上下肢左右摆动。利用屈曲模式抑制过强的伸肌痉挛模式。分开患儿大腿坐在训练者腿上或圆滚垫上慢慢摇动，训练下肢屈曲外展。坐在圆滚垫上，让患儿双脚着地受压，可帮助放松下肢肌张力。仰卧在训练球上，轻轻弹上弹落或前后摇动。伸直上肢，屈曲下肢以抑制痉挛模式。俯卧在训练球上加压，促进伸展模式。

控制关键点。一般关键点有颅、肩、肘关节、腕关节、骨盆、髋关节、膝关节、足踝关节等。头部前倾，促进肢体较易屈曲；后倾促进肢体较易伸展。转动肩及上肢，促进翻身；抬高头时将它转向一边，促进爬行；仰卧将下肢外展，并向肢部屈曲，同时向下压，促进上肢向前伸展至中线；仰卧将骨盆转向一边，促进翻身；长坐位屈曲髋关节，躯干微向前倾，双下肢外展，促进躯干伸直、头抬起；坐前将患儿一只手促持在伸直外旋位置，然后将其身体推向相反方向，达到保护性伸展平衡反应；站立上肢伸直、外旋和微微斜向后面，达到对抗痉挛（抑制躯干、髋关节及下肢的屈曲痉挛）；对抗徐动（促进腰部、髋关节及下肢伸直、外展和外旋）；伸直和内旋上肢，屈曲腰部，达到对抗痉挛，促进髋和膝关节屈曲；对抗徐动，抑制痉挛和髋膝关节的过分伸直；四点跪，将一只腿轻轻抬起，然后将患儿身体向前后摇荡，达到促进平衡反应。

②引导式教育

是20世纪40年代左右由匈牙利的Andras Peto提出的，是一种对脑瘫等神经系统障碍患儿提供的综合的、多途径、多手段的治疗，其治疗目的是刺激患儿全面发育和恢复。引导式教育更多的是针对患儿本身，而非只关心某一局部问题。引导员根据患儿的活动能力、言语、认知或智力、社会交往及行为、情感等发育状况和问题制订相应的、系统的、相互关联的训练计划，可以是个体单独接受训练，更多地是以小组的形式，采取有节律、有韵律、活动目的性强的训练手法或指令，应用特殊的训练用具，如条床、梯背椅等，使患儿在愉快的训练环境中，积极主动地学会和完成不同阶段目标的功能性技巧性活动。

③物理因子治疗

可配合低频脉冲电疗法（如神经功能电刺激），延缓肌肉萎缩，增加局部血液循环，每日治疗1次，10~15次为一个疗程。水疗法有利于降低脑瘫患儿全身或局部肌肉张力，提高运动能力。

（2）作业治疗

作业治疗中最为重要的是日常生活活动能力训练。训练前、后应评定患儿的日常生活活动能力。脑瘫患儿的日常生活活动能力评定包括进食与饮水、如厕、穿衣与脱衣、梳理、淋浴或盆浴、坐、体位转换、上床与下床、站立与步行、精细的手眼协调和高级运动功能。具体训练方法如下。

①进食功能训练

应包括不同难度的进食方法。例如，用手或汤匙进食，训练患儿自行进食，主要是训练患儿上肢的主动伸展，手眼协调，抓握与放开，手口协调，咬切，合唇，吞咽和咀嚼等动作或作业的完成；用筷子进食，在掌握用手或汤匙进食后，可逐渐训练患儿用筷子自行进食，重点是训练手指的协调性与灵活性，前臂的旋前和旋后。

②如厕训练

应包括扶扶手向下蹲坐在便盆上，训练患儿站立平衡，头的控制，身体的对称性，抓握和放开，髋的活动能力，膝的屈伸，踝背伸，腘绳肌群牵伸，从站到蹲的体位转换，重心转移。坐在便盆上训练患儿坐位平衡，头的控制，身体的对称性，肘伸直，持续抓紧，躯干伸展，髋屈曲，踝关节背伸，下肢外展。

③穿、脱衣训练

应包括穿、脱上衣，训练患儿坐位平衡，双手协调，抓握和拉取时拇指伸展和外展，认识衣服的里、外及不同季节的衣服。

④梳理训练

应包括洗手训练，患儿中线对位，手于中线位，学习手放平；洗脸训练，患儿拧毛巾，手至脸的活动，肘屈伸；刷牙训练，患儿一手固定，一手活动，手越过中线，腕关节活动。

（3）言语矫治

脑瘫常发生的言语障碍有两类，即构音障碍和言语发育迟缓。对构音障碍患儿的言语训练包括基本言语运动功能的刺激和促进，改善呼吸，增加面部的活动（如笑、哭）等，以提高患儿的言语功能。对言语发育迟缓的患儿要根据其年龄、训练频率、康复的效果设定短、长期目标，促进发音、使用语言符号、理解语言概念和含义，逐步训练患儿具有语言交往能力。

（4）文体治疗

根据小儿活泼、喜欢嬉戏的特点，通过做游戏、模仿体育竞赛等形式充分调动患儿主动参与的积极性，提高身体的协调性、灵活性、耐力等，以及与人交往、团结协作等言语、行为的能力，在娱乐中促进患儿全面发展。

（5）矫形器的应用

应用矫形器或其他辅助支具的目的有：保持肢体的功能位；加强肢体的承重能力；预防或纠正畸形；促进运动功能发育，从而提高生活活动能力。踝足矫形器可以在行走中帮助控制马蹄足或内翻畸形，降低痉挛患儿的异常反射。不能行走的患儿穿戴踝足矫形器可以预防小腿后部肌群的挛缩，并且在站立时提供支持。

（6）心理康复

身体缺陷和周围环境的影响会使脑瘫患儿心理上有一定的障碍，常常表现为自闭、少语、缺乏自信，甚至自我否定，因此，心理康复对脑瘫患儿尤为重要。心理康复不仅能帮助他们尽快地树立自信，更能促进他们在躯体功能、认知智力、言语表达等方面的恢复。

4. 其他问题

（1）50%以上的脑瘫患儿合并智力低下，提供有系统、有计划、有评估的教育系统，可使患儿获得学习机会，为成长后达到独立生活或工作创造条件，因此教育康复是必不可少的。对脑瘫患儿的教育要个体化与生活化相结合，学习活动要有趣味和变化，根据不同年龄段的特点，制订相应的学习计划。

（2）社会服务的目的是协助脑瘫患儿解决重返社会时可能遇到的问题，如为患儿获得生活能力、促进全身发育提供一定的就业机会。

第四节　脊髓损伤

一、概　述

目前，脊髓损伤患者存在的挑战有：如何长期护理脊髓损伤患者？如何提高他们的生活自理能力和生活质量？如何使他们重返社会生活？以英国Guttmann博士为代表，对此挑战给予了回答，指出应当开展脊髓损伤患者的康复。

脊髓损伤（Spinal Cord Injury，SCI）是指由于各种原因引起的脊髓结构、功能的损害，造成损伤水平以下的运动、感觉、自主神经功能障碍。脊髓损伤分外伤性和非外伤性。颈脊髓损伤造成上肢、躯干、下肢及盆腔脏器的功能损害时，称四肢瘫；胸段以下脊髓损伤造成躯干、下肢及盆腔脏器功能障碍而未累及上肢时，称截瘫。截瘫包括马尾损伤和圆锥损伤，但不包括骶丛病变和椎管外周围神经损伤。

（一）流行病学

外伤性脊髓损伤的发病率因各国情况不同而有差别，发达国家比发展中国家发病率高。美国的发病率为（20～45）/100万，患病率为900/100万。我国北京地区的调查资料显示，年发病率为68/100万左右。各国统计资料显示脊髓损伤均以青壮年为主，年龄在40岁以下约占80%，男性为女性的4倍左右。国外SCI的主要原因是车祸、运动损伤等，我国则为高处坠落、砸伤、交通事故等。

（二）病理生理

不完全性脊髓损伤伤后3h，灰质中出血较少，白质无改变，此时病变是非进行性、可逆；至伤后6～10h，出血灶扩大不多；24～48h后神经组织水肿逐渐消退。完全性脊髓损伤伤后3h脊髓灰质中呈多灶性出血，白质尚正常；伤后6h灰质中出血增多，白质水肿；12h后白质中出现出血灶，神经轴突开始变性，灰质中神经细胞变性坏死；24h后灰质中心出现坏死，白质中多处轴突变性。完全性脊髓损伤脊髓内的病变呈进行性加重，所以脊髓损伤的急救治疗是很重要的，通常脊髓损伤后6h内是抢救的黄金时期。

（三）分　类

脊髓损伤可根据致病因素及神经功能障碍情况进行分类，脊髓损伤的分类对患者的诊断、治疗、康复及预后评定有重要意义。

1. 病因分类

（1）外伤性脊髓损伤

在发达国家，外伤性脊髓损伤的发病率为每年20~60例/100万人口。在我国因无脊髓损伤的登记制度，无发病率的准确统计。北京地区5年（1982—1986年）回顾性调查结果显示发病率为6.7/100万人口，明显低于发达国家，但近年来似有增加的趋势。

（2）非外伤性脊髓损伤

非外伤性脊髓损伤的病因很少，Burke与Murra将非外伤性脊髓损伤的原因分为两类：发育性病因，如脊柱侧弯、脊柱分裂、脊椎滑膜等；获得性病因，主要包括感染（脊柱结核、脊柱化脓性感染。横贯性脊髓炎等），肿瘤（脊柱或脊髓的肿瘤），脊柱退化性疾病，代谢性疾病及医源性疾病等。

2. 神经功能分类

长期以来，由于没有一致的脊髓损伤神经功能分类标准，使得在临床分类诊断、疗效评定、康复目标确定、预后判断等方面进行学术交流和研究产生困难。1992年，美国脊髓损伤学会（America Spinal Injury Association，ASIA）制定了脊髓损伤神经功能分类标准，简称92’ASIA标准。1994年，国际截瘫医学会正式推荐该标准为国际应用标准。2000年，ASIA又在临床应用的基础上对ASIA标准做了个别的修正。该标准基本概念明确，指标客观定量，可重复性强，成为目前国际上广泛应用的脊髓损伤分类标准。

（1）脊髓损伤的水平

脊髓神经解剖结构的节段性特点决定了脊髓损伤的节段性表现。脊髓损伤后，在损伤水平以下脊髓的运动、感觉、反射及括约肌和自主神经功能受到不同程度的损害。脊髓损伤水平的确定反映脊髓损伤的严重性，颈椎损伤（C1~T1）造成四肢瘫，胸腰椎损伤（T1以下）造成截瘫。脊髓损伤水平是确定患者康复目标的主要依据。对完全性脊髓损伤患者来说，脊髓损伤水平一旦确定，其康复目标基本确定。对不完全性脊髓损伤患者来说，应具体确定脊髓损伤水平以下的肌力评分。

（2）脊髓损伤程度

①完全性脊髓损伤

在脊髓损伤平面以下的最低位骶段，感觉、运动功能完全丧失。骶部的感觉功能包括肛门皮肤黏膜交界处感觉及肛门深感觉，运动功能是肛门指检时肛门外括约肌的自主收缩。

②不完全性脊髓损伤

脊髓损伤后，损伤平面以下的最低位骶段（S3~S5）仍有运动或（和）感觉功能存留。不完全性脊髓损伤提示脊髓损伤平面未发生完全性的横贯性损害，临床上不完全性脊髓损伤有不同程度的恢复的可能。

（四）临床表现

脊髓损伤的主要临床表现是脊髓休克、运动和感觉障碍、体温控制障碍、痉挛、排便功能障碍、性功能障碍等。不完全性脊髓损伤具有特殊的表现。

1. 中央束综合征

常见于颈脊髓血管损伤。血管损伤时，脊髓中央先开始发生损害，再向外周扩散。上肢的运动神经偏于脊髓的中央，而下肢的运动神经偏于脊髓的外周，造成上肢神经受累重于下肢，因此上肢功能障碍比下肢明显。

2. 半切综合征

常见于刀伤或枪伤。只损伤脊髓半侧，由于温痛觉神经在脊髓发生交叉，因而造成损伤同侧肢体本体感觉和运动丧失，对侧痛温觉丧失。

3. 前束综合征

脊髓前部损伤，造成损伤平面以下的运动和痛温觉丧失，而本体感觉存在。

4. 后束综合征

脊髓后部损伤，造成损伤平面以下的本体感觉丧失，而运动和痛温觉存在。

5. 脊髓圆锥综合征

主要为脊髓骶段圆锥损伤，可引起膀胱、肠道和下肢反射消失，偶尔可以保留骶段反射。

6. 马尾综合征

椎管内腰骶神经根损伤，可引起膀胱、肠道及下肢反射消失。马尾的性质实际上是外周神经，因此有可能出现神经再生而导致神经功能逐步恢复。马尾损伤后神经功能的恢复有可能需要2年左右的时间。

7. 脊髓震荡

指暂时性和可逆性的脊髓或马尾神经生理功能丧失，可见于只有单纯性压缩性骨折。

（五）临床处理

脊髓损伤临床处理原则是抢救患者的生命，预防及减少脊髓功能的丧失，预防及治疗并发症，以便应用各种方法（医学的、工程的、教育的）最大限度地利用所有的残存功能（包括自主的、反射的功能），尽可能地在较短时间内使患者重新开始自理的、创造性的生活，重返社会，即全面康复。

1. 脊髓损伤急救处理

急救阶段的处理对脊柱脊髓损伤患者来说是至关重要的。首先，急救措施是否正确、是否及时影响着患者的愈后或终生的残疾程度，其次才是外科手术或其他诊治手段。

（1）院前急救

院前急救是从受伤起至入院时为止，患者在受伤现场及转运至医院过程中的诊疗救治。院前急救是脊柱脊髓损伤急救的关键阶段。脊髓损伤患者伤后第一年死亡者中，90%死于现场转运途中，23% ~ 26%患者在院前急救过程中脊髓损伤明显加重。因此，应加强院前急救的教育、宣传和基层急救人员培训。

①初步诊断

第一步是确定有无脊柱、脊髓损伤和致命性复合损伤。对受伤现场的观察及受伤机制的分析，有助于判断。第二步是现场体格检查，应当迅速、准确，有重点、有顺序地检查记录。体检应按ABCS顺序进行，并定时测定血压、呼吸、脉搏等生命体征。

②制动稳定

除非患者需立即移出现场，否则安全就有危险，脊柱、脊髓损伤患者均应制动固定后再移动，甚至跳水运动损伤后应在水面颈部制动后再移离水面。发达国家因为采取了上述严格措施，大大减少了继发性损伤的可能，才使完全性截瘫的发生率明显下降。在完全性脊髓损伤尚无有效治疗方法的情况下，防止二次损伤是至关重要的。制动位置有两种选择：一种是保持受伤后的体位，这可避免移动时再次损伤脊髓；另一种是中立位制动，是一种传统的制动方式。在变化到中立体位时应观察患者有无疼痛或神经损害是否加重，不要强行改变体位。制动的装置各有长短，其中有简单实用的脊柱固定板或围领。在无制动的情况下，应当采取正确的搬运方法，保持脊柱的稳定。

③移离现场

只有在可靠的制动固定后，患者才可从受伤现场被救护人员细心移动撤离，这是一条重要原则。好心人立即帮助抬送患者或扶他们坐起的习惯必须制止。

④转运

经过初步诊断可能有脊柱、脊髓损伤的患者，在可靠的制动固定和移离现场后，院外急救的最后一步就是将患者转运至医院。应选择最近的、能处理脊柱、脊髓损伤的医院，不应常规逐级转院，以免浪费时间，延误救治。

（2）院后急救

患者到达医院后，急诊室工作人员应协助转移人员将患者从车内移至急诊室内，且保持脊柱的稳定性。急诊医务人员应从转诊人员或患者亲属处了解受伤及现场急救情况，取得有关记录资料，开始急诊救治工作。

①急诊诊断处理

在了解全部病史的同时，重新进行ABCS的急诊诊查工作，同时建立生命维持系统，确保患者生命体征平稳和主要器官系统的基本功能。在生命体征基本稳定的基础上，进行全面的体格检查及神经系统检查，记录检查结果。主要内容包括：脊柱损伤的部位、类型，脊髓损伤的水平、程度，呼吸系统功能，心血管系统功能，消化、泌尿系统的功能及复合伤等。

②实验室检查

常规应包括血、尿、便常规，肝功，血型、出凝血时间，碱性磷酸酶及尿细菌培养。颈髓损伤者应查血气和肺功能，同时建立生命维持系统，包括输氧，静脉输液，留置尿管，腹胀患者可置胃管减压，对呼吸困难者可进行辅助呼吸或气管切开。对有颅脑，胸部及康部复合伤者应请专科会诊处理。

2. 脊髓损伤的药物治疗

20世纪90年代以前，脊髓损伤的治疗主要为：通过外科治疗达到脊柱骨折的复位和重建脊柱稳定性，以预防脊髓的再次损伤和限制脊髓继发性损害；通过外科手术减压以利于脊髓残存功能的恢复；通过各种临床治疗与护理措施，预防和治疗各种脊髓损伤的并发症；通过早期强化的康复手段以改善和增强患者的残存功能和能力。但是，尚无直接有效的治疗方法预防脊髓损伤后脊髓内发生的一系列病理改变和使其逆转，即对脊髓损伤本身尚无有救的治疗方法。20世纪90年代，急性脊髓损伤的药物治疗有了突破性进展，美国国家急性脊髓损伤研究证实：早期大剂量的甲泼尼龙可使急性脊髓损伤者达到更好的功能恢复，并为脊髓损伤的康复建立了良好的基础。甲波尼龙治疗方案已作为急性脊髓损伤常规治疗方案应用于临床。

大剂量甲波尼龙的用药程序应于伤后8h内开始，第1h15min内一次性静脉输入甲波尼龙30mg/kg作为冲击量治疗，间隔45min以后按5.4mg/（kg·h）维持23h。用药必须在伤后8h内开始，超过8h给药非但无效，反而可能有害。该治疗对于严重脊髓损伤及不完全性损伤均有疗救，治疗时间越早越能提高治疗反应。

神经节苷脂可通过血脑屏障，在神经损伤区浓度最高。对中枢神经系统的作用是：保护细胞膜，维持细脑内外离子的平衡，防止细胞内Ca离子积聚；降低脂质过氧化反应，消除自由基对细胞膜的损害；促进轴突生长。其作用既可减轻急性脊髓损伤的细发损伤，又可促进神经轴突的恢复。因其于伤后72h之后仍可应用，故可作为甲泼尼龙的后续治疗药物。但是，神经节苷脂对脊髓损伤的确切疗效尚待临床进一步观察研究。

某些中药方剂已应用于脊髓损伤的临床治疗，但是缺乏严格临床诊断标准和疗效评定标准，也缺少基础研究结果和多中心双盲对照研究。因此，祖国传统医学在脊髓损伤的治疗中的作用应得到重视。

3. 脊髓损伤的外科治疗

关于脊柱脊髓损伤的外科治疗，长期存在保守治疗与手术治疗两种不同观点。保守治疗通过闭合复位和必要的外部制动可以达到纠正畸形、重建脊柱稳定性的目标；Holdsworth和Denis为代表主张手术治疗。

脊柱脊髓损伤保守治疗或手术治疗的基本目标是一致的，其主要目标应是有利于脊髓功能的恢复和脊髓损伤患者的康复。

（1）脊柱骨折的复位

脊柱骨折解剖复位或接近解剖复位，从而达到纠正和预防脊柱畸形，并利于脊髓残存功能的恢复和患者康复。Guttmann认为，保守治疗姿势复位同样可纠正畸形，并可使脊柱恢复稳定性，但一般需要卧床8~12周。应用手术方法则可以早期达到解剖复位，有效防止后期复发畸形，利于早期康复。

（2）重建脊柱稳定性

脊柱损伤破坏了脊柱的稳定性，造成了脊髓损伤。脊柱不稳定还是造成脊髓继发性损伤的主要原因，重建脊柱的稳定性也是脊柱脊髓损伤患者开展康复治疗的必要条件。保守治疗中各种围领、脊柱支具的正确应用，保持理想体位及轴向翻身等措施，以及合理的内固定手术可以起到维持脊柱稳定性的作用。

（3）有效的椎管减压

脊柱损伤后，脊柱的骨折造成椎管受累而损伤脊髓。从理论上讲，重建椎管的完整性有利于脊髓功能的恢复，但椎管受累的程度与脊髓功能损害的程度之间的关系，或椎管减压与神经功能恢复的程度之间的关系仍存在争论之中。至今，尚无肯定证据显示早期外科手术有助于脊髓神经功能的恢复。

（4）早期康复

目前，脊髓损伤特别是完全性脊髓损伤经过各种治疗后，仍会存留不同程度的功能障碍。在进行各种治疗的同时，对患者进行早期强化康复，可以减少脊髓损伤的并发症，缩短康复时间，改善康复效果，提高患者的生活自理能力。

二、康复评定

（一）神经平面的评定

神经平面是指身体双侧有正常的运动和感觉功能的最低脊髓节段，该平面以上感觉和运动功能完全正常。例如，C6损伤，意味着C1~C6节段仍然完好，C7~S5节段有损伤。确定损伤平面时应注意：脊髓损伤神经平面主要以运动损伤平面为依据，但T2~L1节段的运动损伤平面难以确定，故主要以感觉损伤平面来确定。运动损伤平面和感觉损伤平面是通过检查关键肌的徒手肌力及关键感觉点的痛觉（针刺）和轻触觉来确定的。美国脊髓损伤协会和国际脊髓学会根据神经支配的特点，选出一些关键肌和关键感觉点，通过对这些肌肉和感觉点的检查，可迅速地确定损伤平面。根据2011年版《脊髓损伤神经学分类国际标准》规定，在检查时患者应取仰卧位（肛诊可取侧卧位）。确定损伤平面时，该平面关键肌的肌力必须≥3级，该平面以上关键肌的肌力必须正常。例如，脊髓C7节段发出的神经纤维（根）主要支配肱三头肌，在检查脊髓损伤患者时，若肱三头肌肌力≥3级，C6节段支配的伸腕肌肌力5级，则可判断损伤平面为C7。由于身体两侧的损伤水平可能不一致，评定时需同时检查身体两侧的运动损伤平面和感觉损伤平面，并分别记录（右-运动，左-运动；右-感觉，左-感觉）。

当关键点或关键肌因某种原因无法检查时（如石膏固定、烧伤、截肢或患者无法感知面部感觉），检查者将记录“NT”（无法检查）来代替评分。这种情况下，将无法评估治疗过程中该点的感觉运动评分以及受累侧的感觉运动总分。另外，伴有脑外伤、臂丛神经损伤、四肢骨折等相关损伤时，可影响神经系统的检查，但仍应尽可能准确地评定神经损伤平面，且感觉/运动评分和分级应根据延后的检查来进行。

（二）感觉功能的评定

采用美国脊髓损伤协会和国际脊髓学会的感觉评分来评定感觉功能。

1. 关键感觉点

检查身体左右侧各28个皮节的关键点（C2~S4~5）（表6-5）。每个关键点要检查2种感觉：轻触觉和针刺觉（锐，钝区分）。感觉正常（与面颊部感觉一致）得2分，异常（减退成过敏）得1分，消失为0分。每侧每点每种感觉最高为2分，每种感觉一侧最高为56分，左右两侧最高共计112分。两种感觉得分之和最高可达224分。分数越高表示感觉越接近正常。

轻触觉检查需要在患者闭眼或视觉遮挡的情况下，使用棉棒末端的细丝触碰皮肤，接触范围不超过1cm。针刺觉（锐/钝区分）常用打开的一次性安全大头针的两端进行检查。尖端检查锐觉，圆端检查钝觉。在检查针刺觉时，检查者应确定患者可以准确可靠地区分每个关键点的锐性和钝性感觉。无法区分锐性和钝性感觉者（包括触碰时无感觉者）为0分，若锐/钝感知发生改变则为1分。这种情况下患者可以可靠地区分锐性和钝性感觉，但关键点的针刺程度不同于面部正常的针刺强度，其强度可以大于也可以小于面部感觉。

表6-5　28个关键感觉点

皮节	关节感觉点的部位
C2	枕骨粗隆外侧至少1cm（或耳后3cm）
C3	锁骨上窝（锁骨后方）且在锁骨中线上
C4	肩锁关节的顶部
C5	肘前窝的外侧（桡侧），肘横纹近端
C6	拇指近节背侧皮肤
C7	中指近节背侧皮肤
C8	小指近节背侧皮肤
T1	肘前窝的内侧（尺侧），肱骨内上髁近端
T2	腋窝的顶部
T3	锁骨中线和第3肋间
T4	第3肋间
T5	锁骨中线第4肋间
T6	锁骨中线第5肋间（T4~ T6的中点）
T7	锁骨中线第6肋间（剑突水平）
T8	锁骨中线第7肋间（T6~ T8的中点）
T9	锁骨中线第8肋间（T6~T10的中点）
T10	锁骨中线第9肋间（T8~T10的中点）
T11	锁骨中线第10肋间（脐水平）
T12	锁骨中线第11肋间（T10~T12的中点）
L1	锁骨中线腹股沟韧带中点
L2	Tl2与L2连线中点
L3	大腿前内侧，腹股沟韧带中点（T12）和股骨内侧髁连线中点处

续表

皮节	关节感觉点的部位
L4	膝上股骨内髁处
L5	内踝
S1	足背第3跖趾关节
S2	足跟外侧
S3	腘窝中点
S4	坐骨结节或臀皱襞
S5	肛周1cm范围内，皮肤黏膜交界处外侧（作为1个平面）

2. 肛门深部压觉

检查者用食指插入患者肛门后对肛门直肠壁轻轻施压（该处由阴部神经S4~S5的躯体感觉部分支配），还可以使用拇指配合食指对肛门施加压力。感知的结果可以为存在或缺失（在记录表上填是或否）。该部分检查如发现肛门处任何可以重复感知的压觉即意味着患者为感觉不完全损伤。

3. 感觉平面

确定感觉平面为针刺觉和轻触觉两者的最低正常皮节。皮节从C2开始，向下至第一个轻触觉或针刺觉小于2分的节段。感觉平面由一个2分（正常或完整）的皮节确定，在轻触觉或针刺觉受损或缺失的第一个皮节平面之上的正常皮节即为感觉平面。因左右侧可能不同，感觉平面应左右分开确定。检查结果将产生4个感觉平面：R-针刺觉、R-轻触觉、L-针刺觉、L-轻触觉。所有平面中最高者为单个感觉平面。

（三）运动功能评定

1. 运动检查

通过检查10对肌节（C5~T1及L2~S1）对应的肌肉功能来完成：推荐每块肌肉按照从上到下的顺序检查，使用标准的仰卧位及标准的肌肉固定方法。体位及固定方法不当会导致其他肌肉代偿，并影响肌肉功能检查的准确性。

应用上述肌力分级法检查的肌肉（双侧），见表6–6。选择这些肌肉是因为它们与相应节段的神经支配相一致，至少接受2个脊髓节段的神经支配，每块肌肉都有其功能上的重要性，并且便于仰卧位检查。

表6-6　人体10组关键肌肉

平面	关键肌
C5	屈肘肌（肱二头肌、肱肌）
C6	伸腕肌（桡侧伸腕长、短肌）
C7	伸肘肌（肱三头肌）
C8	中指屈指肌（指深屈肌）
T1	小指外展肌
L2	屈髋肌（髂腰肌）
L3	伸膝肌（股四头肌）
L4	踝背伸肌（胫前肌）
L5	足踇长伸趾肌（踇长伸肌）
S1	踝跖屈肌（腓肠肌、比目鱼肌）

根据ASIA发布的2011年版脊髓损伤神经学分类国际标准要求，在检查4级或5级肌力时应使用特殊体位。C5，屈肘90°，上肢置于身体一侧，前臂旋后；C6，充分伸腕；C7，肩内收、屈曲90°、无旋转，肘屈曲45°；C8，指间关节近端固定于伸展位，指远端充分屈曲；T1，手指充分外展；L2，髋屈曲90°；L3，膝屈曲15°；L4踝充分背伸；L5第1足趾充分伸展；S1髋旋转中立位、屈/伸中立位、外展/内收中立位，膝充分伸展，踝充分跖屈。

对脊柱不稳的患者，进行徒手肌力检查时要小心。对T8以下水平怀疑有急性创伤的患者髋主动或被动屈曲均不应越过90°，以降低对腰椎的后凸应力。检测时应保持等长收缩并单侧检查，这样对侧髋部就可以保持伸展位以稳定骨盆。

2. 肛门自主收缩

肛门外括约肌（由S2~S4阴部神经的躯体运动部分支配）检查应在检查者手指能重复感受到自主收缩的基础上，将结果分为存在和缺失（即检查表中记录为是或否）。给患者的指令应为“像阻止排便运动一样挤压我的手指”。若肛门自主收缩存在，则为运动不完全损伤。要注意将肛门自主收缩与反射性肛门收缩鉴别。若仅在Valsalva动作时出现收缩，则为反射性收缩，应记录为缺失。

3. 脊髓损伤运动评定

包括其他非关键肌的检查，如膈肌、三角肌、指伸肌、髋内收肌及胭绳肌，非关键肌检查绪果可记录在检查表评注部分。虽然这些肌肉功能不用于确定运动平面或评分，但2011年版国际标准允许使用非关键肌功能来确定运动不完全损伤状态，评价ASIA残损分级为B级还是C级。

4. 运动评分

脊髓损伤的肌力评定不同于单块肌肉，需要综合进行。评定时分左、右两侧进行。采用徒手肌力法测定肌力，每一组肌肉所得分值与测得的肌力级别相同，从1分至5分不等。例如，测得肌力为1级则评1分，5级则评5分。最高分左侧50分，右侧50分，共100分。也可将上肢、下肢分开计分，上肢双侧最高50分，下肢双侧最高50分，共100分，这是2006年版ASIA推荐的运动评分方法。评分越高表示肌肉功能越佳，据此可评定运动功能。

5. 运动平面

确定运动平面通过身体一侧10块关键肌的检查确定，肌力为3级及以上（仰卧位徒手肌力检查）的最低关键肌即代表运动平面，前提是代表其上节段的关键肌功能正常（5级）。身体左右两侧可以不同，二者中的最高者为单个运动平面。

6. 痉挛评定

目前临床上多用改良的Asworth痉挛评定量表。评定时，检查者徒手牵伸痉挛肌进行全关节活动范围内的被动运动，通过感觉到的阻力及其变化情况把痉挛分成0~4级。

（四）损伤程度评定

1. ASIA残损分级

鞍区保留指查体发现最低段鞍区存在感觉或运动功能（即S4~S5存在轻触

觉或针刺觉，或存在肛门括约肌自主收缩）。完全损伤指鞍区保留（即最低骶段S4~S5感觉和运动功能）不存在；不完全损伤指鞍区保留（即最低骶段S4~S5感觉和/或运动功能）存在。ASIA残损分级用于对残损程度进行分级评定，见表6-7。

表6-7　ASIA残损分级

级别	程度	临床表现
A	完全损伤	鞍区S4~S5无任何感觉和运动功能保留
B	不完全感觉损伤	神经平面以下包括鞍区S4~S5无运动但有感觉功能保留，且身体任何一侧运动平面以下无3个节段以上的运动功能保留
C	不完全运动损伤	神经平面以下有运动功能保留，且单个神经损伤平面以下超过一半的关键肌肌力小于3级（0~2级）
D	不完全运动损伤	神经平面以下有运动功能保留，且单个神经损伤平面以下至少有一半以上（一半或更多）的关键肌肌力大于或等于3级
E	正常	检查所有节段的感觉和运动功能均正常，且患者既往有神经功能障碍，则分级为E级，既往无SCI者不能评为E级。

2. 部分保留带（Zone of Partial Preservation，ZPP）

ZPP仅用于完全损伤（ASIA为A级），应按右侧和左侧以及感觉和运动分别记录。

（五）脊髓休克的评定

当脊髓与高位中枢离断时，脊髓暂时丧失反射活动能力而进入无反应状态的现象称为脊髓休克。脊髓休克时，血压下降，发汗反射消失，膀胱充盈，直肠内粪积聚，表明躯体及内脏反射减退或消失。脊髓休克为一种暂时现象。临床上常用球海绵体反射是否出现来判断脊髓休克是否结束，此反射的消失为休克期，反射的再出现表示脊髓休克结束。脊髓休克结束的另一指征是损伤平面以下出现感觉、运动或肌肉张力升高与痉挛。

（六）ADL能力评定

截瘫患者可用改良的Barthel指数，四肢瘫患者用四肢瘫功能指数（Quadriplegic Index of Function，QIF）来评定，QIF评定的内容有转移、梳洗、洗澡、进食、穿脱衣服、轮椅活动、床上活动、膀胱功能、直肠功能、护理知识，共10项，评分采用0~4分的5级制，每项最高得分为4分，经权重处理后得出总分。

（七）功能恢复的预测

对完全性脊髓损伤的患者，根据不同的损伤平面预测其功能恢复情况（表6-8）。

表6-8　损伤平面与功能恢复的关系

	不能步行，在轮椅上仍需依赖程度				在轮椅上独立程度		有步行的可能性，用矫形器加拐杖或独立步行
	完全依赖	大部分依赖	中度依赖	小部分依赖	基本独立	完全独立	
C1~C3	√						
C4		√					
C5			√				
C6				√			
C7~T1					√		
T2~T5						√	
T6~T12							√①
L1~L3							√②
L4~S1							√③

注：①可进行治疗性步行；②可进行家庭功能性步行；③可进行社区功能性步行。

（八）其　他

对脊髓损伤的患者，还需进行神经源性膀胱与神经源性直肠的评定、性功能障碍的评定、心肺功能的评定、心理障碍的评定。

三、康复治疗

脊髓损伤的康复治疗包括急性期的康复治疗和恢复期的康复治疗，采用物理治疗、作业治疗、辅助性支具、心理治疗等康复措施，并需注意及时处理并发症。

（一）急性期的康复

急性期一般指患者伤后在脊柱外科（骨科）住院时，当临床抢救告一段落，患者生命体征和病情基本平稳、脊柱稳定即可开始康复训练。急性期主要采取床边训练的方法，主要目的是及时处理并发症、防止废用综合征，为以后的康复治疗创造条件。训练内容包括以下几个方面。

1. 体位摆放

患者卧床时应注意保持肢体处于功能位置。

2. 关节被动运动

对瘫痪肢体进行关节被动运动训练，每日1~2次，每一关节在各轴向活动20次即可，以防止关节挛缩和畸形的发生。

3. 体位变换

对卧床患者应定时变换体位，一般每2h翻身一次，以防止压疮形成。

4. 早期坐起训练

对脊髓损伤已行内固定手术、脊柱稳定性良好者应早期（伤后或术后1周左右）开始坐位训练，每日2次，每次30min。开始时将床头摇起30°，如无不良反应，则每天将床头升高15°，逐渐增加到90°，并维持继续训练。一般情况下，从平卧位到直立位需1周的适应时间，适应时间长短与损伤平面有关。

5. 站立训练

患者经过坐起训练后无直立性低血压等不良反应，即可考虑进行站立训练。训练时应保持脊柱的稳定性，佩戴矫形器或腰围，训练起立和站立活动。患者站起立床，从倾斜20° 开始，角度渐增，8周后达到90° ，如发生不良反应，应及时降低起立床的角度。

6. 呼吸及排痰训练

对颈髓损伤呼吸肌麻痹的患者应训练其腹式呼吸，咳嗽、咳痰能力以及进行体位排痰训练，以预防及治疗呼吸系统并发症，并促进呼吸功能。

7. 二便的处理

SCI早期多采用留置导尿的方法。脊髓休克期内不进行导尿管夹管训练，休克期结束后根据患者的情况逐渐增加夹管时间，并保证每天进水量达到2 500~3 000mL，记录出入水量。之后可采用间歇清洁导尿术，配合个体化饮水计划进行排尿训练。便秘的患者首先要改变饮食结构，改变大便性状，其次可用润滑剂、缓泻剂与灌肠等方法处理。

（二）恢复期的康复训练

恢复期的康复训练指患者进入康复医学科住院或门诊后，依患者病情，进行的训练。进入恢复期的时间可早可迟，骨折部位稳定、神经损害或压迫症状稳定、呼吸平稳后即可进入恢复期治疗。

1. 肌力训练

完全性脊髓损伤患者肌力训练的重点是肩和肩胛带的肌肉，特别是背阔肌、上肢肌肉和腹肌。不完全性脊髓损伤患者，应对肌力残留的肌肉一并训练。肌力达3级时，可以采用主动运动；肌力2级时可以采用助力运动、主动运动；肌力1级时只有采用功能性电刺激、被动运动的方式进行训练。肌力训练的目标是使肌力达到3级以上。脊髓损伤患者为了应用轮椅、拐或助行器，在卧床、坐位时均要重视训练肩带肌力，包括上肢支撑力训练、肱三头肌和肱二头肌训练和握力训练。对使用低靠背轮椅者，还需要进行腰背肌的训练。卧位时可采用举重、支撑；坐位时利用支撑架等。

2. 垫上训练

治疗垫上可进行的训练有：翻身训练适用于早期未完全掌握翻身动作技巧的患者继续练习。牵伸训练主要牵伸下肢的腘绳肌、内收肌和跟腱。牵伸腘绳肌是为了使患者直腿抬高大于90°，以实现独立长腿坐。牵伸内收肌是为了避免患者因内收肌痉挛而造成会阴部清洁困难。牵伸跟腱是为了防止跟腱挛缩，以利于步行训练。牵伸训练可以帮助患者降低肌肉张力，从而对痉挛有一定的治疗作用。垫上移动训练和手膝位负重及移行训练。

3. 坐位训练

可在垫上及床上进行。坐位可分为长坐位（膝关节伸直）和端坐位（膝关节屈曲90°）。进行坐位训练前，患者的躯干需有一定的控制能力，双侧下肢各关节需要一定的活动范围，特别是双侧髋关节活动范围需接近正常。坐位训练可分别在长坐位和端坐位两种姿势下进行。实现长坐位才能进行穿裤、袜和鞋的训练。坐位训练还包括坐位静态平衡训练，躯干向前、后、左、右侧以及旋转活动时的动态平衡训练。在坐位平衡训练中，还需逐步从睁眼状态下的平衡训练过渡到闭眼状态下的平衡训练。

4. 转移训练

转移是SCI患者必须掌握的技能，包括帮助转移和独立转移。帮助转移分为3人帮助、2人帮助和1人帮助。独立转移则由患者独立完成转移动作，转移训练包括床与轮椅之间的转移、轮椅与坐便器之间的转移、轮椅与汽车之间的转移及轮椅与地之间的转移等。在转移训练时可以借助辅助器具，如滑板等。

5. 步行训练

步行训练的目标是：治疗性步行，佩戴截瘫步行器，借助双腋拐进行短暂步行，一般适合于T6 ~T12平面损伤的患者。家庭功能性行走，可在室内行走，但行走距离不能达到900m，一般见于L1~L3平面损伤的患者。社区功能性行走，L4以下平面损伤患者穿戴踝足矫形器，能上下楼，能独立进行日常生活活动，能连续行走900m以上。

完全性脊髓损伤患者步行的基本条件是上肢有足够的支撑力和控制力，不完全性脊髓损伤者，则要根据残留肌力的情况确定步行能力。步行训练分为平行杠内步行训练和拐杖步行训练。先在平行杠内练习站立及行走，包括摆至步、摆过步和四点步，逐步过渡到平衡训练和持双拐行走训练。助动功能步行器的出现使SCI患者步行功能得到更大改善。行走训练时要求上体正直，步态稳定，步速均匀。耐力增强之后可以练习跨越障碍、上下台阶、摔倒及摔倒后起立等训练。目前，减重步行训练装置的应用使脊髓损伤患者步行训练变得更容易。

6. 轮椅训练

伤后2~3个月患者脊柱稳定性良好，坐位训练已完成，可独立坐15min以上时，开始进行轮椅训练。上肢力量及耐力是良好轮椅操控的前提。轮椅训练包括向前驱动、向后驱动、左右转训练、前轮翘起行走和旋转训练、上斜坡训练和跨越障碍训练、上下楼梯训练、越过马路镶边石的训练、过狭窄门廊的训练及安全跌倒和重新坐直的训练。注意每坐30min，必须用上肢撑起躯干，或侧倾躯干，使臀部离开椅面以减轻压力，避免坐骨结节处发生压疮。

7. 矫形器的使用

下肢步行矫形器为很多截瘫患者站立步行所必需。通常L3平面以下损伤的患者建议选用踝足步行器，L1~L3平面损伤的患者建议选用膝踝足步行器，T8~T12平面损伤的患者建议选用骨盆带长下肢支具，T4平面以下损伤患者可选用往复式截瘫步行器（Advanced Rreciprocating Gait Orthosis，ARGO）或向心的往复式截瘫步行器（Isocentric Reciprocating Gait Orthosis，IRGO）。辅具技术的快速发展，已可以使C5以下SCI患者通过装配新型的站立架或ARGO来帮助站立或短距离行走，而截瘫行走架、行走机器人将对 SCI患者行走提供极大的支持。

8. 日常生活活动能力的训练

SCI患者特别是四肢瘫痪患者，训练日常生活活动能力尤为重要。自理活动，如吃饭、梳洗、上肢穿衣等，在床上可进行时，就应过渡到轮椅上进行。洗澡可在床上或洗澡椅上给予帮助完成，借助一些自助器具有利于动作的完成。环境控制系统及护理机器人可极大地帮助四肢瘫痪患者生活自理。此外，日常生活活动能力训练应与手功能训练结合进行。

9. 物理因子的应用

功能性电刺激可克服肢体不活动的危害，使肢体产生活动。SCI后下肢易发生深静脉血栓，电刺激小腿肌肉可降低发生率。功能性电刺激可产生下肢功能性活动，如站立和行走。应用超短波、紫外线等物理因子治疗可减轻损伤部位的炎症反应，改善神经功能。

10. 心理治疗

脊髓损伤在精神上给患者带来了难以描述的痛苦，但大多数患者经过一段时间的心理治疗会勇敢地面对现实。强调患者在心理社会方面的适应，这包括在悲伤的时候提供必需的社会支持和帮助，重塑自身形象，形成新的生活方式和对世界的认识，重新设计未来的计划，帮助患者在社会中找到自己的位置。

（三）并发症的处理

脊髓损伤后可导致机体多系统，多器官功能紊乱，出现各种并发症。脊髓损伤并发症可延长患者住院时间，增加医疗经费支出和影响治疗康复效果，严重的可导致患者死亡。正确的康复治疗和康复护理在脊髓损伤并发症的防治中具有重大作用，脊髓损伤并发症防治是脊髓损伤康复的重要组成部分。

脊髓损伤后两种最严重的并发症为压疮并发败血症、尿路感染并发肾功能不全；最危急的情况是自主神经反射亢进、肺部感染、深静脉血栓形成、痉挛、关节挛缩、异位骨化也不少见。

1. 关节挛缩

关节挛缩是关节周围的皮肤、肌肉、脱腱或韧带等病变所致的运动障碍，表现为关节活动范围受限。从康复的角度讲，通过康复治疗，多能预防挛缩，达到完全或一定程度的改善。

脊髓损伤所致的截瘫与四肢瘫，由于关节丧失了主动运动，使疏松结缔组织发生短缩变成致密结缔组织，失去弹性和伸缩性能，这一过程发生在关节囊和周围的筋膜、肌肉结缔组织层和韧带等处。正常的在安静时关节是轻度屈曲位，因此，脊髓损伤患者多表现为屈曲挛缩。

关节挛缩的诊断需要了解每个关节的活动度及各种类型关节的特点，要着重检查四肢的关节，有时需要用图表示其关节的活动范围。

预防关节挛缩首先要经常变换体位，同时为保持肢体功能位要早期使用夹板，稍过一段时间就要进行被动的关节活动，同时并用伸展患肢的方法。对所有的关节都要进行关节活动度范围内的活动。运动时尽量不要过快，以免诱发伸张反射，要耐心而轻柔地进行。利用器具的机械矫正法，利用患肢自身体重、肢体位置和强制运动的活动度矫正关节挛缩。如果保守治疗无效，出现明显挛缩而不能生活自理者，可采用外科治疗，例如，肌腱切断术、肌腱延长术、关节囊松解术等，但要注意不要使残存的肌力继续丧失。

2. 异位骨化

异位骨化是发生在软组织内的异常位置的骨形成，这是脊髓损伤常见的并发症。异位骨化发生在主要关节周围，部位以髋关节附近为最多见，膝、肩、肘关节少见。完全性脊髓损伤患者多见，均发生在脊髓损伤平面以下，至今其发生原因不明，局部损伤可能是诱因。主要发生在伤后1~4个月，但可以在伤后1年发生。严重异位骨化影响关节活动度及生活自理能力。早期治疗是进行轻柔的关节活动范围训练。而后期可手术切除以恢复关节活动度。

本病发生的机制可能与暴力地被动活动关节所致关节周围软组织损伤有关。脊髓损伤4~10周后，患者髋关节周围出现肿胀及热感。肿胀消退后，髋关节前面及大腿内侧可触及硬性包块，从而影响关节活动范围，使其坐位、转乘及更衣等动作造成不便，也容易导致压疮的发生。异位骨化可分4期，其临床表现有所不同（表6-9）。

表6-9　异位骨化分期

临床分期	硬性包块	局部肿胀	X线检查	AKP（碱性磷酸酶）	骨扫描
Ⅰ	明显	不明显	无发现	明显升高	阳性
Ⅱ	明显	可触及	云雾状影	明显升高	阳性
Ⅲ	较前减轻	明显	可见骨化影	可升高	可阳性
Ⅳ	较前减轻	明显	骨结构清晰	正常	阴性

3. 痉　挛

痉挛发生于上运动神经元脊髓损伤患者，截瘫水平以下的肌肉受累，表现为肌肉张力升高、牵张反射过敏和肌肉痉挛为特点。痉挛可因内在和外在因素诱发加重，这包括体位改变、压疮、泌尿系感染、膀胱结石、便秘及情绪激动。任何痉挛的异常加重，都应检查患者是否存在以上各种病理情况。严重的痉挛，造成肢体肌群肌力不平衡，从而产生肢体的挛缩畸形。但痉挛也有如下好处：可能减少骨质疏松预防肌挛缩；可改善静脉回流；可能有助于患者站立和利用痉挛做某些动作。

4. 呼吸系统并发症

是脊髓损伤患者常见而又危险的并发症。美国国立脊髓损伤资料中心汇总13个地区脊髓损伤救治机构的资料，9 647例伤后24h以内收入脊髓损伤治疗体系的患者的死因中，因出现呼吸功能障碍而死亡者占首位。即使度过急性期，反复发生的呼吸衰竭、肺部感染也可危及患者生命。

指导患者先从缓慢的、放松的膈式呼吸（即腹式呼吸）开始，逐渐过渡到用手法将一定阻力施加于患者膈肌之上，或在患者上腹部放置沙袋等，锻炼呼吸肌的负荷能力。腹部放置沙袋的重量可从500g开始，酌情增减重量，一般不要超过2 000g。增加胸壁运动，如有规律地协助患者翻身、转体，通过被动牵引增加胸壁和双上肢的运动幅度。保持呼吸道清洁，坚持每天拍打、叩击患者的胸背部，鼓励患者咳嗽排痰，防止分泌物在气道内潴留。

5. 深静脉血栓

脊髓损伤患者中深静脉血栓的发生率较高。如果一侧肢体突然发生肿胀，伴有胀痛、体温升高、肢体局部温度升高，都应考虑下肢深静脉血栓形成。未发现和未处理的深静脉血栓可导致肺栓塞和突然死亡。彩色超声多普勒检查有助于确诊。预防和治疗措施包括卧床休息、抬高患肢。病情允许时，应穿着医用弹力袜或缠弹力绷带。应用合适的药物，如阿司匹林、丹参、低分子肝素、香豆素衍化物（华法林）等。

6. 直立性低血压

直立性低血压是脊髓损伤患者从卧位到坐位或到直立位时血压明显下降，临床表现为头晕、眼黑、视物不清，甚至一过性意识丧失。直立性低血压主要发生在T5以上脊髓损伤患者，在伤后早期症状严重，影响早期康复的进行。直立性低血压的发生原因是脊髓损伤后，特别是T5以上水平的脊髓损伤后，交感神经功能受到损害。当自身变换体位后，血液因重力作用流向下肢时，机体不能通过交感神经反射调节血管张力、增加外周阻力和增加心排出量而对血压变化产生相应的反应。此外，长期卧床或肢体瘫痪引起的静脉回流障碍和心排血量减少也是加重直立性低血压的原因。当出现直立性低血压时，应立即改变体位至卧位或头低位，症状可立即缓解。定期变换体位，对刺激血管收缩反应有重要作用，定期逐步抬高床头的训练可缓解直立性低血压。急性稳定期开始轮椅活动后，直立性低血压即可逐步适应。因直立性低血压而影响康复训练者，可应用腹带和高质量长腿弹力袜。值得注意的是，腹带必须位于肋缘以下和腹股沟以上，弹力袜必须长至大腿上部，通过对腹部和大腿的加压，减少了体位变化时血液在下肢和腹部的灌注，从而改善低血压的症状。如果应用上述方法仍不能有效缓解直立性低血压，严重影响患者离床训练时，可应用药物治疗如盐酸米多君等。

7. 脊髓损伤后的排尿障碍

脊髓损伤对泌尿系统的影响主要为排尿障碍，如处理不当则可造成膀胱输尿管反流、肾积水、泌尿系统感染和肾功能减退或衰竭。因此，脊髓损伤患者的泌尿系统并发症的防治是脊髓损伤康复的重要环节。排尿的脊髓反射中枢位于脊髓圆锥内S2~S4节段。脊髓中枢接受大脑皮质高级中枢的控制，脊髓损伤后，造成皮质高级中枢和控制排尿的脊髓反射中枢之间联系的障碍或脊髓反射中枢的损害，发生神经性膀胱并导致排尿障碍及一系列泌尿系统并发症。

通过尿流动力学检查了解逼尿肌的功能（收缩力，顺应性，稳定性和与外括约肌的协调性），膀胱出口功能（有无功能性或机械性梗阻）及膀胱压力–容积关系。首次检查应在脊髓休克结束后即伤后2~6周进行。治疗方法包括留置导尿、间歇性导尿、反射性排尿、腹压排尿等。根据尿流动力学检查结果还可服用降低膀胱压力的药物，必要时可进行尿道括约肌切开术。应通过治疗尽可能达到下述目标：低压膀胱，保持一定膀胱容量（低压者600mL，高压者350~400mL），选择一个合理排尿方式，保持无泌尿系感染。

8. 压　疮

压疮是脊髓损伤的主要并发症，它具有易复发性、难治性等特点。压疮是患者长期住院治疗的原因，7%~8%脊髓损伤患者死于合并感染。

局部压迫及持续压迫时间过长是导致压疮发生的两个主要原因。皮肤受压后早期局部可充血、发红，但这种充血、发红用手指轻压后即可消退，表示皮肤微循环正常。若受压时间延长，皮肤充血、发红加重，皮肤局部可有轻度水肿，手指轻压充血不消退，表示局部皮肤微循环阻断，这是压疮发生前期。此时，若继续受压，压疮就难免发生。

压疮的预防一方面基于对压疮的原因、影响因素及病理生理的全面理解；另一方面需要集体协作，不仅医生、护士，还有有关人员，重要的是病人都应该注意压疮的预防。预防的主要方法包括定时翻身，更换体位，解除压迫。定时翻身或变换体位是预防压疮的基本方法。预防压疮的措施包括：选择良好的坐垫和床垫；改善全身营养状况；保持卫生。

9. 自主神经反射亢进

又称自主神经过反射，是脊髓损伤特有的威胁患者生命的严重并发症，多见于T6以上脊髓损伤的患者。主要症状是头痛，主要体征是突发性高血压，其次是脉搏缓慢或加快，有面部潮红、多汗，最重要也是最有效的治疗方法是尽快找出致病因素并尽快处理。大多数患者在去除致病因素后，症状均能立即好转。最常见的致病因素是膀胱及肠道的过度膨胀，故当出现此症时，均应立即检查导尿管是否通畅，膀胱是否过度膨胀，并针对症状和体征立即进行相应的处理。

第五节　周围神经损伤

一、概　述

周围神经由神经节、神经丛、神经干和神经末梢组成，分为脊神经、脑神经和内脏神经。周围神经多为混合性神经，含有感觉纤维、运动纤维和自主神经纤维。周围神经损伤是由于周围神经丛、神经干或其分支受外力作用而发生的损伤，如挤压伤、牵拉伤、挫伤、撕裂伤、切割伤、火器伤、医源性损伤等，主要病理变化是损伤远端神经纤维发生Waller变性。

（一）周围神经损伤的分类

1. Seddon神经损伤类型（1943年）

（1）神经失用

神经传导功能障碍为暂时性生理性阻断，神经传导功能一般于数日至数周内自行恢复。

（2）轴突断裂

轴突在鞘内发生断裂，神经鞘膜完整，远段神经纤维发生退行性变，经过一段时间后，神经功能可自行恢复。

（3）神经断裂

神经束或神经干完全断裂，或断裂间隙有瘢痕组织充填，需通过手术缝接神经，缝接后神经可完全或部分恢复功能。

2. Sunderland分类（1968年）

（1）第一度损伤

主要表现在神经损伤处出现暂时性神经传导功能中断，而神经纤维在其胞体与末梢器官之间的连续性仍保持完整，神经损伤的远段不出现Waller变性，对电刺激做的反应正常或稍减慢。其功能可于3~4周内很快地获得完全恢复。

（2）第二度损伤

主要表现为轴突中断，即轴突在损伤处发生坏死，但轴突周围的结构仍保持完整，损伤的轴突远段出现Waller变性，但不损伤神经膜管的完整性。第二度损伤的神经可自行恢复，预后良好，恢复的时间取决于轴突从损伤处至支配区感觉和运动末梢器官的距离，即每日以1~2mm的再生速度向远端生长。

（3）第三度损伤

其病理特征不仅包括轴突断裂，损伤的神经纤维远段发生Waller变性，而且神经内膜管遭到损伤、不完整；而神经束膜所受影响很少，所以神经束的连续性仍保持完整。第三度损伤的神经虽可自行恢复，但神经纤维数量有所减少，导致功能上并不能完全恢复。

（4）第四度损伤

神经束遭到严重破坏或发生广泛断裂，神经外膜亦受到破坏，但神经干的连续性保持完整。第四度损伤的神经，因所有神经束广泛受累，其支配区的运动功能和感觉、交感神经功能基本丧失。该度损伤的神经需要进行手术，切除瘢痕段神经，进行神经修复。

（5）第五度损伤

整个神经干完全断裂，断裂两端完全分离，或仅以细小的纤维化组织形成瘢痕索条相连。其结果是损伤神经所支配的运动肌、感觉神经和交感神经功能完全丧失。第五度神经损伤需通过手术修复。

（二）病　因

造成周围神经损伤的原因很多，但开放损伤、牵拉伤及骨折脱位造成的损伤，是临床上3种最常见的神经致伤原因。其他如接压伤、缺血性损伤、医源性损伤、产伤、化学性及物理性损伤都可以成为神经损伤的原因。

（三）临床表现

周围神经病损的主要临床表现有以下几种。

1. 运动障碍

出现弛缓性瘫痪、肌张力降低、肌肉萎缩。

2. 感觉障碍

表现为感觉减退或消失、感觉过敏，主观有麻木感、自发疼痛等。

3. 反射障碍

腱反射减弱或消失。

4. 自主神经功能障碍

皮肤发红或发绀，皮温低，无汗、少汗或多汗，指（趾）甲粗糙变脆等。

（四）常见的周围神经损伤

常见的周围神经损伤有臂丛神经损伤、桡神经损伤、正中神经损伤、尺神经损伤、坐骨神经损伤、腓总神经损伤、胫神经损伤、腕管综合征、糖尿病性周围神经病、三叉神经痛、特发性面神经麻痹（又称Bell麻痹）、肋间神经痛、坐骨神经痛等。

（五）诊　断

周围神经损伤的早期诊断是极为重要的。早期诊断是制订正确有效治疗方案的前提，及早明确诊斯，适宜的治疗并配合早期康复，才可能使肢体及早获得功能上的恢复。错误或延误神经损伤的诊断，将影响肢体的功能恢复，同时也将给二期修复带来困难。神经损伤后，临床上出现该神经支配区不同程度的肌肉麻痹、感觉障碍和自主性神经系统功能紊乱。因此，外科医生要想正确地判断神经损伤的部位和程度，必须了解患者的伤、病史，结合周围神经解剖知识，对肢体进行详细和准确的检查，必要时还需作电生理学，如肌电图或体感诱发电位的检查，以明确诊断。

二、康复评定

由于周围神经干是由运动、感觉和自主性神经纤维组成的，因此，周围神经损伤后将引起该支配区的运动、感觉和自主性神经功能障碍。周围神经损伤的康复首先是对于损伤状况的评定。

（一）特殊畸形观察

当周围神经完全损伤时，所支配的肌肉主动功能消失，肌张力消失并呈松弛状态，肌肉逐渐发生萎缩。由于与麻痹肌肉相对的正常肌肉的牵拉作用，使肢体呈现特有畸形。

上臂桡神经损伤因伸腕、伸指和伸拇肌肉发生麻痹，而手部受正常的屈腕、屈指和屈拇肌肉的牵拉，使手呈现典型的垂腕和垂指畸形。

腕部尺神经损伤，尺神经所支配的小鱼际肌、第五与第四蚓状肌和所有骨间肌发生麻痹，由于手部正常的屈、伸指肌的牵拉，使无名指和小指的掌指关节过伸、指间关节屈曲，呈现典型的爪形指畸形。

尺神经损伤发生于肘部，因无名指和小指的指深屈肌也发生麻痹，手部爪形改变较尺神经在腕部损伤者为轻。

（二）运动评定

神经完全损伤后，肌肉的肌力完全消失，但在运动神经不完全损伤的情况下，多表现为肌力减退。伤病后的神经恢复或手术修复后，肌力可能将逐渐恢复。首先应进行MMT检查，正确地评定肌力。晚期病例可用关节活动度检查评定关节、肌肉、软组织挛缩程度。肢体麻痹范围广的病例也可进行日常生活动作测试，确定肢体运动能力。

（三）感觉评定

周围神经损伤后，其分布区的触觉、痛觉、温度觉、振动觉和两点辨别觉可完全丧失或减退。由于各皮肤感觉神经有重叠分布，所以其分布区的皮肤感觉并不是完全丧失，而是局限于某一特定部位，称为单一神经分布区（或称绝对区）。

正中神经损伤开始时为桡侧三个半手指，即拇指、食指、中指和无名指桡侧有明显感觉障碍，后来仅有食指和中指末节的感觉完全丧失，即为正中神经单一神经分布区。尺神经损伤开始是小指和无名指尺侧感觉发生障碍，后来只有小指远端两节感觉完全丧失的尺神经单一神经分布区感觉丧失。桡神经单一神经分布区是在第一、第二掌骨间背侧的皮肤。

目前，临床上测定感觉神经功能多采用英国医学研究会1954年提出的评定标准：S0，神经支配区感觉完全丧失；S1，有深部痛觉存在；S2有一定的表浅痛觉和触觉；S3浅痛触觉存在，但有感觉过敏；S4浅痛触觉存在；S5除S3外，有两点辨别觉（7~11mm）；S6感觉正常，两点辨别觉≤6mm，实体觉存在。

感觉检查包括浅感觉（痛、温、触），深感觉（关节位置、震动、压痛）和复合觉（数字识别、二点辨别、实体），还要根据病例特点询问有无主观感觉异常（异常感觉、感觉倒错）。

（四）反射检查

反射检查时需患者充分合作，并进行双侧对比。常用反射有肱二头肌反射、肱三头肌反射、桡骨骨膜反射、膝反射、踝反射等。

（五）自主性神经功能评定

神经损伤后，由交感神经纤维支配的血管舒缩功能、出汗功能和营养性功能发生障碍。开始时出现血管扩张，汗腺停止分泌，因而皮肤温度升高、潮红和干燥。2周后，血管发生收缩，皮温降低，皮肤变得苍白。

（六）日常生活活动能力评定

可采用Barthel量表评价日常生活活动能力。

（七）神经干叩击试验（Tinel征）

神经干叩击试验（Tinel征）在神经损伤和神经再生的判断方面有一定的临床价值，此方法简单易行。在神经断裂后，其近侧断端出现再生的神经纤维，开始时无髓鞘，如神经未经修复，即使近端已形成假性神经瘤，叩击神经近侧断端，可出现其分布区放射性疼痛，称为Tinel征阳性。

（八）周围神经电生理学评定

对于周围神经损伤的诊断，通过详细的病史询问，准确的临床检查，做出正确的诊断并不困难。但对于神经损伤部位、程度和损伤神经修复后其恢复情况的准确判断，则需要周围神经电生理学检查作为辅助的检查手段，为评定提供更加准确的客观依据。低频电刺激使用电变性检查很方便。常用方法有以下几种。

1. 肌电图检查

肌电图检查对周围神经病损有重要的评定价值，可判断失神经的范围与程度，以及神经再生的情况。由于神经损伤后的变性、坏死需经过一定时间，失神经表现在伤后3周左右才出现。

2. 神经传导速度测定

神经传导速度测定是对周围神经病损最有用的检查方法，可以确定传导速度、动作电位幅度和末梢潜伏期。既可用于感觉神经也可用于运动神经的功能评定，以及确定受损部位。正常情况下，四肢周围神经的传导速度一般为40~70m/s。神经损伤时，传导速度减慢。

3. 体感诱发电位检查

体感诱发电位检查具有灵敏度高、对病变进行定量估计、对传导通路进行定位测定、重复性好等优点。对常规肌电图难以查出的病变，体感诱发电位可容易做出诊断，如周围神经靠近中枢部位的损伤等。

三、康复治疗

康复治疗的目的是早期防治各种并发症（炎症、水肿等），晚期促进受损神经再生，以促进运动功能和感觉功能的恢复，防止肢体发生挛缩畸形，最终改善患者的日常生活活动能力，提高生活质量，康复治疗应尽早介入。

（一）早　期

早期一般为发病后5~10天。首先要去除病因，减少对神经的损害，预防关节挛缩的发生，为神经再生做好准备。具体措施有以下几种。

1. 关节功能位的保持

应用矫形器、石膏托甚至毛巾，将受累肢体各关节保持在功能位。如垂腕时将腕关节同定于背伸20° ~30° 的功能位，足下垂时将踝关节同定于背伸90° 的功能位等。

2. 关节的主被动运动

由于肿胀、疼痛、不良肢位、肌力不平衡等因素，周围神经损伤后常易出现关节挛缩和畸形，故受累肢体各关节应早期做全范围到各轴向的被动运动，每天至少1~2次，以保持受累关节正常活动的范围。

3. 肿胀的处理

采用抬高患肢、弹力绷带包扎、做轻柔的向心性按摩与受累肢体的被动活动、冰敷等措施。

4. 物理因子的应用

早期应用超短波、微波、红外线等温热疗法，既有利于改善局部血液循环，促进水肿、炎症吸收，又有利于神经再生。有条件时可用水疗。

5. 受累部位的保护

由于受累肢体的感觉缺失，易继发外伤，应注意保护受累部位，如戴手套、穿袜等。若出现外伤，应选择适当的物理因子进行物理因子治疗，如紫外线治疗，促进伤口早期愈合。

（二）恢复期

早期炎症水肿消退后，即进入恢复期，早期的治疗措施仍可有选择地继续使用。此期的重点是促进神经再生、保持肌肉质量、增强肌力和促进感觉功能恢复。

1. 神经肌肉电刺激疗法

周围神经病损后，肌肉瘫痪，可采用神经肌肉电刺激疗法以保持肌肉质量，迎接神经再支配。失神经支配后的1个月，肌肉萎缩得最快，宜及早进行神经肌肉电刺激治疗，失神经后数月仍有必要施用神经肌肉电刺激治疗。

2. 肌力训练

受累神经支配的肌肉肌力为0~1级时，进行被动运动、肌电生物反馈等治疗。受累神经支配的肌肉肌力为2~3级时，进行助力运动、主动运动及器械性运动，但应注意运动量不宜过大，以免肌肉疲劳，随着肌力的增强，逐渐减少助力。受累神经支配的肌肉肌力为3+~4级时，可进行抗阻练习，以争取最大肌力恢复，同时进行速度、耐力、灵敏度、协调性与平衡性的专门训练。

3. ADL训练

肌力训练时应注意结合功能性活动和日常生活活动训练。例如，上肢练习洗脸、梳头、穿衣、伸手取物等动作，下肢练习踏自行车、踢球动作等。治疗中不断增加训练的难度和时间，以增强身体的灵活性和耐力。

4. 作业治疗

根据功能障碍的部位及程度、肌力及耐力的检查结果，进行有关的作业治疗。上肢周围神经损伤患者可进行木工、编织、泥塑、打字、修配仪器、套圈、拧螺丝等操作，下肢周围神经损伤患者可进行踏自行车、缝纫机等练习。

5. 感觉训练

先进行触觉训练，选用软物（如橡皮擦）摩擦手指掌侧皮肤，然后是振动觉训练。后期训练涉及对多种物体大小、形状、质地和材料的鉴别，可将一系列不同大小、不同形状、不同质地、不同材料的物体放在布袋中让患者用手触摸辨认，如钥匙、螺钉、回形针、扣子、硬币、橡皮块等。训练的原则是由大物体到小物体，由简单物体到复杂物体，由粗糙质地到纤细质地，由单一类物体到混合物体。

6. 促进神经再生

可选用神经生长因子、维生素B_1、维生素B_6、维生素B_{12}等药物，以及超短波、微波、红外线等物理因子治疗，有利于损伤神经的再生。

7. 手术治疗

对保守治疗无效而又有手术指征的周围神经病损患者应及时进行手术治疗。闭合性神经损伤一般观察3个月，如没有神经再生及好转的迹象，需考虑行手术治疗，如神经探查术、神经松解术、神经移植术、神经缝合术等。

四、常见周围神经损伤的康复治疗

（一）桡神经损伤

1. 运动障碍

肘下损伤时，出现腕下垂；拇指及各手指下垂，拇指不能桡侧外展；不能伸直各掌指关节。肘上损伤时，除以上特征外，还有肱桡肌萎缩。而损伤于腋部时，尚有肘关节不能伸直的症状。

2. 感觉障碍

手背桡侧半皮肤感觉减退。

3. 康复治疗

早期治疗原则是消除炎症及水肿，防止肢体挛缩畸形，防止肌肉萎缩，促进神经再生。水肿时将患肢抬高，保持良好肢位，必要时可用夹板将患肢固定于功能位。损伤早期肢体麻痹后即应进行被动运动或按摩。但此时注意，麻痹肌不能过度伸展，不宜使肌肉过度疲劳。可采用超短波、微波、水疗等方法改善局部血液循环及神经肌肉的营养状态，同时还有镇痛作用。

恢复期康复原则是防止肌肉萎缩，增强肌力，促进神经再生。可用电刺激疗法、温热疗法、水疗等改善血液循环，提高肌肉收缩力和张力。作业疗法可以增加关节的灵活性、肌力的协调性和耐力。可根据肌力和耐力的具体情况选择各种作业疗法。损伤上臂者，应采用外展支架，手部也用外展矫形器。为了预防伸腕挛缩，要戴伸腕夹板。

（二）尺神经损伤

1. 运动障碍

环小指掌指关节过伸、指间关节屈曲呈爪状畸形；不能在屈曲掌指关节的同时伸直指间关节；不能向尺侧屈腕及屈环小指远侧指关节；各手指不能内收外展；夹纸力减弱；骨间肌及小鱼际肌群萎缩；小指与拇指对捏障碍。

2. 感觉障碍

腕部损伤时，手掌面尺侧指半皮肤感觉消失；肘部损伤时，尚有手背尺侧半皮肤感觉消失。

3. 康复治疗

方法同桡神经损伤，但应做手指分开、并拢及伸展练习。另外，为了防止第四、五掌指关节过伸，可使用夹板使掌指关节屈曲至45°。

（三）正中神经损伤

1. 运动障碍

损伤于腕部时，拇指不能对掌及掌侧外展；大鱼际肌肉萎缩。损伤于肘部时，除以上特点外，还有拇指食指不能屈曲，有的中指能屈一部分，前臂屈肌萎缩。

2. 感觉障碍

手掌面桡侧指半皮肤感觉减退。另外，正中神经损伤后合并灼性神经痛较常见。

3. 康复治疗

方法同桡神经损伤。另外，应使用对指长夹板以支撑腕关节，行拮抗肌被动运动。如果为不全麻痹则使用对指短夹板进行手指的伸展及抓握练习。

（四）腓总神经损伤

1. 运动障碍

足下垂；足趾不能背伸；胫前肌及小腿外侧肌萎缩。

2. 感觉障碍

小腿外侧及足背皮肤感觉减退。

3. 康复治疗

方法同桡神经损伤。需要注意的是，预防膝关节挛缩畸形、足内翻、足趾屈曲畸形等。可使用支具使踝关节保持于并防止足内翻。运动训练时，做踝背伸及足趾伸展的练习。

（五）胫神经损伤

1. 运动障碍

踝关节不能屈及内翻；足趾不能屈。

2. 感觉障碍

足底及足趾面皮肤感觉减退。

3. 康复治疗

方法同桡神经损伤。可使用矫形器来预防跟足畸形并多做足屈练习。

五、常见周围神经损伤术后的康复

周围神经损伤术前应进行功能锻炼及理疗，尽量恢复关节活动度，为手术及术后恢复创造较好的条件。术后可依据不同的手术，选择有针对性的康复治疗。

（一）神经缝接术后

术后局部外固定4~6周。在固定期即应对瘫痪肌肉进行电刺激及被固定关节周围肌肉的静力性收缩。同时，固定区域以外的关节，尽可能地做全关节范围内的主动或被动运动。未受损或不全瘫痪的肌肉则应进行主动收缩；外固定去除后，进行被固定关节的关节活动度训练，同时应注意动作宜轻柔，缓慢增加活动幅度，以防止过度牵拉缝合神经。必要时可行关节功能牵引，但要注意关节活动度的改善速度不宜过快。另外，还要加强修复神经所支配肌肉的力量训练。

（二）神经减压松解术后

术后应及早开始康复治疗。术后第二天即应开始缓慢而温和的主动和被动运动，然后以各种理疗（如超声、音频等）改善血液循环，减少瘢痕形成。创口基本愈合后，应着重进行肌力训练及改善关节活动度的训练。

（三）神经移位术后

术后需训练运动中枢重新建立运动模式，进行运动协调性的功能训练。其间还可采用助力运动、肌电生物反馈等方法，反复进行功能训练活动，逐渐建立运动的协调性。

（四）肌腱移位术后

术前加强待移位肌腱部位肌力训练。术后注意防止粘连，治疗原则同神经松解减压术后；另外，术后也需要进行重建运动协调的训练。

第六节 帕金森病

帕金森病（Parkinson Disease，PD）又称震颤麻痹（Paralysis Agitans），由英国医师James Parkinson于1817年首先描述，是一种病因不明，缓慢进行性发展的中枢神经系统变性疾病。表现为运动迟缓与减少，肌肉僵直，静止性震颤和姿势不稳四大特征。我国北京、西安、上海三地流行病学调查显示，65岁以上人群患病率为1.7%。估计全国每年新发患者数达10万人以上，我国现有帕金森病患者人数约200万人。

一、病因与发病机制

本病的研究已有190多年的历史，由于其病因和发病机制十分复杂，至今仍未彻底明确，但可能与下列因素密切相关。

1. 年龄因素

本病主要发生于50岁以上的中老年人，40岁以前很少发病， 65岁以上发病明显增多，提示年龄因素可能与发病有关。

2. 环境因素

环境中1-甲基-4-苯基-1,2,3,6-四氢吡啶（MPTP）分子结构相类似的工业或农业毒素，如某些除草剂、杀虫剂、鱼藤酮、异喹啉类化合物等可能与帕金森病的病因有关。现有较多的流行病学调查结果显示，长期接触或生活在上述相关环境者中帕金森病发病率高，而吸烟、饮茶、喝咖啡者发病率低。

3. 遗传因素

近年来，在对家族性帕金森病相关基因的研究中，已经发现13个染色体位点以孟德尔遗传方式与帕金森病连锁，分别命名为PARK1–PARK13，其中7个为常染色体显性遗传，4个以常染色体隐性遗传方式传递，1个X染色体连锁遗传，另1个可能与晚发散发性帕金森病有关。

4. 氧化应激

氧化应激一直是帕金森病发病机制的研究热点，很多资料显示，患者脑内脂质过氧化物明显增高。在帕金森病中有许多潜在的因素能够导致氧化应激，包括线粒体功能失调、游离铁水平的增加及抗氧化防御体系中的游离自由基的增加等。

5. 线粒体功能缺陷

应用MPTP 和鱼藤酮这两种线粒体呼吸链组合物的抑制剂，均可复制出高度选择性损伤中脑多巴胺能神经元的帕金森病模型，促使人们思考帕金森病与线粒体功能的关系。

6. 泛素-蛋白酶体功能异常

泛素-蛋白酶体系统可选择性降解细胞内的蛋白质，它在多种与细胞周期性增殖及凋亡相关蛋白的降解中发挥重要作用。

综上所述，帕金森病的发病绝非单一因素，可能是遗传易感性、环境毒素和衰老几种因素共同作用的结果，而导致黑质多巴胺能神经元变性死亡则与氧化应激、线粒体功能缺陷、蛋白酶体功能异常关系更为密切，也和免疫反应、细胞凋亡、兴奋性氨基酸毒性、胶质细胞增生和炎症反应等多种复杂机制有关。

二、病　理

大脑外观无明显改变，脑重量一般在正常范围内。切面上主要的改变是中脑黑质、脑桥的蓝斑及迷走神经背核等处脱色，其中尤以黑质最为显著，外观颜色变浅甚至完全无色。光镜下特征性病理改变是黑质多巴胺能神经元大量变性丢失，残留的神经元胞浆中有Lewy小体形成。此外，还可见病变区有胶质细胞增生。黑质神经元变性丢失具有特殊分布区，主要见于致密带的腹外侧部，腹内侧部次之，背侧部较轻。

三、临床表现

多见于50岁以后发病，男性稍多于女性，起病缓慢，逐渐进展。症状常自一侧上肢开始，逐渐扩展至同侧下肢、对侧上肢及下肢。

（一）静止性震颤（Static Tremor）

震颤常为本病的首发症状，多自一侧上肢远端开始，表现为规律性的手指屈曲和拇指对掌运动，如“搓丸样”动作，其频率为6Hz，幅度不定，以粗大震颤为多。震颤可逐渐扩展至四肢，但上肢震颤通常比下肢明显，先出现震颤的一侧始终比后出现的一侧为重，表现明显的不对称性。震颤于静止时明显、精神紧张时加剧、随意运动时减轻、睡眠时消失。

（二）肌强直（Rigidity）

帕金森病的肌强直特点是伸肌和屈肌的张力同时增高。当腕、肘关节被动运动时，检查者感受到的阻力增高是均匀一致的，称为“铅管样肌强直”；如患者合并有震颤，则在伸屈腕关节时可感到在均匀阻力上出现断续的停顿，如同齿轮转动一样，称为“齿轮样肌强直”。躯干、四肢和颈部肌肉强直常呈现一种特殊的姿势，称之为屈曲体姿，表现为头部前倾、躯干俯曲、肘关节屈曲、腕关节伸直、前臂内收、髋关节和膝关节弯曲。由于臂肌和手部肌肉强直，使患者上肢不能做精细动作，可表现书写困难，写字时越写越小，呈现写字过小症。疾病进展后还可表现扭头、转身困难，此时因颈部和躯干肌肉强直，必须采取连续原地小步挪动，使头和躯干一起缓慢转动才能完成相应动作。

（三）运动迟缓

运动迟缓是帕金森病一个最重要的运动症状，患者可表现多种动作的缓慢，随意运动减少，尤以开始动作时为甚。例如，坐位或卧位时起立困难，起床、翻身、解系纽扣或鞋带、穿鞋袜或衣裤、洗脸及刷牙等日常活动均发生障碍。查体时让患者起立、转身、手掌的往复动作、拇指与示指的对指动作均明显缓慢。面部表情肌少动，表现为面无表情、眨眼少、双眼凝视，称之为“面具脸”。因口、舌、咽和腭肌运动障碍使讲话缓慢、语调变低。

（四）姿势步态异常

中晚期患者因平衡功能减退而出现姿势步态不稳，容易跌倒，甚至发生骨折，严重影响生活质量，也是致残的原因之一。轻症患者行走时患侧上肢自动摆臂动作减少，走路时患侧下肢拖曳。病情逐渐加重时，双上肢伴随动作消失，双足擦地行走，步态变小、变慢，遇障碍物不敢跨越，走下坡路更为恐惧。有时行走过程中双脚突然不能抬起好像被粘在地上一样，称为冻结现象。还可出现“慌张步态”，这是帕金森病患者的特有体征，表现为迈步时以极小的步伐前冲，越走越快，不能立刻停下脚步。

（五）其他症状

帕金森病除上述运动障碍症状外，还有非运动症状，如表现精神方面有抑郁、焦虑、认知障碍、幻觉、淡漠、睡眠紊乱；自主神经症状有便秘、血压偏低、多汗、性功能障碍、排尿障碍、流涎；感觉障碍有麻木、疼痛、痉挛、不安腿综合征、嗅觉障碍等。

四、辅助检查

1. 血、脑脊液常规化验

均无异常，CT、MRI检查无特征性改变。

2. 生化检测

采用高效液相色谱可检测到脑脊液和尿中高香草酸含量降低。

3. 基因诊断

采用DNA印记技术、PCR、DNA序列分析、全基因组扫描等可能发现基因突变。

4. 功能显像诊断

采用PET或SPECT进行特定的放射性核素检测，可显示脑内多巴胺转运体功能降低、多巴胺递质合成减少等，对早期诊断、鉴别诊断及监测病情有一定价值，但非临床诊断所必需和常用。

五、诊　断

中老年发病，缓慢进行性病程。4项主征（静止性震颤、肌强直、运动迟缓、姿势步态异常）中必备运动迟缓1项，其余3项至少具备其中之一。左旋多巴治疗有效。患者无眼外肌麻痹、小脑体征、直立性低血压、锥体系损害和肌萎缩等。

2006年，中华医学会神经病学分会运动障碍与帕金森病学组制定的帕金森病诊断标准如下。

符合帕金森病的诊断：运动减少，启动随意运动的速度缓慢。疾病进展后重复性动作的运动速度及幅度均降低。至少存在下列1项特征：肌肉僵直；静止性震颤；姿势不稳（非原发性视觉、前庭、小脑及本体感受功能障碍造成）。

支持诊断帕金森病必须具备下列3项或3项以上的特征：单侧起病；静止性震颤；逐渐进展；发病后多为持续性的不对称性受累。对左旋多巴的治疗反应良好（70%~100%）；左旋多巴导致的严重的异动症。左旋多巴的治疗效果持续5年或5年以上；临床病程10年或10年以上。

六、临床治疗

帕金森病的治疗原则是：综合治疗、药物为主、改善症状、延缓病程、提高生活质量。

（一）药物治疗

目前，在帕金森病的各种治疗方法中仍以药物治疗最为有效，通过维持纹状体内多巴胺和乙酰胆碱两种神经递质的平衡，使临床症状得以改善。

（二）手术治疗

早期药物治疗显效而长期治疗效果明显减退、同时出现异动症者可考虑手术治疗。需强调的是手术仅能改善症状，而不能根治疾病，术后仍需应用药物治疗，但可减少剂量。手术对肢体震颤和（或）肌强直有较好疗效，而对躯体性中轴症状如姿势步态异常、平衡障碍无明显疗效。手术方法主要有神经核毁损和DBS。

（三）细胞移植治疗及基因治疗

胚胎中脑组织移植到患者纹状体的治疗可改善临床症状，但存在的问题有供体来源有限、远期疗效不定和免疫排斥等。人视网膜色素上皮细胞、酪氨酸羟化酶和神经营养因子基因转染治疗等是在探索中的治疗方法，目前仍处在动物实验阶段；干细胞治疗研究很多，前景令人振奋并寄予厚望，但目前尚未正式进入临床应用阶段。

七、康复治疗

（一）常见康复问题

1. 肢体协调能力降低

静止性震颤最初出现于一侧上肢远端，以后可波及四肢、下颚、舌和颈部，并且上肢远端较重，从而影响了动作的整体效果，且常影响手功能，使患者丧失了双手的协调性及灵活性，精细动作不能顺利完成。典型表现如书写障碍。

2. 运动障碍

主要表现为运动缓慢及运动困难。患者随意动作明显减少，始动动作尤为缓慢，且不能随意控制运动速度，步态蹒跚而步距缩短，双臂弯曲而不能自然摆动，步伐可不自觉地加快，出现动作不能协调的慌张步态，而动作一旦启动又不能立即停止。活动中的伴随动作减少，行走中无正常跟足步，转身不便。因缺少姿势反射，易跌倒。

3. 肌张力增高

表现为屈肌、伸肌的肌张力都增高，被动运动时有均匀的阻力，可呈“铅管样”；伴有震颤时则呈“锯齿样”，称为“齿轮样强直”。早期表现起始动作缓慢、不能随意地变换动作，随后引起关节活动范围受限，最后导致“头部前倾、躯干俯屈、髋膝屈曲等”异常姿势；由于面部肌肉强直使表情动作减少，造成“面具脸”。

4. 挛　缩

由于肌肉强直的持续存在，使关节活动明显受限，久之造成关节、肌肉及周围组织的挛缩，进一步影响了步行稳定性及上肢功能活动，加重了功能障碍。

5. 言语功能障碍

由于发音肌肉的强直，出现构音障碍为主的言语功能障碍，表现为言语较少，语音低沉，言语不清，单音调，重者可出现缄默不语。

6. 心理障碍

表现情绪抑郁、对社会活动缺乏兴趣及主动性、思维迟钝和记忆力减退，空间定向力丧失等。严重者有自杀倾向。

7. 自主神经功能障碍

流涎、多汗、吞咽困难、便秘、直立性低血压等。

（二）康复评定

1. 协调能力测试

（1）上肢

30s内能按动计数器的次数；1min内能从盆中取出的玻璃球数；1min内能插入穿孔板内的小棒数；1min内在两线间隔1mm的同心圆图的空隙内，能画出圆圈的个数和画出线外的次数。1min内在两线间隔1mm的直线图空间能画出直线的条数和画出线外的次数。

（2）下肢

闭眼状态下，双足跟与足尖并拢能站立的时间；睁眼状态下，单足能站立的时间；睁眼状态下，前进、后退、横行分别行走10m距离所需的时间；闭眼状态下，前进、后退、横行分别行走10m距离所需的时间；睁眼状态下，在20cm宽的两直线内行走，计算10s内的步行距离和足出线的次数。

2. 综合评定

帕金森病的康复综合评定量表很多，常用的有韦伯斯特量表（表6-10）和Yahr分期评定法（表6-11）。

表6-10　韦伯斯特量表

临床表现	生活能力	记分
1. 手动作	不受影响	0分
	精细动作减慢，取物、扣扣子、书写不灵活	1分
	动作中度减慢，单侧或双侧各动作中度障碍，书写明显受影响，有小字症	2分
	动作严重减慢，不能书写，扣扣、取物显著困难	3分
2. 强直	未出现	0分
	颈、肩部有强直，激发征阳性、单或双侧腿有静止性强直	1分
	颈、肩部中度强直，不服药时有静止性强直	2分
	颈、肩部严重强直，服药仍有静止性强直	3分
3. 姿势	正常，头部前屈10cm	0分
	脊柱开始出现强直，头前屈达12cm	1分
	臀部开始屈曲，头前屈达15cm，双侧手上抬，但低于腰部	2分
	头前屈 > 15cm，单、双侧手上抬高于腰部，手显著屈曲，指关节伸直，膝开始屈曲	3分
4. 上肢协调	双侧摆动自如	0分
	一侧摆动幅度减小	1分
	一侧不能摆动	2分
	双侧不能摆动	3分
5. 步态	跨步正常	0分
	步幅44~75cm，转弯慢，分几步才能完成，一侧足跟开始重踏	1分
	步幅15~30cm，两侧足跟开始重踏	2分
	步幅 < 7.5cm，出现顿挫步，靠足尖走路，转弯很慢	3分
6. 震颤	未见	0分
	震颤幅度 < 2.5cm，见于静止时的头部、肢体，行走或指鼻时手有震颤	1分
	震颤幅度 < 10cm，明显不固定，手仍能保持一定的控制能力	2分
	震颤幅度 > 10cm，经常存在，醒时即有，不能自己进食及书写	3分
7. 面容	表情丰富，无瞪眼	0分
	表情有些刻板，口常闭，开始有焦虑、抑郁	1分

续表

临床表现	生活能力	记分
	表情中度刻板，情绪动作时现，激动阈值显著增高，流涎，口唇有时分开，张开＞0.6cm	2分
	面具脸，口唇张开＞0.6cm，有严重流涎	3分
8. 坐位起立	能自如地从椅子上起立	0分
	坐位起立动作慢	1分
	起立时需用手帮助	2分
	不能自坐位起立	3分
9. 言语	清晰、易懂、响亮	0分
	轻度嘶哑，音调平，音量可，能听懂	1分
	中度嘶哑，单调、音量小，乏力，口吃，不易听懂	2分
	重度嘶哑，音量小，口吃严重，很难听懂	3分
10. 生活自理能力	能完全自理	0分
	能独立自理，但穿衣速度明显减慢	1分
	能部分自理，需部分帮助	2分
	完全依赖他人照顾，不能自己穿衣进食及起立行走。只能卧床或坐轮椅	3分

表6-11　Yahr分期评定法

分期	分级	日常生活能力	临床表现
一期	I级	日常生活不需帮助	仅一侧障碍，障碍不明显，相当于韦氏量表总评0分
	II级		两侧肢体或躯干障碍，但无平衡障碍，相当于韦氏量表总评1~9分
二期	III级	日常生活需要部分帮助	出现姿势反射障碍的早期症状，身体功能稍受限，仍能从事某种程度工作，日常生活有轻中度障碍，相当于韦氏量表总评10~19分
	IV级		病情全面发展，功能障碍严重，虽能勉强行走、站立，但日常生活有严重障碍，相当于韦氏量表总评20~28分

续表

分期	分级	日常生活能力	临床表现
三期	V级	需全面帮助	障碍严重，不能穿衣、进食、站立、行走，无人帮助则卧床，或在轮椅上生活，相当于韦氏量表总评29~30分

3. 其他评定

包括肌力，肌张力，关节活动度，言语障碍，心理，平衡能力（包括坐位、站评定及步态分析等）。

（三）康复治疗

康复目标是在一般药物治疗的基础上，合理选用康复治疗方法，积极进行运动功能训练，尽量控制或减轻症状，改善运动及平衡、协调功能；提高日常生活活动能力，改善生活质量。

1. 基本治疗

睡硬板床可以减轻屈曲挛缩并牵张伸肌，能改善和提高患者床上活动的能力。预防直立性低血压，建议缓慢改变体位，或使用直立床，以逐步适应。必要时应用弹力袜或加用腹带；如患者无高血压，可以适当增加盐摄入量以增加血容量。定期测量肺活量，以了解呼吸肌是否受累或受累程度。患者宜学会和应用各种放松技术以减轻肌强直。鼓励在服药后多步行，以起到有氧训练目的。

2. 物理因子治疗

温水浸浴和旋涡浴治疗，对缓解强直有一定疗效。红外线、短波透热、蜡疗等热疗，对强直有缓解作用。

3. 运动疗法

为防止关节活动范围受限及肌萎缩、挛缩的发生，改善平衡及协调功能，维持肌肉力量，除了进行各种运动疗法外，更应重视放松练习和提高控制能力的练习。

放松练习常用方法有对比法、交替法、暗示法、牵张法等。从肢体的远端开始训练，然后再到近端；先从一侧肢体放松开始再到另侧肢体。训练时最好配合深呼吸，于用力时吸气，放松时呼气。但此方法对于有明显肺部疾病及高血压患者不适用。

提高关节活动控制能力。以下肢活动为例，如仰卧位一侧下肢伸直，另一侧下肢屈曲并用足跟接触对侧下肢的膝部，然后向下滑至小腿前，再到踝部，左右交替进行练习；也可做下蹲练习，面对肋木，两上肢平肩抓住肋木，先稍蹲一站立，然后坐蹲一站立，再深蹲一站立，如此反复练习。对于上肢及颈部练习亦同。

关节活动范围训练采用主动运动与被动运动活动各关节。主要部位是颈、肩、肘、腕、指、膝。动作包括颈前屈后伸、左右侧屈、左右回旋；肩内旋，内收，外旋、外展，耸肩、垂肩；站立双手前上举、伸指、伸肘，下蹲手握拳、屈肘、上臂内收。要反复训练长期坚持，同时注意增加颈部后伸、肩外展及外旋等活动范围以纠正前倾姿势。

肌力训练重点训练胸肌、腹肌、腰背肌和股四头肌。可采用各种体操、拉力器、功率自行车、划船器等方法。

平衡、协调功能训练可以改善患者躯干肌肉的运动姿势控制、平衡、运动协调能力，促进运动的启动过程，纠正起步难、步幅短、转弯慢及上下肢动作不协调的异常步态。训练时，应逐渐增加运动的幅度、速度可以训练患者站立时双足分开，然后重心向左右前后移动，单足支撑，保持平衡；尚可训练患者躯干及骨盆旋转、上肢随之摆动，上肢协调大幅度摆动等；另外，患者双足站立，用笔在场上画圈或各种曲线，训练上肢、躯干及下肢协调控制能力。

步态训练时要求患者身体直立，两眼直视前方，起步时足尖要尽量抬高，并保证足跟先着地然后足尖着地，同时注意跨步要尽量大，两上肢在行走时尽量做前后摆动。

4. 作业治疗

可以增加关节活动范围，主要训练手功能和日常生活活动技能，特别是洗漱、进食、穿衣、上厕所等实用技能。改善手功能的方法如捏橡胶泥、做实物模型、编织活动等；而穿脱衣服、系鞋带、洗漱、进食、如厕、写字等日常生活技能的训练能够提高日常生活活动能力。

5. 言语训练

通过唇、舌和下颌运动的锻炼以改善言语障碍。

6. 心理疏导

对于存在情绪抑郁的患者要及时给予心理治疗。

八、预　后

帕金森病是一种缓慢进展的神经系统变性疾病，生存期10~30年。病初若能得到及时诊断和正确治疗，多数患者发病数年内仍能继续工作或生活质量较好。疾病的晚期，由于严重的肌强直、全身僵直终至卧床不动。

（刘华）

参考文献

[1]吴江. 神经病学[M]. 第2版. 北京：人民卫生出版社，2010.
[2]周华东. 神经系统疾病康复治疗学[M]. 北京：军事医学科学出版社，2001.
[3]燕铁斌，窦祖林. 实用瘫痪康复[M]. 北京：人民卫生出版社，1999.
[4]卓大宏. 中国康复医学[M]. 第2版. 北京：华夏出版社，2003.
[5]关骅. 临床康复学[M]. 第1版. 北京：华夏出版社，2005.
[6]张绍岚，何小花. 疾病康复[M]. 第2版. 北京：人民卫生出版社，2014.
[7]何成奇. 内外科疾患康复学[M]. 第1版. 北京：人民卫生出版社，2008.
[8]钟世镇.系统解剖学[M]. 北京: 高等教育出版社，2003.
[9]黄晓琳，燕铁斌. 康复医学[M]. 第5版. 北京：人民卫生出版社，2013.
[10]励建安. 临床运动疗法学[M]. 北京: 华夏出版社，2005.

第七章　肌肉骨骼系统常见疾病的康复

第一节　骨　折

一、概　述

骨折（Fracture）即骨的完整性和连续性中断。骨折可由创伤和骨骼疾病所致，后者如骨髓炎、骨肿瘤所致骨质破坏，受轻微外力即发生的骨折，称为病理性骨折。

（一）病　因

1. 直接暴力

暴力直接作用使受伤部位发生骨折，常伴有不同程度的软组织损伤，如小腿受到撞击，于撞击处发生胫腓骨骨干骨折。

2. 间接暴力

暴力通过传导、杠杆、旋转和肌收缩使肢体受力部位的远处发生骨折。例如，跌倒时以手掌撑地，依其上肢与地面的角度不同，暴力向上传导，可致桡骨远端骨折或肱骨髁上骨折。骤然跪倒时，股四头肌猛烈收缩，可致髌骨骨折。

3. 疲劳性骨折

长期、反复、轻微的直接或间接外力可致使肢体某一特定部位骨折，如远距离行军易致第2、第3跖骨及腓骨下1/3骨干骨折，称为疲劳性骨折。

（二）分　类

根据骨折处皮肤、筋膜或骨膜的完整性分为闭合性骨折即骨折处皮肤及筋膜或骨膜完整，骨折端不与外界相通，和开放性骨折即骨折处皮肤及筋膜或骨膜破裂，骨折端与外界相通。骨折处的创口可由刀伤、枪伤由外向内形成，亦可由骨折端刺破皮肤或黏膜从内向外所致。

根据骨折的程度和形态分为不完全骨折即骨的完整性和连续性部分中断，和完全骨折即骨的完整性和连续性全部中断。

根据骨折端稳定程度分为稳定性骨折即在生理外力作用下，骨折端不易发生移位的骨折，如裂缝骨折、青枝骨折、横形骨折、压缩性骨折、嵌插骨折等，和不稳定性骨折即在生理外力作用下，骨折端易发生移位的骨折，如斜形骨折、螺旋形骨折、粉碎性骨折等。大多数骨折均有不同程度的移位，如成角移位、侧方移位、缩短移位、分离移位、旋转移位等，并且常常几种移位可同时存在。

（三）临床表现

大多数骨折一般只引起局部症状，严重骨折和多发性骨折可导致全身反应。

1. 全身表现

骨折后休克的主要原因是出血，特别是骨盆骨折、股骨骨折和多发性骨折，其出血量大者可达2 000mL以上。严重的开放性骨折或并发重要内脏器官损伤时亦可导致休克甚至死亡。骨折后一般体温正常，出血量较大的骨折，如股骨骨折、骨盆骨折，血肿吸收时可出现低热，但一般不超过38℃。开放性骨折病人出现高热时，应考虑感染的可能。

2. 局部表现

骨折的一般表现为局部疼痛、肿胀和功能障碍。骨折时，骨髓、骨膜以及周围组织血管破裂出血，在骨折处形成血肿，以及软组织损伤所致水肿，使患肢严重肿胀，甚至出现张力性水疱和皮下瘀斑，由于血红蛋白的分解，可呈紫色、青色或黄色。骨折局部出现剧烈疼痛，特别是移动患肢时加剧，伴明显压痛。局部肿胀或疼痛使患肢活动受限，若为完全性骨折，可使受伤肢体活动功能完全丧失。

3. 骨折的专有体征

畸形，骨折端移位可使患肢外形发生改变，主要表现为缩短、成角或旋转畸形；异常活动，正常情况下肢体不能活动的部位，骨折后出现不正常的活动；骨擦音或骨擦感，骨折后，两骨折端相互摩擦时，可产生骨擦音或骨擦感。

具有以上3个骨折特有体征之一者，即可诊断为骨折。值得注意的是，有些骨折如裂缝骨折、嵌插骨折、脊柱骨折及骨盆骨折，没有上述3个典型的骨折特有体征，应常规进行X线平片检查，必要时行CT或MRI检查，以便确诊。

（四）影像学检查

1. X线检查

骨折的X线检查一般应拍摄包括邻近一个关节在内的正、侧位片，必要时应拍摄特殊位置的X线平片。例如，掌骨和跖骨应拍正位及斜位片，跟骨拍侧位和轴位片，腕舟状骨拍正位和舟状骨位片，寰枢椎拍张口位片。有些轻微的裂缝骨折，急诊拍片未见明显骨折线，如临床症状较明显者，应于伤后2周拍片复查。

2. CT检查

CT能清晰地显示椎体爆裂骨折碎裂的后方骨片突入椎管的情况。

3. 磁共振检查

磁共振对软组织层次显示和观察椎体周围韧带、脊髓损伤情况和椎体挫伤较好。行横轴位、矢状位及冠状位或任意断层扫描，可以清晰显示椎体及脊髓损伤情况，并可观察椎管内是否有出血，还可以发现X线平片及CT未能发现的隐匿性骨折并确定骨挫伤的范围。

（五）并发症

骨折常由较严重的创伤所致。在一些复杂的损伤中，有时骨折本身并不重要，重要的是骨折伴有或所致重要组织或重要器官损伤，常引起严重的全身反应，甚至危及病人的生命。骨折治疗过程中出现的一些并发症，将严重地影响骨折的治疗效果，应特别注意加以预防并及时予以正确处理。

早期并发症包括休克；脂肪栓塞综合征；重要内脏器官损伤；重要周围组织损伤；骨筋膜室综合征。

晚期并发症包括坠积性肺炎，主要发生于因骨折长期卧床不起的病人，特别是老年、体弱和伴有慢性病的病人，有时可因此而危及病人生命。应鼓励病人积极进行功能锻炼，及早下床活动。严重创伤骨折，长期卧床不起，身体骨突起处受压，局部血液循环障碍，易形成压疮。常见部位有骶骨部、髋部、足跟部。特别是截瘫病人，由于失神经支配，缺乏感觉和局部血液循环更差，不仅更易发生压疮，而且发生后难以治愈，常成为全身感染的来源。下肢深静脉血栓形成多见于骨盆骨折或下肢骨折，下肢长时间制动，静脉血回流缓慢，加之创伤所致血液高凝状态，易导致血栓形成。应加强活动锻炼，皮下注射低分子肝素，或口服华法林，预防其发生。开放性骨折，特别是污染较重或伴有较严重的软组织损伤者，若清创不彻底，坏死组织残留或软组织覆盖不佳，导致骨外露，可能发生感染。处理不当可致化脓性骨髓炎。骨化性肌炎多由于关节扭伤、脱位或关节附近骨折，骨膜剥离形成骨膜下血肿，处理不当使血肿扩大，血肿机化并在关节附近软组织内广泛骨化，造成严重关节活动功能障碍。特别多见于肘关节，如肱骨髁上骨折。关节内骨折，关节面遭到破坏，又未能准确复位，骨愈合后使关节面不平整，长期磨损易引起创伤性关节炎，致使关节活动时出现疼痛。患肢长时间固定，静脉和淋巴回流不畅，关节周围组织中浆液纤维性渗出和纤维蛋白沉积，发生纤维粘连，并伴有关节囊和周围肌肉挛缩，致使关节活动障碍。这是骨折和关节损伤最为常见的并发症。及时拆除外固定和积极进行功能锻炼是预防和治疗关节僵硬的有效方法。关节附近的疼痛性骨质疏松，亦称反射性交感神经性营养不良。好发于手、足骨折后，典型症状是疼痛和血管舒缩紊乱。疼痛与损伤程度不一致，随邻近关节活动而加剧，局部有烧灼感。骨折后早期应抬高患肢、积极进行主动功能锻炼，促进肿胀消退，预防其发生。一旦发生，治疗十分困难，以主动与被动功能锻炼和物理治疗为主，必要时可采用交感神经封闭，以缓解疼痛。骨折使某一骨折端的血液供应被破坏，而发生该骨折端缺血性坏死。常见的有腕舟状骨骨折后近侧骨折端缺血性坏死，股骨颈骨折后股骨头缺血性坏死。

缺血性肌挛缩是骨折最严重的并发症之一，是骨筋膜室综合征处理不当的严重后果。它可由骨折和软组织损伤直接所致，更常见的是骨折处理不当所造成，特别是外固定过紧。提高对骨筋膜室综合征的认识并及时予以正确处理，是防止缺血性肌挛缩发生的关键。典型的畸形是爪形手或爪形足。

（六）骨折愈合过程

骨折愈合是一个复杂而连续的过程，从组织学和细胞学的变化，通常将其分为三个阶段，但三者之间又不可截然分开，而是相互交织逐渐演进。

1. 血肿炎症机化期

形成肉芽组织过程，骨折导致骨髓腔、骨膜下和周围组织血管破裂出血，在骨折断端及其周围形成血肿。伤后6~8h，由于内、外凝血系统的激活，骨折断端的血肿凝结成血块。而且严重的损伤和血管断裂使骨折端缺血，可致其部分软组织和骨组织坏死，在骨折处引起无菌性炎症反应。缺血和坏死的细胞所释放的产物，引起局部毛细血管增生扩张、血浆渗出、水肿和炎性细胞浸润。中性粒细胞、淋巴细胞、单核细胞和巨噬细胞侵入血肿的骨坏死区，逐渐清除凝血块、坏死软组织和死骨，而使血肿机化形成肉芽组织。

纤维连接过程，骨折端坏死的骨细胞、成骨细胞以及被吸收的骨基质均向周围释放内源性生长因子，在炎症期刺激间充质细胞聚集、增殖及血管增生，并向成骨细胞转化。肉芽组织内成纤维细胞合成和分泌大量胶原纤维，转化成纤维结缔组织，使骨折两端连接起来，称为纤维连接。这一过程约在骨折后2周完成。同时，骨折端附近骨外膜的成骨细胞伤后不久即活跃增生，1周后即开始形成与骨干平行的骨样组织，并逐渐延伸增厚。骨内膜在稍晚时也发生同样改变。

2. 原始骨痂形成期

首先形成内骨痂和外骨痂，骨内、外膜增生，新生血管长入，成骨细胞大量增生，合成并分泌骨基质，使骨折端附近内、外形成的骨样组织逐渐骨化，形成新骨，即膜内成骨。由骨内、外膜紧贴骨皮质内、外形成的新骨，分别称为内骨痂和外骨痂。继之形成桥梁骨痂，填充于骨折断端间和髓腔内的纤维组织逐渐转化为软骨组织，并随着成骨细胞侵入软骨基质，软骨细胞发生变性而凋亡，软骨基质经钙化而成骨，即软骨内成骨，形成环状骨痂和髓腔内骨痂，即为连接骨痂。连接骨痂与内、外骨痂相连，形成桥梁骨痂，标志着原始骨痂形咸。这些骨痂不断钙化加强，当其达到足以抵抗肌收缩及剪力和旋转力时，则骨折达到临床愈合，在成人一般需12~24周。此时，X线平片上可见骨折处有梭形骨痂阴影，但骨折线仍隐约可见。

3. 骨痂改造塑形期

原始骨痂中新生骨小梁逐渐增粗，排列逐渐规则和致密。骨折端的坏死骨经破骨和成骨细胞的侵入，完成死骨清除和新骨形成的爬行替代过程。原始骨痂被板层骨所替代，使骨折部位形成坚强的骨性连接，这一过程需1~2年。随着肢体活动和负重，根据Wolff定律，骨的机械强度取决于骨的结构，成熟骨板经过成骨细胞和破骨细胞相互作用，在应力轴线上成骨细胞相对活跃，使多余的骨痂逐渐被吸收而清除。髓腔重新沟通，骨折处恢复正常骨结构，在组织学和放射学上不留痕迹。

骨折愈合过程分为一期愈合（直接愈合）和二期愈合（间接愈合）两种形式。一期愈合是指骨折复位和坚强内固定后，骨折断端可通过哈弗系统重建直接发生连接，X线平片上无明显外骨痂形成，而骨折线逐渐消失。其特征为愈合过程中无骨皮质区吸收，坏死骨在被吸收的同时由新的板层骨取代，而达到皮质骨间的直接愈合。二期愈合是膜内化骨与软骨内化骨两种成骨方式的结合，有骨痂形成。临床上骨折愈合过程多为二期愈合。

临床愈合是骨折愈合的重要阶段，此时病人已可拆除外固定，通过功能锻炼，逐渐恢复患肢功能。其标准为：①局部无压痛及纵向叩击痛；②局部无异常活动；③X线平片显示骨折处有连续性骨痂，骨折线已模糊。

（七）骨折的急救

骨折，特别是严重的骨折，如骨盆骨折、股骨骨折等常是全身严重多发性损伤的一部分。因此，现场急救不仅要注意骨折的处理，更重要的是要全身情况的处理。骨折急救的目的是用最为简单而有效的方法抢救生命、保护患肢、迅速转运，以便尽快得到妥善处理。

（八）骨折的治疗原则

骨折的治疗有三大原则，即复位、固定和康复治疗。

复位是将移位的骨折端恢复正常或近乎正常的解剖关系，重建骨的支架作用。它是治疗骨折的首要步骤，也是骨折固定和康复治疗的基础。早期正确的复位，是骨折愈合过程顺利进行的必要条件。

固定即将骨折维持在复位后的位置，使其在良好对位情况下达到牢固愈合，是骨折愈合的关键。

康复治疗是在不影响固定的情况下，尽快地恢复患肢肌肉、肌腱、韧带、关节囊等软组织的舒缩活动。早期合理的功能锻炼和康复治疗，可促进患肢血液循环，消除肿胀；减少肌萎缩、保持肌肉力量；防止骨质疏松、关节僵硬和促进骨折愈合，是恢复患肢功能的重要保证。

1. 骨折的复位

复位标准是解剖复位骨折端通过复位，恢复了正常的解剖关系，对位（两骨折端的接触面）和对线（两骨折端在纵轴上的关系）完全良好时，称解剖复位。

功能复位经复位后，两骨折端虽未恢复至正常的解剖关系，但在骨折愈合后对肢体功能无明显影响者，称功能复位。每一部位功能复位的要求均不一样，一般认为功能复位的标准是：骨折部位的旋转移位、分离移位必须完全矫正。缩短移位在成人下肢骨折不超过1cm；儿童若无骨骺损伤，下肢缩短在2cm以内，在生长发育过程中可自行矫正。成角移位：下肢骨折轻微地向前或向后成角，与关节活动方向一致，日后可在骨痂改造期内自行矫正。向侧方成角移位，与关节活动方向垂直，日后不能矫正，必须完全复位。否则关节内、外侧负重不平衡，易引起创伤性关节炎。上肢骨折要求也不一致，肱骨干稍有畸形，对功能影响不大；前臂双骨折则要求对位、对线均好，否则影响前臂旋转功能。长骨干横形骨折，骨折端对位至少达1/3，干骺端骨折至少应对位3/4。

骨折复位方法有两类，即手法复位（又称闭合复位）和切开复位。

2. 骨折的固定

骨折的固定方法有两类，即外固定，主要用于身体外部的固定（固定器材位于体外）和内固定，主要用于身体内部的固定（固定器材位于体内）。

3. 康复治疗

康复治疗的作用是协调骨折长期制动与运动之间的矛盾，预防或减少上述并发症的发生，控制或减轻组织肿胀，减轻肌肉萎缩，防止关节粘连僵硬，促进骨折愈合，有利于患者的功能恢复，并早日重返社会。骨折后的康复治疗极其重要，是防止发生并发症和及早恢复功能的重要保证。应在医务人员指导下，充分发挥病人的积极性，遵循动、静结合、主动与被动运动相结合、循序渐进的原则，鼓励病人早期进行康复治疗，促进骨折愈合和功能恢复，防止并发症发生。

康复评定的内容包括骨折对位对线、骨痂形成情况检查了解是否有延迟愈合或不愈合，有无假关节、畸形愈合，有无感染、血管神经损伤、骨化性肌炎等；测定关节活动范围；评定肌力；测量肢体长度和周径；评定感觉功能；上肢骨折患者重点评定生活自理能力情况，例如，穿衣、洗漱、清洁卫生、进餐、写字等；下肢骨折患者重点评定步行、负重等功能。

骨折愈合的时间因患者的年龄、体质不同而异，并与骨折的部位密切相关（表7-1）。临床愈合标准：骨折断端局部无压痛，无纵向叩击痛；骨折断端局部无异常活动（主动或被动）；X线片显示骨折线模糊，有连续性骨痂通过骨折线；在解除外固定的情况下，上肢能平举1kg重物达1min；下肢能不扶拐在平地连续行走3min，并不少于30步；连续观察2周骨折处不变形。

骨性愈合标准：具备上述临床愈合的所有条件；X线片显示骨小梁通过骨折线。

表7-1　成人常见骨折临床愈合时间

上肢	临床愈合时间	下肢及躯干	临床愈合时间
锁骨骨折	1~2个月	股骨颈骨折	3~6个月
肱骨外科颈骨折	1~1.5个月	股骨粗隆间骨折	2~3个月
肱骨干骨折	1~2个月	股骨干骨折	3~3.5个月

续表

上肢	临床愈合时间	下肢及躯干	临床愈合时间
肱骨髁上骨折	1~1.5个月	胫腓骨骨折	2.5~3个月
尺桡骨干骨折	2~3个月	踝部骨折	1.5~2.5个月
桡骨下端骨折	1~1.5个月	距骨骨折	1~1.5个月
掌指骨骨折	3~4周	脊柱椎体压缩骨折	1.5~2.5个月

根据骨折愈合的过程，康复治疗可分为早期和后期两个阶段。

（1）骨折固定期（早期）

疼痛和肿胀是骨折复位固定后最主要的症状和体征，持续性肿胀是骨折后致残的最主要原因。因此，要及早开始康复治疗。

主动运动是消除水肿的最有效、最可行和花费最少的方法。主动运动有助于静脉和淋巴回流。伤肢近端与远端未未被固定的关节，需行全范围关节运动，每天数次，以保持各关节的活动度，防止挛缩。尽可能进行主动运动和抗阻运动，以防止肌肉萎缩，改善患肢血液循环。有困难时，可进行助力运动或被动运动。上肢应特别注意肩外展及外旋，掌指关节屈曲及拇外展；下肢则需注意踝背伸运动。中老年人关节挛缩倾向很大，更应特别注意。

骨折固定部位进行肌肉有节奏的等长收缩练习，以防止肌肉失用性萎缩，并使骨折端挤压产生应力，有利于骨折愈合。无痛时可逐渐增加用力程度，每次收缩持续5s，每次练习收缩20次，每天进行3~4次。开始时，可嘱患者在健侧肢体试练习，以检验肌肉收缩情况。肌肉的等长收缩可以促进骨折端紧密接触，克服分离趋势，并借助外固定物的三点杠杆作用所产生的反作用，维持骨折复位后的位置，防止侧方移位及成角。

关节内骨折，常遗留严重的关节功能障碍，为减轻障碍程度，在固定2~3周后，如有可能应每天短时取下外固定装置，在保护下进行受损关节不负重的主动运动，并逐步增加关节活动范围，运动后继续维持固定。这样可促进关节软骨的修复，利用相应关节面的研磨塑形，并减少关节内的粘连。每次运动6~10次，每天进行1~2次。如有可靠的内固定，术后1~2天开始连续关节被动治疗仪治疗，可获得良好的效果。

患肢抬高有助于肿胀消退，为了使肢体抬高，肢体的远端必须高于近端，近端要高于心脏平面。物理因子治疗能改善肢体血液循环，消炎、消肿，减轻疼痛，减少粘连，防止肌肉萎缩，促进骨折愈合。传导热疗（如蜡疗）、辐射热疗（如红外线、光浴）均可应用。超短波疗法或低频磁疗可使成骨再生区代谢过程加强，纤维细胞和成骨细胞提早出现。对软组织较薄部位的骨折（如手、足部骨折）更适合用低频磁场治疗，而深部骨折适合超短波治疗。此法可在石膏外进行，但有金属钢板内固定时禁用。音频电或超声波治疗可减少瘢痕与粘连，促进骨痂生长。

（2）骨折愈合期（后期）

此期康复目标主要是消除残存的肿胀，软化和牵伸挛缩的纤维组织，增加关节活动范围和肌力，重新训练肌肉的协调性和灵巧性。治疗方法主要是通过运动疗法，促进肢体运动功能的恢复。若基本运动功能恢复不全，影响日常生活活动能力时，需进行ADL训练和步行功能训练。以适当的物理因子疗法做辅助，装配矫形器、拐杖、手杖、轮椅等作为必要的功能替代工具。

恢复关节活动度包括主动运动，受累关节进行各运动轴方向的主动运动，轻柔牵伸挛缩、粘连的组织。运动时应遵守循序渐进的原则，运动幅度逐渐增大。每个动作重复多遍，每天数次。助力运动和被动运动，开始去除外固定的患者可先采用主动助力运动，以后随着关节活动范围的增加而相应减少助力。对组织挛缩、粘连严重者，可应用被动运动，但被动运动方向与范围应符合解剖及生理功能。动作应平稳、缓和、有节奏，以不引起明显疼痛为宜。关节松动技术，对僵硬的关节，可配合热疗进行手法松动。治疗师一手固定关节近端，另一手握住关节远端，在轻度牵引下，按其远端需要的方向（前或后、内或外、外展或内收、旋前或旋后）松动，使组成关节的骨端能在关节囊和韧带等软组织的弹性范围内发生移动。例如，手的掌指关节可有被动的前后滑动、侧向滑动、外展内收和旋前旋后滑动。对于中度或重度关节挛缩者，可在运动与牵引的间歇期，配合使用夹板，以减少纤维组织的回缩，维持治疗效果。随着关节活动范围的逐渐增加，夹板的形状和角度也做相应的调整。关节功能牵引，轻度的关节活动度障碍经过主动、助力及被动运动练习，可以逐步消除。存在较牢固的关节挛缩粘连时，做关节功能牵引，特别是加热牵引，可能是目前最有效的方法。

关节活动度练习前，做适当的热疗也可增强练习的效果。治疗中宜经常进行关节活动度检查，以观察疗效。进步不明显时需考虑改进治疗方法。最后若关节活动度停止进步，应根据实际功能恢复程度采取相应的对策，如对日常生活及工作无明显妨碍时，可结束康复治疗。

骨折时，如不伴有周围神经损伤或特别严重的肌肉损伤，伤区肌力常在3级以上，则肌力练习应以抗阻练习为主，可以按渐进抗阻练习的原则做等长、等张肌肉收缩练习或等速收缩练习。等张、等速收缩练习的运动幅度随关节活动度的恢复而增加。肌力练习应在无痛的运动范围内进行，若关节内有损伤或其他原因所致运动达一定幅度时有疼痛，则应减小运动幅度。受累的肌肉应按关节运动方向依次进行练习，并达到肌力与健侧相等或相差小于10%为止。肌力的恢复为运动功能的恢复提供了必要条件，同时亦可恢复关节的稳定性，防止关节继发退行性变，这对下肢负重关节尤为重要。

局部紫外线照射，可促进钙质沉积与镇痛。红外线、蜡疗可作为手法治疗前的辅助治疗，具有促进血液循环，软化纤维瘢痕组织的作用。音频电、超声波疗法可软化瘢痕、松解粘连。局部按摩对促进血液循环、松解粘连有较好的作用。治疗结束后冷敷15~20min，有利于消肿止痛。

恢复ADL能力及工作能力可采用作业治疗和职业前训练，改善动作技能与技巧，增强体能，从而恢复至患者伤前的ADL及工作能力。

平衡及协调功能练习应逐步增加动作的复杂性、精确性，加强速度的练习与恢复静态、动态平衡及防止跌倒的练习。

二、常见骨折的康复

（一）肱骨干骨折

骨折整复以后，使用长臂管型石膏固定（起于腋窝皱襞，止于掌指关节近端）于肘关节屈曲90°、前臂中立位，用颈腕吊带将患肢悬吊于胸前，胸侧壁应置衬垫以利于骨折远端外展，固定8 ~10周。

肱骨干中下1/3骨折易合并桡神经损伤。肱骨中段骨折不愈合率较高，应定期复查X线片，若骨折断端出现分离现象，应及时矫正。早期多做伸指、握拳、耸肩活动，避免患者在直立位练习肩外展，预防发生肩关节和肘关节僵硬，特别是老年患者。

（二）肱骨髁上骨折

常发生于儿童，预后良好，但常容易合并血管、神经损伤及肘内翻畸形。伸展型骨折复位后，用石膏托固定患肢于90° 肘屈曲功能位4~6周；屈曲型则固定于肘关节伸直位。治疗中应严密观察有无血运障碍，其早期表现为剧痛、桡动脉搏动消失、皮肤苍白、麻木及感觉异常，若处理不及时，可发生前臂肌肉缺血性坏死，造成严重残疾。外固定解除后，主动做肘关节屈伸练习，伸直型骨折主要练习屈肘位的肌肉等张收缩，屈曲型骨折主要练习伸肘位的肌肉等张收缩。禁止暴力被动屈伸活动，以避免骨化性肌炎的发生。

（三）尺桡骨干双骨折

治疗较为复杂，预后差。稳定性骨折经复位后，石膏固定时间一般为8~10周，并根据临床愈合程度决定拆除时间，切勿过早。不稳定性骨折需手术切开复位内固定。外固定期间或骨折尚未愈合前，不宜进行前臂旋转练习。外固定解除后可逐步进行主动前臂旋转和腕关节屈伸练习。

（四）股骨干骨折

康复重点是预防膝关节伸直粘连，应尽早开始股四头肌肌力练习和膝关节功能练习。在骨折未愈合前，禁止做直腿抬高运动。术后次日即可开始练习股四头肌等长收缩、踝关节主动活动和髌骨被动活动。股骨骨折畸形愈合：股骨干骨折成角畸形>15° 、旋转畸形>20° ，或缩短畸形>2.5cm，均应手术矫正。

（五）胫腓骨干骨折

治疗目的是恢复小腿长度及纠正骨折断端间的成角与旋转移位，以免影响日后膝踝关节的负重功能和发生创伤性关节炎。为了保证下肢的功能不受影响，成人的患肢缩短应<1cm，成角畸形应<15°，两骨折端对位至少应在2/3以上。膝关节保持伸直中立位，防止旋转。骨折固定后开始踝关节伸屈练习和股四头肌肌力练习。避免平卧位练习直腿抬高，或者屈膝位练习主动伸膝，否则会产生骨折端剪力、成角、扭转应力，从而影响骨折愈合。根据骨折愈合程度，可拄双拐逐渐进行分级负重练习。

第二节　骨关节炎

一、概　述

骨关节炎（Oosteoarthritis，OA）是一种关节软骨退行性变和继发性骨质增生为特征的慢性关节疾病。疾病累及关节软骨或整个关节，包括软骨下骨、关节囊、滑膜和关节周围肌肉。多见于中老年人，女性多于男性。60岁以上的人群中患病率可达50%，75岁以上的人群则达80%。该病的致残率高达53%。好发于负重较大的膝关节、髋关节、脊柱及远侧指间关节等部位。本病亦称为骨关节病、退行性关节炎、增生性关节炎、老年性关节炎或肥大性关节炎等。

（一）病　因

原发性骨关节炎的发病原因迄今尚未完全明了。它的发生发展是一种长期、慢性、渐进的病理过程。一般认为是多种致病因素包括机械性和生物性因素的相互作用所致。其中年龄是主要高危因素，其他包括软骨营养、代谢异常；生物力学方面的应力平衡失调；生物化学的改变；酶对软骨基质的异常降解作用；累积性微小创伤；肥胖、关节负载增加等因素。女性发病率较高，在绝经后明显增加，可能与关节软骨中雌激素受体有关。

（二）分　类

骨关节炎分为原发性和继发性两类。

1. 原发性

原发性骨关节炎发病原因不明，无明确的全身或局部诱因，与遗传和体质因素有一定的关系。多见于50岁以上老年人。

2. 继发性

指由于先天畸形，如发育性髋关节脱位；创伤，如关节内骨折；关节面后天性不平整，如骨的缺血性坏死造成关节面塌陷变形；关节不稳定，如关节囊或韧带松弛等；关节畸形引起的关节面对合不良，如膝内翻、膝外翻等原因，在关节局部原有病变的基础上发生的骨关节炎。

（三）病　理

最早、最主要的病理变化发生在关节软骨。首先，关节软骨局部发生软化、糜烂，导致软骨下骨外露；随后继发骨膜、关节囊及关节周围肌肉的改变使关节面上生物应力平衡失调，形成恶性循环，不断加重病变；最终关节面完全破坏、畸形。

1. 关节软骨

早期关节软骨变为淡黄色，失去光泽，继而软骨表面粗糙，局部发生软化，失去弹性。关节活动时发生磨损，软骨可碎裂、剥脱，形成关节内游离体，软骨下骨质外露。

2. 软骨下骨

软骨磨损最大的中央部位骨质密度增加，骨小梁增粗，形成“象牙质改变”。外周部位承受应力较小，软骨下骨骨质萎缩，出现囊性变。由于骨小梁的破坏吸收，使囊腔扩大，周围发生成骨反应而形成硬化壁。在软骨的边缘或肌腱附着处，因血管增生，软骨细胞代谢活跃，通过软骨内化骨，在外围软骨面出现骨质增生，即骨赘形成。

3. 滑　膜

滑膜的病理改变有两种类型：①增殖型滑膜炎，大量的滑膜增殖、水肿，关节液增多，肉眼观呈葡萄串珠样改变。②纤维型滑膜炎，关节液量少，葡萄串珠样改变少，大部分被纤维组织所形成的条索状物代替。滑膜的病变为继发性改变，剥脱的软骨片及骨质增生刺激滑膜引起炎症，促进滑膜增生渗出。

4. 关节囊与周围的肌肉

关节囊发生纤维变性和增厚，限制关节的活动。关节周围肌肉因疼痛产生保护性痉挛，进一步限制关节活动，可出现屈曲畸形或脱位。

（四）临床表现

主要的症状是疼痛，初期为轻微钝痛，以后逐步加剧、活动多时疼痛加剧，休息后好转。有的病人在静止或晨起时感疼痛，稍微活动后减轻，称之为“休息痛”。但活动过量时，因关节面摩擦也可产生疼痛。疼痛可与天气变化、潮湿受凉等因素有关。常感到关节活动不灵活，上下楼困难，晨起或固定某个体位较长时间关节僵硬，稍活动后减轻。关节活动时有各种不同的响声，有时可出现关节交锁。

1. 症状和体征

（1）关节疼痛及压痛

初期为轻度或中度间断性隐痛，休息时好转，活动后加重，疼痛常与天气变化有关。晚期可出现持续性疼痛或夜间痛。关节局部有压痛，在伴有关节肿胀时尤为明显。

（2）关节僵硬

在早晨起床时关节僵硬及发紧感，也称之晨僵，活动后可缓解。关节僵硬在气压降低或空气湿度增加时加重，持续时间一般较短，常为几分钟至十几分钟，很少超过30min。

（3）关节肿胀

手部关节肿大变形明显，可出现Heberden结节和Bouchard结节，部分膝关节因骨赘形成或关节积液也会造成关节肿大。

（4）骨擦音（感）

由于关节软骨破坏、关节面不平，关节活动时出现骨擦音（感），多见于膝关节。

（5）关节无力、活动障碍

关节疼痛、活动度下降、肌肉萎缩、软组织挛缩可引起关节无力，行走时打软腿或关节交锁，不能完全伸直或活动障碍。

2. 实验室检查

血常规、蛋白电泳、免疫复合物及血清补体等指标一般在正常范围。伴有滑膜炎的病人可出现C反应蛋白和红细胞沉降率轻度升高。继发性骨关节炎病人可出现原发病的实验室检查异常。

3. X线检查

可见非对称性关节间隙变窄，软骨下骨硬化和（或）囊性变，关节边缘增生和骨赘形成或伴有不同程度的关节积液，部分关节内可见游离体，严重者出现关节畸形，如膝内翻。

（五）诊　断

诊断标准参照中华医学会骨科学分会《中国骨关节炎诊治指南（2007年版）》。主要根据患者的症状、体征、X线表现及实验室检查进行诊断（表7–2、表7–3）。

表7-2　膝关节OA诊断标准

序号	条件
1	近1个月内反复膝关节疼痛
2	X线片（站立或负重位）示关节间隙变窄、软骨下骨硬化和（或）囊性变、关节缘骨赘形成
3	关节液（至少2次）清亮、黏稠，WBC<2 000个/mL
4	中老年患者（≥40岁）

续表

序号	条件
5	晨僵≤3min
6	活动时有骨摩擦音（感）

注：综合临床、实验室及X线检查，符合1+2条或1+3+5+6条或1+4+5+6条，可诊断膝关节OA。

表7-3　髋关节OA诊断标准

序号	条件
1	近1个月内反复髋关节疼痛
2	血细胞沉降率≤20mm/h
3	X线片示骨赘形成，髋臼缘增生
4	X线片示髋关节间隙变窄

注：满足诊断标准1+2+3条或1+3+4条，可诊断髋关节OA。

（六）临床治疗

治疗目的是缓解或解除症状，延缓关节退变，最大限度地保持和恢复病人的日常生活。

1. 非药物治疗

对于初次就诊且症状不重的骨关节炎病人，非药物治疗是首选的治疗方式，目的是减轻疼痛、改善功能，使病人能够很好地认识疾病的性质和预后。

（1）病人教育

减少不合理的运动，适量活动，避免不良姿势，避免长时间跑、跳、蹲，减少或避免爬楼梯，可进行自行车、游泳等有氧锻炼，使膝关节在非负重位下屈伸活动，以保持关节最大活动度，同时要进行肌力训练，适当减轻体重。

（2）物理治疗

主要增加局部血液循环、减轻炎症反应，包括热疗、水疗、心声波、针灸、按摩、牵引、经皮神经电刺激等，具体参见康复治疗内容。

（3）行动支持

主要减少受累关节负重，可采用手杖、拐杖、助行器等。

（4）改变负重力线

根据骨关节炎所伴发的内翻或外翻畸形情况，采用相应的矫形支具或矫形鞋以平衡各关节面的负荷。

2. 药物治疗

如非药物治疗无效，可根据关节疼痛情况选择药物治疗。局部药物治疗首先可选择非甾体抗炎药乳胶剂、膏剂、贴刺和擦剂等局部外用药，可以有效缓解关节轻中度疼痛，且不良反应轻微。全身镇痛药物依据给药途径，分为口服药物、针剂以及栓剂。非甾体消炎药物可以缓解疼痛；软骨保护剂在一定程度上可延缓病程、改善病人症状；关节腔药物注射透明质酸钠可起到润滑关节，保护关节软骨和缓解疼痛的作用。对非甾体药物治疗4~6周无效的严重骨关节炎或不能耐受非甾体药物治疗、持续疼痛、炎症明显者，可行关节腔内注射糖皮质激素。但若长期使用，可加剧关节软骨损害，加重症状。因此，不主张随意选用关节腔内注射糖皮质激素，更反对多次反复使用，一般每年最多不超过3 ~4次。

3. 手术疗法

外科治疗的目的在于进一步协助诊断；减轻或消除疼痛；防止或矫正畸形；防止关节破坏进一步加重；改善关节功能；综合治疗的一部分。

外科治疗的方法主要有：游离体摘除术；通过关节镜行关节清理术；截骨术；关节融合术和关节成形术等。骨关节炎晚期可依年龄、职业及生活习惯等选用人工关节置换术。

二、康复评定

通常根据患者的临床症状、体征和体格检查，通过影像学检查确定病变的具体部位，然后根据OA导致的功能障碍，主要对感觉功能、运动功能、平衡功能及日常生活活动进行康复评定。

（一）感觉功能评定

主要对疼痛进行评定。一般采用视觉模拟评分法（Visual Analogue Scales，VAS）。具体方法是在纸上画一条100mm长的横线，横线的一端为0，表示无痛；另一端为100，表示剧烈的疼痛；中间部分表示不同程度的疼痛。患者根据疼痛的自我感觉，在横线上标记出疼痛程度的具体位置。0表示没有疼痛；30以下表示有患者有能忍受的轻微疼痛；40~60表示患者疼痛稍重，但不影响睡眠，尚能忍受；70~100表示疼痛难以忍受，影响睡眠。在国内，除了患者对疼痛的主观评定外，还有压痛积分法，根据检查压痛时患者的表现进行评定，具体评分标准如下：0分：无压痛；1分：轻压痛；2分：明显压痛；3分：重度压痛，按压时有退缩反应。

（二）运动功能评定

1. 关节活动度、肌力及肌耐力评定

疼痛和炎症通常影响关节的运动功能，因此，应当对受累关节的活动度、肌力及肌耐力进行评定。

2. 15m步行时间

测定15m步行时间测定适用于髋、膝及踝关节OA，能够综合评估疼痛及炎症对关节功能及步行能力的影响。因此，髋、膝、踝关节OA患者通常进行15m步行时间评定。

3. 握力测定

对手指和腕关节OA患者可以利用握力计来评定其运动功能，还可以测定手和前臂肌肉力量，以及腕和手指关节疼痛的程度。

（三）平衡功能评定

髋、膝、踝关节OA患者的疼痛常常影响生物力线及负荷平衡，部分关节畸形患者由于异常步态同样影响其生物力线及负荷平衡。髋、膝、踝关节OA患者

的本体感觉障碍常常影响其调节平衡的功能。

（四）日常生活活动评定

日常生活活动能力评定主要直接测试患者的日常生活活动情况，可以采用Barthel指数评定。对于下肢OA患者，国外研究（美国、巴西、日本等）及中华医学会骨科学分会均以活动评定为重点，推荐应用西部安大略省和麦克马斯特大学OA指数（Western Ontario and McMaster Universities Osteoarthritis Index，WOMAC）进行评定。WOMAC评分量表总共有24个项目，其中疼痛部分有5个项目、僵硬部分有2个项目、关节功能部分有17个项目，从疼痛、僵硬和关节功能三大方面来评估髋、膝关节的结构和功能。

（五）社会参与能力评定

OA导致关节结构异常、功能障碍及活动受限，可影响患者工作、社会交往及休闲娱乐，降低患者的生活质量。因此，根据患者的情况对其进行社会参与能力评定十分必要，如职业评定、生存质量评定。

三、康复治疗

OA的治疗是以非药物与药物治疗相结合、必要时手术治疗及治疗方案个体化为原则，以减轻或消除疼痛，矫正畸形，改善或恢复关节功能、日常生活能力、社会参与能力，以及提高患者的生活质量为目标。康复治疗是OA治疗的一部分，是药物治疗及手术治疗的基础。

（一）物理治疗

1. 物理因子治疗

理疗具有改善局部血液循环、消炎止痛、防治关节软骨退变及改善关节功能的作用，包括热疗、冷疗、超声波疗法、脉冲磁疗法、低能量激光疗法及经皮神经电刺激疗法等。其中，经皮神经电刺激疗法对缓解OA患者的关节疼痛具有肯定的效果，超声波疗法、脉冲磁疗法以及低能量激光疗法对于改善OA软骨组织结构、减少软骨细胞凋亡及延缓疾病进展具有积极作用。针灸、按摩和牵引也可酌情使用。

2. 运动治疗

运动治疗能够有效缓解关节疼痛，增强关节稳定性，主要包括有氧运动、肌力训练及关节活动度训练。运动治疗对OA患者非常重要，国际骨关节炎研究学会基于循证医学及国际共识所制定的最新的髋与膝骨关节炎治疗指南中，对运动治疗的推荐强度为96%，但是，OA患者的运动量应根据病变关节的耐受度来确定。

对于OA急性发作期的患者，受累关节宜休息，以减轻疼痛，避免病情加重。非急性发作期的患者应进行自我行为疗法（减少不合理的运动，适量活动，避免不良姿势，避免长时间跑、跳、蹲，减少或避免爬楼梯）、减肥、有氧锻炼（如游泳、骑自行车等）、关节功能训练（如膝关爷在非负重位进行屈伸活动，以保持关节的最大活动度）、肌力训练（如髋关节OA应注意外展肌群的训练）等。

（二）作业治疗

对OA患者的作业治疗主要包括功能性作业、ADL作业、使用合适的辅助装置及家庭环境改造。在对OA患者实施作业治疗时，应重视能量节约技术。因为能量节约技术可以让OA患者维持足够的肌力，更有效地完成ADL及日常工作，保持良好的姿势。对于病变关节，应当特别重视关节保护技术的应用，要在消除或减轻重力的体位或使用合适的辅助工具的前提下，进行ADL及日常工作。

关节保护技术是防止关节进一步损害的主要方法，主要包括：避免同一姿势长时间负重；保持正确体位，以减轻某个关节的负重；保持关节正常的对位对线；工作或活动的强度不应加重或产生疼痛；更换工作程序，以减轻关节的应激反应。

（三）康复辅具

主要是辅助器具的应用。辅助装置或适应性支具是康复工程学中重要的治疗手段，对于OA患者，适当使用辅助装置或适应性工具，可保护受累关节，并节约能量。支具常用于炎症性关节或不稳定关节，有利于消肿止痛，保护关节功能。

（四）药物治疗

主要包括控制症状的药物、改善病情的药物及软骨保护药，可酌情选择。其中，非甾体抗炎药是最常用的一类控制OA症状的药物，它既有止痛作用又有抗炎作用，主要通过抑制环氧化酶的活性，减少前列腺素合成，以减轻关节炎症所致的疼痛及肿胀、改善关节活动。关节腔内药物注射由于具有缓解临床症状、保护关节软骨的作用，在临床也得到了较广泛的应用。

（五）手术治疗

如果康复治疗无效或效果不理想，可以考虑手术治疗。OA手术治疗的方法主要有游离体摘除术、关节清理术、截骨术、关节融合术及关节成形术（人工关节置换术）等。

第三节　人工关节置换术后

一、概　述

人工关节置换术是指用人工关节替代和置换病损或损伤关节。近年来，世界范围内关节置换术的数量成倍增长。20世纪80年代，在美国约50 000病人接受膝关节置换手术，1997年，增长达约144 000例（增长近3倍）；髋关节置换术更增至259 000例。以北京大学人民医院为例：20世纪80年代，20人；2001年，370人。手术增长的主要原因是因人口的老龄化、关节病和骨质疏松症的高发病率所致。临床证明关节置换术增加了患者的活动能力、减轻了关节疼痛，短期和中期随访时总的优良率接近90%。关节置换术后康复的目的不仅最大限度地增加病人的活动及日常生活的功能，而且可以减少术后并发症，使病人回到家庭中过正常人的生活，并最终回归社会，重返工作岗位。

（一）关节置换术的适应证

1. 疼　痛

接受关节置换术的患者术前因长期患有关节疾患，如退行性骨关节病、类风湿性关节炎、外伤后关节炎等，出现关节的反复、进展及活动后加重的慢性疼痛，药物和其他保守治疗效果不显，影响生活工作能力。

2. 关节严重畸形

关节可以有各种畸形，以膝关节为例：常见膝关节的严重关节畸形可包括屈曲畸形、过伸畸形、内翻或外翻等畸形。由于严重的疼痛和畸形会造成患者的日常生活活动能力的降低，从而使患者丧失劳动能力。

3. X线检查

出现关节骨质结构破坏、对线不良，降低了关节的稳定性。

（二）关节置换术的基本类型

1. 髋关节置换术手术入路

髋关节置换术通常采用的手术入路包括：前入路，前外侧入路，后入路等。前入路切口是在缝匠肌、股直肌、阔筋膜张肌、臀小肌、臀中肌之间进入。前外侧入路在臀中肌和阔筋膜张肌之间进入。

2. 膝关节置换手术入路

膝关节置换手术的入路通常取膝关节正中纵向切口。正中切口进入膝关节两侧都比较容易，可充分暴露关节深层；纵向切口保持了股四头肌长轴方向的完整，有利于术后伸膝肌肉力量的恢复，增加膝关节的稳定性。全膝关节置换术的目的是重建一个有标准外囊角度的膝关节，符合其生物力学的符性。

二、康复评定

（一）术前评定

术前评定应包括对全身整体状况和肢体功能状态的评定。

1. 上、下肢肌力

可采用手法肌力检查，以了解上、下肢的肌肉力量，手术关节周围肌肉的评定对制订康复训练计划尤为重要。

2. 关节活动度评定

各关节尤其手术关节的关节活动度，确定有无关节挛缩畸形。

3. 观察步态

确定步态类型和有无使用助行器。

4. 测定患肢长度

用卷尺测量患肢的绝对长度。

5. X线片检查

了解手术关节有无畸形、增生、对线异常等影像学的改变，作为重要的手术参考依据。

（二）术后评定

术后评定住院患者可分别在术后1~2天、1周和2周进行。出院患者可在术后1个月、3个月和半年进行。评定内容包括以下几点。

1. 伤口情况

有无局部皮肤红、肿、热等感染体征，伤口有无渗出等。

2. 关节情况

首先，了解关节是否有肿胀。浮髌试验用于判断关节腔有无积液及其程度，关节周围组织的周径可作为判断软组织肿胀的客观指标。其次，了解关节是否有疼痛，术后2天内，患者主要感觉伤口疼痛，随功能性活动训练的进行出现活动后疼痛，疼痛程度可采用视觉模拟评分法。再次，要了解关节的活动情况，可应用量角器评定关节的活动范围，对手术关节应评定被动和主动关节活动度，以了解造成关节活动范围受限的原因，如疼痛、软组织挛缩等，指导康复训练。最后，评定关节的稳定性。

3. 肢体肌力

可采用徒手肌力检查对肌肉力量进行评定，不仅包括手术关节周围肌肉力量，还包括手术关节相邻关节周围肌肉的力量，同时评定肌肉力量是否影响手术关节的稳定性。

4. 活动及转移的能力

根据患者术后的不同阶段，评定患者床上活动及转移的能力，坐位能力包括床边及坐椅的能力，以及站立、行走、上下楼梯、走斜坡等活动能力。在训练患者行走前，要评测患者的一般步态，包括步幅、步频、步宽、步速等，还应仔细观察患者行走时的站立相和摆动相步态，并了解异常步态的病因，如疼痛、肌肉力量降低、感觉尤其本体感觉下降等。

三、康复治疗

（一）术前康复治疗

术前康复教育对患者了解手术、并发症和术后康复具有重要的意义。进行增加患肢及其他肢体肌力的训练。让患者学会深呼吸及咳嗽，预防术后卧床引起的肺部感染。让患者了解术后应用的康复训练方法，如床上及转移活动、各关节的主动，助力活动、助行器的使用等。指导患者使用必要的辅助器具，如手杖等，能相对缩短术后康复训练的时间。

（二）术后康复治疗

1. 物理因子治疗

人工关节置换术尤其膝关节置换术，常应用骨水泥固定人工关节，骨水泥固定后会释放热量，使周围软组织温度升高，并可持续数周。冰疗不仅能降低软组织的温度，同时可减轻术后关节周围软组织肿胀，并能进一步减轻疼痛。术后第1天即可使用冰袋，置于手术关节的周围，每天1~2次，每次30 ~ 60min，7~ 10天为一个疗程，至关节消肿、疼痛减轻。

人工关节置换术对软组织及骨的创伤相对较大，术后疼痛非常严重，临床常应用静脉或口服止痛药镇痛。经皮神经电刺激可作为药物止痛的辅助治疗，频率为100Hz，将双通路阴电极分别置于手术伤口两侧，治疗时间为30 ~ 60min，强度为2倍感觉阈。每天1~2次，7~10天为一个疗程。

2. 体　位

髋关节置换术后有4种危险而应避免的体位：①患髋关节屈曲超过90°；②患肢内收超过身体中线；③患肢伸髋外旋；④患肢屈髋内旋。根据手术入路不同，体位限制有所不同。后外侧入路手术后应避免患髋屈曲超过90°、过度旋转和内收；前外侧入路手术后应避免患肢外旋。患者术后睡觉或休息时用枕头使髋关节外展，防止患肢内收、内旋，通常使用6~12周，12周后，髋关节的假囊形成，此时的肌力也足以维持髋关节稳定。全髋关节置换术后4~6周，患者髋关节能够完全伸直，屈曲80° ~ 90°，轻度内旋20° ~30° 和外旋，并且可以在能忍受的范围内被动外展。

3. 预防并发症的练习

为预防手术后伤口感染、肺部感染、深静脉血栓形成等并发症，患者应在术后尽早开始深呼吸训练，咳嗽练习，踝关节泵式往返练习和床上活动。

4. 增强肌力的训练

肌力训练可作为术前教育的一部分，并持续到手术后的康复训练中。术后1~2天进行手术关节周围肌肉的等长收缩，以及非手术关节下肢和双上肢的主动活动和抗阻训练，以保持肢体的力量和柔韧性。每天1~2次，每次30~ 60min。术后1周的渐进性抗阻训练；可逐渐从屈髋、伸膝开始，而后屈髋、屈膝，直到关节无痛时再增加阻力，达到耐受程度。另外，增加上肢的肌肉力量练习以帮助患者自理及转移。

5. 关节活动范围的训练

持续被动运动术后第2天可开始进行，每天2次，每次1h，每天增加5°~10°。关节助力-主动和主动活动从术后第2~3天开始，患者可先借助外力如毛巾、绳、悬吊装置等，帮助活动膝关节，逐渐过渡到自行完成主动屈伸关节的练习。每天1~2次，每次30~60min。牵伸练习，以膝关节置换术为例，膝关节屈曲的最大角度在术后1周一般要达90°，2周达到120°。如果膝关节屈曲或伸展挛缩，可以开始对膝关节进行屈曲和伸展的牵伸练习。牵伸练习可以利用患者自身体重、治疗师或外界的力量，牵伸力量的方向应与肌肉或软组织挛缩的方向相反。在关节可动范围内，先主动、后被动活动关节到受限处；伸展时，固定关节近端，牵伸关节远端。牵伸不可使用暴力，不可使关节超过正常活动范围。每次牵伸持续5~10s，5 ~10次为1组，每天牵伸1~2组。

6. 转移能力的训练

髋、膝关节置换术后转移能力训练见表7-4。

表7-4 髋、膝关节置换术后的转移能力训练

康复时间	髋关节置换术康复后的转移能力训练	膝关节置换术康复后的转移能力训练
术后1~2天	1. 卧床	1. 卧床
	2. 消肿止痛：电疗，冰疗	2. 消肿止痛：电疗，冰疗
	3. 辅助外展位	3. 踝部、脚趾的主动活动
	4. 辅助髋膝关节屈曲、伸展	4. 股四头肌、腘绳肌、臀肌的等长收缩
	5. 髋外展肌、伸展肌和股四头肌等长收缩	5. 持续被动运动：术后第1天从0°~45°开始，ROM每天增加10°
	6. 踝、足和趾的主动活动	
术后3~6天	1. 继续第1天的训练	1. 膝关节主动活动

续表

康复时间	髋关节置换术康复后的转移能力训练	膝关节置换术康复后的转移能力训练
	2. 床上活动练习（翻身、坐起、移动、坐到床边）	2. 直腿抬高
	3. 尝试从坐到站	3. 床上活动练习（翻身、坐起、移动、坐到床边）
	4. 从高椅或高床沿坐位站立	4. 桥式运动：每天3遍，每遍10次
		5. 持续被动运动：ROM每天增加10°
		6. 术后第4天开始站立练习
术后7~12天	1. 尝试上、下楼梯	1. 部分负重行走训练（四脚拐→肘拐→手杖）
	2. 尽可能用拐杖行走，达到部分负重（四脚拐→肘拐→手杖）	2. 股四头肌、腘绳肌渐进性肌力训练
	3. 髋周围肌肉渐进性肌力训练	3. 楼梯，坡度行走（先训练用三向阶梯，后训练日常行走楼梯）髋、膝、踝协同训练
	4. 发展独立生活能力：能独立起床、转移和行走	4. 腘绳肌牵伸，防止屈曲挛缩；股四头肌被动牵伸，增加膝关节的屈曲度
	5. ADL训练	5. ADL训练
术后3周	1. 增加肌力，步态练习：行走速度、耐力、楼梯、坡度 注意坐、卧时不要交叉双腿	1. 增加肌力，步态练习：行走速度、耐力、楼梯、坡度
	2. ADL练习：洗澡、如厕、乘车等	2. ADL练习：洗澡、如厕、乘车等；如需要，进行被动牵伸、水疗等
	3. 3个月后，可适当开始散步，游泳等活动	3. 功能训练及达到重归社会
	4. 功能训练及达到重归社会	4. 出院宣教
	5. 出院宣教	5. 制订随访时间及计划
	6. 制订随访时间及计划	

（1）卧位-起坐转移

鼓励患者借助双臂支撑力量起坐，切忌借助床头系带、双臂用力牵托起坐，这是因为借助双臂支撑力量起坐便于控制屈髋角度，为借助步行器或双拐行走做准备。当用床头系带、双臂用力牵拉起坐时，因腘绳肌紧张，患者（尤其对长期卧床或年长者）不易控制屈髋角度，屈曲髋关节的范围较大时易伴屈膝和髋关节内旋，易致髋关节脱位。

（2）长腿坐-床旁坐位转移

向患侧转位移动（双髋关节置换者，后跟进的一侧下肢不能过中线），便于控制患侧髋关节内收，同时利于提高髋外展肌肌力。

（3）翻身活动

双侧均可。提倡向患侧翻身，因此时患者能在确保安全的情况下独立完成活动。若向健侧翻身，必须在他人的帮助下维持患侧髋关节于外展中立位，以免因外展肌肌力不足、受重力的影响而使髋关节屈曲、内收和内旋，导致脱位。

（4）坐-站转移

健侧膝、足在后，患膝、足在前，双手支撑扶手，保持在起立时躯体重心移动过程中患侧髋关节屈曲不超过90°，防止髋关节脱位。坐位时，膝关节高度不能超过髋关节。

7. 负重练习和步态训练

当患者具有一定的肌力和平衡能力时，可进行负重练习，一般在术后的3~7天进行。1周之后，可借助平衡杠和助行器从部分负重，逐步过渡到手术后6周完全负重。但如果髋关节置换术6周后关节尚未稳定，可使用单拐或手杖，在平衡杠或步行器的辅助下，进行膝、髋关节开链和闭链训练。

步态训练可分为站立相和摆动相。在站立相，训练患者的髋关节伸展活动，膝关节屈伸控制，髋、膝、踝的协调运动，以及患肢的负重练习。在摆动相，训练患者屈髋屈膝，伸髋屈膝，足跟着地时伸膝和足背屈。除此之外，骨盆的移动和旋转、行走时各关节的配合协调运动和行走姿势均需仔细观察和分析，必要时进行训练和矫正。获得一定步行能力后，开始对患者进行上、下楼梯的训练。如单侧髋关节置换术的患者，上楼时非手术肢体先上，手术侧肢体使用拐杖跟随；下楼时拄拐的手术肢体先下，非手术侧肢体跟在后面。

8. 功能性独立能力的训练

术后鼓励患者立即进行床上功能性活动，如桥式运动及翻身练习。患者应尽早从卧位转为坐位，良好的躯干旋转是患者完成床上功能活动的重要基础。术后1周，鼓励患者自行穿衣、如厕、行走。日常生活活动仍需注意避免特殊体位，以防假体脱位或磨损。术后5~6周，练习上、下楼梯，骑自行车和乘车等功能性活动。

9. 心理咨询与支持

如患者存在焦虑或抑郁，可给予心理支持疗法。

第四节　颈椎病

一、概　述

颈椎病是由于颈椎间盘退行性改变、膨出、突出，颈椎骨质增生，韧带增厚、变性、钙化等原因，刺激或压迫其周围的神经、血管、脊髓、肌肉等组织所引起的一系列临床表现。

颈椎病是常见病、多发病，患病率报道不一，可高达20%以上。高发年龄为30~50岁，随年龄增加患病率增大，男女患病率无显著差别，近年由于生活方式的改变，颈椎病的发病年龄越来越低，患病率逐渐上升。

（一）发病机制

1. 颈椎间盘的退行性变

退行性变是颈椎病发生和发展中最基本的原因。在正常生理状态下，椎间盘在20~25岁后逐渐退变，表现为髓核、软骨板水含量下降，纤维环透明变性，纤维增粗，排列紊乱，甚至形成裂隙。各种急、慢性损伤可加快椎间盘退变。椎间盘退变后，椎间隙高度下降，椎后关节囊、棘上韧带、棘间韧带、黄韧带及前、后纵韧带松弛，脊柱稳定性降低，相邻椎体间出现异常活动，进而引起椎体前后缘、钩椎关节、关节突增生以及黄韧带、后纵韧带肥厚、钙化，从而导致神经根、脊髓、椎动脉、交感神经、食管等受压迫而引起相应症状。

2. 慢性劳损

超过颈部生理活动的最大限度或局部所能耐受的活动，是引起颈椎关节退变的常见原因：不良睡眠的方式，长时间持续的不良体位，将造成颈部肌肉、韧带张力的失衡、疲劳和劳损。不当的工作姿势。不适当的体育锻炼。

3. 头、颈部外伤

颈椎病患者中约有半数病例与外伤有直接关系，如运动性损伤、生活与工作中的意外、医源性因素等。

4. 血管因素

血管动力学异常、动脉硬化性改变、血管变异，容易诱发椎-基底动脉供血不足。

5. 咽喉部炎症

咽喉及颈部的炎症可刺激邻近的肌肉、韧带等组织，导致局部稳定性异常、平衡失调，诱发颈椎病，或使病情加重。

6. 颈椎的先天性畸形

如先天性椎体融合、发育性椎管狭窄等。

（二）临床分型

1. 颈型颈椎病

最为常见，发生于颈椎退行性变初期。主要由于颈椎间盘退行性变引起颈椎内外平衡失调，刺激寰椎神经及反射性肌痉挛而引起一系列症状。临床表现为枕、颈、肩部疼痛、酸胀不适等异常感觉，常有枕、颈椎旁及肩胛骨周围相应的压痛点。严重者可出现颈肌僵直、颈部活动受限。没有明显的神经系统受损的体征。X线上显示为颈椎曲度改变或椎间关节不稳；MRI显示颈椎间盘变性症状以颈后疼痛、发僵为主，常于晨起、久坐、受寒后发作主要体征为颈椎活动轻度受限，颈肩背部肌肉紧张、压痛。

2. 神经根型颈椎病

常见于30~50岁，是由突出的颈椎间盘、增生的小关节及钩椎关节压迫或刺激神经根引起，可累及一根成多根神经根，单侧多见，亦可为双侧。根性症状如麻木、疼痛是本型中典型的症状，且范围与颈神经根所支配的区域一致（表7-5），颈肩部多伴有疼痛，痛点封闭无效。压顶试验、臂丛牵拉试验以及椎间孔分离试验多为阳性。

X线检查颈椎生理弯曲减小，变直或反向，受累节段钩椎关节、椎后关节增生，骨赘形成。CT显示钩椎关节、后关节突部增生，椎间孔前后径狭窄。

表7-5　神经根型颈椎病各神经根受累的症状

间盘水平	受累神经根	感觉改变部位	肌力减弱	腱反射减弱或消失
C4~C5	C5	上臂外侧	三角肌、肱二头肌、冈上肌	肱二头肌腱反射
C5~C6	C6	拇指	肱桡肌、桡侧伸腕肌	桡骨膜反射
C6~C7	C7	示指、中指	伸指肌群、肱三头肌、桡侧腕屈肌	肱三头肌反射
C7~T1	C8	环指、小指	指屈肌	

3. 椎动脉型颈椎病

主要原因在于颈椎横突孔增生狭窄，钩椎关节、上下关节突明显增生肥大，椎间关节不稳定致使椎动脉狭窄、扭曲变形、痉挛；椎动脉硬化或先天性狭窄也在本型发病中起重要作用。临床表现主要有：眩晕，表现为旋转性、摇摆性，眩晕时可伴有耳鸣（头颈活动时可诱发加重）。偏头痛，以颞部、顶枕部明显，多为跳痛或刺痛。猝倒，因椎动脉受刺激痉挛引起，表现为突然四肢乏力而猝倒，然后可自行站立行走。眼部症状，少部分患者可出现突发性眼肌痉挛、复视、视物不清、弱视甚至失明。

X线检查可发现颈椎钩椎关节增生、椎间孔狭窄、颈椎不稳定及枕颈段畸形。CT及MRI可显示椎间孔狭窄，MRA可清晰显示椎动脉有无狭窄、扭曲、变形。

4. 交感型颈椎病

此型临床表现最复杂。颈椎间盘退变、颈椎不稳定及钩椎关节增生等因素刺激周围交感神经，引起一系列交感神经症状。其他各型颈椎病均有可能伴有交感神经症状，以交感神经症状为主的颈椎病称交感神经型颈椎病。临床表现：交感神经兴奋症状，如头痛、头晕、枕后痛、眼后痛、眼干涩、视力下降、Horner征阳性、心动过速、心前区疼痛不适、血压升高、四肢多汗、发青障碍等。交感神经抑制症状如头昏眼花、心动过缓、血压偏低、胃肠蠕动加强、流泪、鼻塞等。X线检查显示颈椎退性行改变，钩椎关节增生，椎间隙变窄。MRI显示椎间盘变性。

5. 脊髓型颈椎病

占颈椎病的10%~15%，主要由于颈椎管发育性狭窄，椎间盘中央型突出，椎体后缘增生，黄韧带肥厚，颈椎不稳等因素致颈脊髓压迫、缺血，引起脊髓传导功能障碍。锥体束损害为本型主要特点。表现为四肢肌力减退、肌张力增高，行走、持物不稳，腱反射活跃或亢进，出现病理反射，严重者可出现不完全性痉挛性截瘫。本型亦可伴有脊髓丘脑束损害症状，表现痛温觉减退。

X线检查显示多数患者椎体后缘、关节突增生；椎管绝对值小于14mm；部分患者椎管正中矢状径与椎体正中矢状径比值小于或等于0.75。MRI显示硬膜囊受压，可伴有相应节段颈髓变性。CT显示椎间盘后中央型突出、椎体后缘增生、黄韧带钙化、硬膜囊受压变形。

6. 混合型颈椎病

两种及两种以上颈椎病类型并存时称为混合型颈椎病，通常是以某一型的临床表现为主，伴有其他类型的部分表现。

（三）诊断原则

1. 具有颈椎病的临床症状和（或）体征。

2. 颈椎X线检查

正位、侧位、双斜位相显示与临床表现相应的颈椎退行性变：颈椎生理曲度异常、椎间隙变窄、椎体缘骨质增生、钩突变尖、椎间孔变窄、韧带钙化等。颈椎的过屈、过伸位相可有颈椎不稳的表现。

3. CT、MRI检查

椎间盘膨隆或突出、脊髓受压、椎管及椎动脉孔状态异常等。

4. 肌电图检查

神经根型颈椎病可进行肌电图检查，以明确受累的节段。

二、康复评定

（一）身体功能评定

1. 颈椎活动范围的评定

2. 肌力的评定

3. 感觉和反射的评定

4. 疼痛的评定

（二）ADL能力评定

对进食、洗澡、修饰、穿衣、大小便控制、如厕、床—椅转移、平地行走、上下楼梯等功能的评定。

（三）专项评定

1. 颈部功能不良指数

颈部功能不良指数是对颈椎病患者功能水平的评测，内容包含10个项目，其中4项是主观症状，6项是日常生活活动。具体评测项目为疼痛程度、自理情况、提重物、阅读、头痛、注意力、工作、驾车、睡眠和娱乐，每个项目评分为0~5分6个等级，总分0～50分，分数越高，功能越差。具体分数与功能的相关性如下：0～4分表示无功能丧失；5～14分表示轻度功能丧失；15～24分表示中度功能丧失；25～34分表示严重功能丧失；>34分表示功能完全丧失。

2. 日本骨科学会（JOA）评定法

该评定法针对脊髓型颈椎病，共17分，分数越低表示功能越差，可用于评定手术治疗前后功能的变化，也可用于评定康复治疗效果。具体评分为：

（1）上肢运动功能（最高得分4分）记分标准分别为0分，不能持筷或勺进餐；1分，能持勺，但不能持筷；2分，能持筷，但很费力；3分，能持筷，但笨拙；4分，正常。

（2）下肢运动功能（最高得分4分）记分标准分别为0分，不能行走；1分，走半地需用拐杖；2分，仅上、下楼梯时需扶拐杖；3分，行走或上、下楼梯不需拐杖，但缓慢；4分，正常。

（3）感觉按照上肢、下肢与躯干分别评分（最高得分6分）。0分，有明显感觉障碍；1分，轻度感觉障碍；2分，正常。

（4）膀胱功能（最高得分3分）标准分别为0分，尿潴留；1分，严重排尿障碍，包括膀胱排空不充分、排尿费力及淋漓不尽；2分，轻度排尿障碍；3分，正常。

三、康复治疗

（一）卧床休息

卧床休息适用于症状严重的患者，通过卧床可减轻颈椎负荷，放松局部肌肉，减少由于头部重量和肌肉痉挛对颈椎间盘的压力，有利于局部充血、水肿的消退，有利于症状的减轻或消除。睡枕应软硬大小适中，仰卧位时，通常枕高10～15cm为宜，置于颈后；侧卧位时，枕高应与肩宽一致，力求在卧位保持颈椎的生理曲度，使颈部和肩胛带的肌肉放松，缓解肌肉痉挛。

（二）物理因子治疗

1. 治疗作用

物理因子治疗可改善颈部组织的血液循环，消除炎症、水肿，镇痛，减轻粘连，解除痉挛，调节自主神经功能，促进神经肌肉功能恢复。

2. 治疗方法

（1）高频电疗常用超短波、短波、微波等。急性期剂量宜小，多采用无热量；慢性期剂量可增加，多用微热键。

（2）低频和（或）中频电疗常用低频、低频调制中频、等幅中频、干扰电等。选取可达到止痛、调节交感神经、促进血液循环、松解粘连、增强肌力等作用的参数，强度多在感觉阈上。

（3）直流电离子导入可选用维生素B族药物、碘离子、中药等，根据药物极性连接同极性电极作为作用极，利用同级相斥的原理将药物导入体内。

（4）磁疗将环状或板状磁极置于颈部和患肢，多采用低于50mT磁场强度。

（三）颈椎牵引

1. 治疗作用

通过颈椎牵引调整和恢复椎管内外平衡，消除刺激症状，恢复颈椎正常功能。

（1）牵引力可使头颈部肌肉放松，缓解肌肉痉挛。

（2）牵引力可使椎间隙增大，缓解椎间盘组织向周缘的压力。

（3）牵引力可使椎间孔增大，缓解走行于其间的神经根和血管的受刺激和受压迫程度，松解神经根袖和关节囊之间的粘连。

（4）牵引力调整关节突关节，使嵌顿的关节松开，改善颈椎曲度。

（5）牵引力可使扭曲的椎动脉伸展，改善脑血液循环。

（6）牵引力可使颈椎管纵径延长，缓解脊髓扭曲。

2. 治疗方法

（1）固定方法

采用枕颌牵引法，患者坐位或卧位，松开衣领，全身放松。操作者将牵引带长带托于下颌，短带托于枕部，调整牵引带松紧并固定。

（2）参数选择

牵引方式可用连续牵引法和间断牵引法。

牵引角度范围在颈椎屈曲0°~30°，角度越大，牵引力的作用节段越低。脊髓型颈椎病和颈椎的度异常时，建议用0°牵引。根据累及节段选择牵引角度可参考以下标准：C1~C4节段选择0°，C5~C6节段选择15°，C6~C7节段选择20°，C7~T1节段选择25°。

牵引重量从小重量开始，参考值为4~6kg，逐渐可增加至10~15kg，牵引最大重量与患者体质、颈部肌肉状况有关，需个体化调整。牵引时间通常每次15~30min，每天1次，20~30次为一个疗程。

（四）手法治疗

1. 治疗作用

以颈椎局部解剖和生物力学为基础，针对个体化病变特点应用中医或西方手法，可改善局部血液循环，减轻疼痛、麻木，缓解肌肉紧张与痉挛，松解软组织，加大椎间隙与椎间孔，整复滑膜嵌顿及小关节半脱位，改善关节活动度等。

2. 治疗方法

可在颈、肩及背都适当施用揉、拿、捏、推、旋转复位等手法，对神经根型颈椎病，实施手法的部位还应包括患侧上肢；对椎动脉型和交感型颈椎病，实施手法的部位应包括头部。常取的腧穴有风池、太阳、印堂、肩井、内关、合谷等。

（五）运动疗法

1. 牵伸运动

通过颈部各方向最大活动范围终点的牵伸练习，恢复及增加关节活动范围，牵拉短缩的肌肉，增加颈椎活动的柔韧性。

2. 增强肌力训练

通过颈背部的肌肉锻炼，增强颈背部肌肉力量以保持颈椎的稳定性。包括重点针对颈深屈肌肌群的等长训练和针对肩与上肢肌群的动态训练。

3. 协调性训练

通过针对颈部本体感觉的协调性训练，增强颈椎的静态稳定性和动态稳定性，缓解颈部症状，预防复发。

4. 有氧运动

通过心肺运动功能训练提高颈部局部血液循环，改善症状，预防复发。

（六）矫形支具疗法

应用颈围或颈托固定和保护颈椎，矫正颈椎的异常生物力线，防止颈椎过伸、过屈或过度旋转，减轻局部疼痛等症状，避免脊髓和周围神经的进一步损伤，减轻局部水肿，促进损伤组织修复。

（七）药　物

非甾体抗炎药一般用药时间不超过2周。还可应用扩张血管药物、解痉类药物、营养神经药物或中药等。可选用各种外用止痛擦剂或膏贴，糖皮质激素和止痛药物可选取痛点局部注射、星状神经节阻滞、硬膜外注射等。

第五节　腰椎间盘突出症

一、概　述

腰椎间盘突出症（Lumbar Disc Herniation，LDH）主要是指腰椎，尤其是L4~L5、L5~S1、L3~L4的纤维环破裂和髓核组织突出压迫和刺激相应水平的一侧和双侧神经所引起的一系列症状和体征。在腰椎间盘突出症的患者中，L4~L5、L5~S1椎间盘突出占90%以上，年龄以20~50岁多发，随年龄增大，L3~L4、L2~L3椎间盘发生突出的危险性增加。

（一）病　因

1. 退行性变

腰椎间盘突出症的危险因素又称诱发因素，有很多，其中腰椎间盘退行性变是根本原因。椎间盘的生理退变从20岁即开始，30岁时退变已很明显。

2. 职业特性

腰椎间盘突出有明显的职业特性。暴露于反复举重物、垂直震动、扭转职业的人，腰椎间盘突出症的发病率高。反复举重物>20kg的人，44.4%的人可出现腰痛，47.7%出现中度腿痛。垂直震动职业如汽车司机、摩托车骑手等，震动与下背痛有明显的相关性，频率为5Hz左右影响最明显。

3. 吸　烟

吸烟也是腰椎间盘突出症的危险因素。吸烟者下背痛的发病率明显高于不吸烟者。其机制是吸烟者呼吸系统疾病增加，咳嗽使腹肌和腹背肌强烈收缩，腹内压增加从而增加了椎间盘内压。

4. 心理因素

对从事的职业长期厌烦、焦虑或紧张，有恐惧心理的人群，发生腰椎间盘突出症的概率高。A型性格的人，易发生下背痛。

5. 医源性损伤

诊断性治疗、腰穿和腰麻误伤椎间盘，也可增加其突出的危险性。

6. 体育运动

如跳高、跳远，高山滑雪、体操、足球运动、掷铁饼、铅球等都能使椎间盘在瞬间受到巨大的压应力和旋转应力，纤维环受损的可能性大大增加。

7. 其他因素

寒冷、酗酒、腹肌无力、肥胖、多次妊娠和某些不良站姿及坐姿，也是腰椎间盘突出症的危险因素。

（二）分　型

根据腰椎间盘突出症髓核突出的位置、程度、方向、退变程度与神经根的关系及不同的影像学检查，有多种分型方法。根据突出物与椎管的位置（横断面）分为中央型、后外侧型、椎间孔内型或称外侧型和椎间孔外型或称极外侧型。前两型多见，占85%左右，后两型少见，且多发于腰3~4和腰4~5水平。中央型又分为Ⅰ~Ⅲ度，中央Ⅰ度突出：突出居中以一侧为主，伸展已过中线2mm；中央Ⅱ度突出：突出居中也以一侧为主，伸展已过中线4mm；中央Ⅲ度突出：突出居中，伸延到两侧。

腰椎间盘突出症虽有多种分型方法，但大多以病理分型为基础，可分为①退变型：纤维环轻度向四周扩大，椎间盘后部的凹陷消失；②膨出型：髓核内压增高，内层纤维环破裂中层和外层纤维环膨隆，在CT图像上出现典型的“满月形”；③突出型：纤维环的内侧和中层破裂，外层也有部分破裂，髓核从破裂口突出，顶起外层纤维环和后纵韧带，形成凸起形结节；④脱出后纵韧带下型：全层纤维环破裂，髓核从破裂口脱出，顶起后纵韧带，形成凸起形结节，CT图像上的块影比突出型要大；⑤脱出后纵韧带后型：纤维环全层破裂，髓核从纤维环破裂口脱出，穿破后纵韧带至硬膜外腔；⑥游离型：大块髓核或软骨终板脱出，穿破后纵韧带，在硬膜外腔患椎间隙以下游离和脱垂。前三型为未破裂型，占77%，保守治疗多数可取得较满意的疗效，后三型为破裂型，约占23%，常需要手术治疗。

（三）临床表现

1. 症　状

（1）疼痛

腰痛是最早的症状，由于腰椎间盘突出是在腰椎间盘退行性变的基础上发展起来的，所以在突出以前的椎间盘退行性变即可出现腰、腿痛。

（2）麻木

麻木是突出的椎间盘压迫本体感觉和触觉纤维引起的。中央型巨大突出者，可出现会阴部麻木、刺痛、排便及排尿困难，男性阳痿，双下肢坐骨神经疼痛。

（3）肌肉萎缩

腰椎间盘突出较重者，常伴有患下肢的肌萎缩，以踇趾背屈肌力减弱多见。

（4）活动范围降低

腰椎间盘突出常引起腰椎的活动度受限，前屈受限病变多在上腰椎，侧屈受限有神经根受刺激的情况存在，伸展受限多有关节突关节的病损。

2. 体　征

（1）步态异常

疼痛较重者步态为跛行，又称减痛步态。其特点是尽量缩短患肢支撑期，重心迅速从患下肢移向健下肢，并且患腿常以足尖着地，避免足跟着地震动疼痛，坐骨神经被拉紧。

（2）压痛

突出间隙、棘上韧带、棘间韧带及棘旁压痛，慢性患者棘上韧带可有指下滚动感，对诊断腰椎间盘突出症有价值。压痛点也可出现在受累神经分支或神经干上，如臀部、坐骨切迹、腘窝正中、小腿后侧等。

（3）曲度变化

腰椎间盘突出症患者常出现腰椎曲度变直，侧突和腰骶角的变化，这是为避免神经根受压机体自我调节造成的，患者越年轻，其自我调节能力越强，脊柱侧突、平直或后突的程度就越重。

（4）直腿抬高试验阳性

直腿抬高试验是诊断腰椎间盘突出症较有价值的试验。其诊断腰椎间盘突出症的敏感性为76%~97%。

3. 影像学检查

（1）腰椎平片

腰椎间盘突出症的平片征象有：脊柱腰段外形的改变，正位片上可见腰椎侧弯、椎体偏歪、旋转、小关节对合不良。侧位片腰椎生理前突明显减小、消失，甚至反常后突，腰骶角小；椎体外形的改变，椎体下缘后半部浅弧形压迹；椎间隙的改变，正位片可见椎间隙左右不等宽，侧位片椎间隙前后等宽甚至前窄后宽。

（2）CT扫描

腰椎间盘突出的CT征象，突出的椎间盘超出椎体边缘，与椎间盘密度相同或稍低于椎间盘的密度，结节或不规则块，当碎块较小而外面有后缘韧带包裹时，软组织块影与椎间盘影相连续。当突出的块较大时，在椎间盘平面以外的层面上也可显示软组织密度影。

4. 神经电生理检查

当突出的腰椎间盘或粘连性束带压迫脊神经根后，早期为部分性损害，表现为多种电位。当肌肉松弛时可出现纤颤电位，肌肉收缩时多为低电压的正常电位，当肌肉强烈收缩时可出现单纯相或干扰相；当神经根长期受压，致使所支配的肌肉完全失去控制，则可能出现各种异常电位，甚至电静息状态。

（四）临床治疗

腰椎间盘突出症的患者绝大多数可通过非手术治疗，达到临床症状减轻或消除；仅有10%~20%的患者需经手术治疗。

手术指征：腰椎间盘突出病史超过半年，经过严格保守治疗至少6周无效；或保守治疗有效，经常复发且疼痛较重者；首次发作的腰椎间盘突出疼痛剧烈，尤以下肢症状者，患者因疼痛难以行动及睡眠，被迫处于屈髋屈膝侧卧位，甚至跪位；出现单根神经麻痹或马尾神经受压麻痹，表现为肌肉瘫痪或出现直肠、膀胱症状；中年患者，病史较长，影响工作或生活；病史虽不典型，经脊髓造影或其他影像学检查，显示硬脊膜明显充盈缺损或神经根压迫征象，或示巨大突出；椎间盘突出并有腰椎管狭窄。

二、康复评定

腰椎间盘突出症患者常有不同程度的功能障碍，如腰椎活动受限、腰痛和下肢疼痛影响日常生活活动能力，患侧下肢肌肉萎缩和麻木影响行走能力和工作能力，巨大突出者可影响排便和排尿等。康复评定主要包括疼痛评定、腰椎活动度评定、下肢的肌力和感觉评定、步态分析、日常生活活动能力评定、神经电生理评定等。

三、康复治疗

（一）治疗原则

在腰椎间盘突出症的急性发作期，神经根水肿和无菌性炎症明显，理疗时禁用温热疗法；牵引时牵引距离不要太大；手法治疗以肌肉松弛类手法为主。恢复期可用温热治疗，手法治疗以松动手法为主，如推拿的旋扳手法。突出物的大小和位置直接影响治疗效果，未破裂型的突出，以非手术治疗为主。卧床休息一周为宜。腰围固定时间不要太长，一般20 ~30天。

（二）治疗方法

1. 卧床休息

大多数患者具有腰痛、腿痛的症状，特别是轻、中度腰椎间盘突出的患者，卧床休息、可使疼痛症状明显缓解或逐步消失。腰椎间盘的压力在坐位时最高，站位居中，平卧位最低。在卧位状态下可去除体重对腰椎间盘的压力。制动可减轻肌肉收缩力与椎间诸韧带紧张力对椎间盘的挤压，使椎间盘处于休息状态，有利于椎间盘的营养供应，使损伤的纤维环得以修复，突出的髓核回纳；有利于椎间盘周围静脉回流，消除水肿，加速炎症消退；避免走路或运动时腰骶神经在椎管内反复移动对神经根的刺激。

2. 腰椎牵引

牵引的应用原则：急性期腰痛和患侧下肢疼痛剧烈的患者一般不急于行牵引治疗，可卧床休息，用非甾体抗炎药减轻疼痛，用甘露醇、利尿剂及地塞米松减轻神经根水肿，待疼痛减轻后再行牵引治疗。对于侧隐窝狭窄明显，下肢直腿抬高度数小于30° 的患者，可试行慢速牵引，牵引重量从体重的10%逐渐增加，根据患者的反应调整。慢速牵引1~2次，若患者出现腹痛和患侧下肢疼痛减轻，可行快速牵引。慢速牵引5~7次或快速牵引2次，疼痛症状无缓解者，建议改用其他方法治疗。

3. 物理因子治疗

物理因子治疗对减轻因神经根受压而引起的疼痛、改善患部微循环，消除神经根水肿，减轻因神经刺激而引起的痉挛，促进腰部及患肢功能的恢复起着非常重要的作用。

（1）直流电药物离子导入疗法

电流强度以衬垫单位面积毫安数计算，一般成人治疗剂量0.05~0.1mA/cm^2，通电时电极下可有轻度针刺感或蚁行感。每次治疗20min，每天1次，7~10次为一个疗程。草乌总碱离子导入镇痛作用明显，药液放在正极上导人，镇痛作用持续3~4.5h。普鲁卡因导入治疗的方法同草乌总碱离子导入。

（2）电脑中频

将2个电极并置于疼痛部位，电流强度以患者能耐受为度，一般为0.1~0.3mA/cm^2，每次治疗20min，每天1次，7~10次为一个疗程。

（3）超短波

板状电极（14cm × 20cm）腰腹对置，对伴有坐骨神经痛的患者采用腰-患肢小腿并置，治疗间隙2~3cm。急性期治疗剂量常采用无热量或微热量，时间从

5~6min开始，可增加到10~15min，每天1次。慢性期治疗剂量常采用微热量或温热量，时间15~20min，每天1次，7~15次为一个疗程。

（4）红外线

直接照射腰部，以痛区为中心，辐射器垂直于照射野上方，距离照射野30~60cm，以患者有舒适的温热感为宜。每次照射20~30min，每天1次，7~15次为一个疗程。

（5）石蜡

将溶蜡倒入盘中，厚度2~3cm，待冷却后取出置于腰部，上敷以塑料布，周围以浴巾包裹，后用棉垫或毛毯对局部进行保温。治疗时间30~40min，7~15次为一个疗程。

4. 经皮阻滞疗法

腰椎间盘突出症常用骶裂孔注射阻滞疗法，该疗法是将药液经骶裂孔注射至硬膜外腔，药液在椎管内上行至患部神经根处发挥治疗作用。所用药液包括维生素B_1、维生素B_{12}、利多卡因、地塞米松和生理盐水等，注射用量为30~50mL，3~5天为1个疗程，共注射3次。

5. 关节松动术

被活动的关节的准备姿势应处于半屈曲位，即介于屈曲和伸展的中间位置，这样，活动范围能达到最大。后前按压棘突时，应在棘突中间垂直向下按压。在僵直关节的手法治疗中，压力方向沿僵直方向。

6. 推　拿

未破裂型推拿效果好，破裂型效果不佳，巨大突出的中央型为推拿禁忌证。对适合推拿的患者，要根据其病情轻重、病变部位、病程、体质等选择适宜的手法，并确定其施用顺序、力量大小、动作缓急等。

7. 自我锻炼

腰椎间盘突出症患者应积极配合运动疗法，以提高腰背肌肉张力，改变和纠正异常力线，增强韧带弹性，活动椎间关节，维持脊柱正常形态。

早期练习方法为五点支撑法，仰卧位，用头、双肘及双足跟着床，使臂部离床，腹部前凸如拱桥，稍倾放下，重复进行。三点支撑法，在前法锻炼的基础上，待腰背稍有力量后改为三点支撑法。仰卧位，双手抱头，用头和双足跟支撑身体抬起臀部。飞燕式，俯卧位，双手后伸置臀部，以腹部为支撑点，胸部和双下肢同时抬起离床，如飞燕，然后放松。

恢复期练习方法为体前屈练习，身体直立双腿分开，两足同肩宽，以髋关节为轴，上体尽量前倾，双手可扶于腰两侧，也可自然下垂，使手向地面接近。做1~2min，还原。重复3~5次。

体后伸练习为身体直立双腿分开，两足同肩宽。双手托扶于臂部或腰间，上体尽量伸展后倾，并可轻轻震颤，以加大伸展程度。维持1~2min后还原，重复3~5次。

体侧弯练习为身体开立，两足同肩宽，两手叉腰。上体以腰为轴，先向左侧弯曲，还原中立，再向右侧弯曲，重复进行并可逐步增大练习幅度。重复6~8次。

第六节　肩关节周围炎

一、概　述

肩关节周围炎是指以肩痛和肩关节运动障碍为主要临床表现的症状群，可能的疾病诊断为肩峰下滑囊炎、冈上肌肌腱炎、肩袖损伤、股二头肌长头肌腱炎、喙突炎、冻结肩、肩锁关节病变、撞击综合征等。冻结肩（Frozen Shoulder）又称疼痛性关节挛缩症，或粘连性肩关节囊炎，是肩关节周围炎中较常见的类型。冻结肩的高发年龄是50岁左右，故又俗称“五十肩”。本病是具有自愈倾向的疾患，经过数月乃至数年的时间，炎症可逐渐消退，症状得到缓解。

（一）临床表现

本病的临床表现为肩部疼痛和肩关节活动受限，疾病过程分为以下3个阶段。

1. 急性期（凝结期）

病变主要位于肩关节囊，肩关节造影常显示关节囊紧缩、关节下隐窝闭塞、关节腔容积减少、肱二头肌肌腱粘连。肱二头肌肌腱伸展时，有不适及束缚感，肩前外侧疼痛，可扩展至三角肌止点。

2. 慢性期（冻结期）

此期除关节囊严重挛缩外、关节周围大部分软组织均受累，胶原纤维变性，组织纤维化并挛缩而失去弹性，脆弱而易撕裂。后期喙肱韧带增厚挛缩成索状。冈上肌、冈下肌、肩胛下肌紧张，将肱骨头抬高，限制其各方向的活动。滑膜隐窝大部分闭塞，肩峰下滑囊增厚，囊腔闭塞，关节囊、肱二头肌肌腱与腱鞘均有明显粘连。此期肩痛为持续性，夜间加重，影响睡眠，上臂活动及盂肱关节活动受限达高峰，通常在7~12个月或数年后疼痛逐渐缓解，进入功能康复期。

3. 功能康复期（解冻期）

发病后7~12个月，炎症逐渐消退，疼痛逐渐减轻，肩部粘连缓慢性、进行性松解，活动度逐渐增加。

（二）诊　断

1. 肩关节疼痛

伴关节活动功能障碍和肌肉萎缩无力，其中疼痛是突出的症状。疼痛一般位于肩部前外侧，也可扩大到枕部、腕部或手指，有的放射至后背、三角肌、肱三头肌、肱二头肌及前臂前面。

2. 肩关节活动障碍

检查盂肱关节活动时需固定肩胛骨，防止肩胛胸壁间活动。早期疼痛尚可忍受时，盂肱关节活动不受限，但内外旋受限，举臂至头顶困难，患者不能梳头。后期盂肱关节无活动，疼痛与活动受限的程度并不一致。

3. 影像学检查

X线平片可表现正常。关节造影显示肩关节腔减小，肩关节囊下部皱襞消失等改变。MRI检查可发现病变部位的特异性改变。

二、康复评定

（一）身体功能评定

包括关节活动范围评定、肌力评定和疼痛评定。

（二）肩关节特殊评定

1. 疼痛弧

患者在肩关节外展60°～120°出现疼痛为阳性。

2. 落臂试验

肩关节外展90°位缓慢将上肢下落至体侧，若出现上肢突然坠落为阳性。

3. Neer撞击征

测试者将患者上肢在肩胛平面做最大范围的被动上举，出现疼痛为阳性。

4. 卡压征

测试者将患者肩关节屈曲至90°后水平内收，出现疼痛为阳性。

5. Yergason测试

患者坐位，上臂紧贴躯干且肘关节屈曲90°，从前臂旋前位向前臂旋后位活动，测试者给予阻力，出现疼痛为阳性。

6. Hawkin撞击征

测试者将患者肩关节屈曲至90°并内收内旋，出现疼痛为阳性。

7. 空罐试验

患者肩关节从外展位开始内旋时出现疼痛为阳性。

（三）日常生活活动能力评定

常用的功能评定方法有Oxford Shoulder Score，Constant-Murley Score等。Constant-Murley Score满分为100 分，其中主观评分35分，客观检查评分65分。主观评分中1个项目为疼痛，占15分；4个项目为日常生活活动，分别为工作4分、运动4分、睡眠2分、手的位置10分。客观检查包括关节活动范围和力量两个项目，关节活动范围评测中前屈、外展、内旋和外旋各10分；力量评测为外展肌力评定，占25分。

三、康复治疗

（一）物理因子治疗

主要通过电、光、声、磁、热等物理因子的作用，改善肩部局部血液循环，减轻炎症反应，缓解肌肉痉挛，减轻软组织粘连，缓解疼痛，改善功能。常用的方法如下：高频电疗常用超短波、短波、微波等。急性期剂量宜小，多采用无热量；慢性期剂量可增加，多用微热量。电极摆放为患肩对置法。常用低频、低频调制中频、等幅中频、干扰电等，电极摆放为患肩对置，选取可达到止痛、促进血液循环、松解粘连等作用的参数，强度多在感觉阈上。

常选用低磁场强度的脉冲磁场，磁极摆放为患肩对置法。可选用中等超声强度移动法。可采用合适剂量的毫米波、红外线、蜡疗等方法进行患区直接法治疗。

（二）关节松动术

通过对肩关节的摆动、滚动、推动、旋转、分离和牵拉等，起到缓解疼痛、促进关节液流动、松解组织粘连和增加本体反馈的作用。在急性期，因疼痛剧烈，应多用Ⅰ级手法，即在肩关节活动的起始端小范围地松动。在缓解期，因肩关节活动受限，应多用Ⅱ、Ⅲ级手法。对于合并肩关节半脱位或严重骨质疏松的患者应慎用或禁用。

（三）运动疗法

通过运动改善患肩的灵活性、柔韧性、肌力、稳定性和技巧性。可采用钟摆运动，患者体前屈站位，患肢完全放松，利用上肢的重力模拟钟摆在无痛范围内前后或左右摆动。若患者可耐受，可在手中增持重物。自我牵伸训练可选用各种体位，达到受限肩关节被牵张的效果，以不引起损伤但达到塑性延长为目标。牵伸方向多为屈曲、外展和外旋。另外，运动疗法还包括健侧上肢通过体操棒或滑轮等器械带动患侧肩关节进行屈曲、外展、内收、内旋、外旋等活动；肩胛稳定肌肌力训练、肩外旋肌肌力训练、其他力弱肌肌力训练。

（四）支　具

在患者疼痛剧烈的急性期，可用吊带将肩关节保护于休息位，即肩关节屈曲30°、外展60°，肘关节屈曲90°，有利于肩关节的组织修复与炎症消退。

（五）药物治疗

1. 口服药物

非甾体抗炎药为最常用的药物，选择性COX-2 抑制剂和对乙酰氨基酚也是有效的药物，还可应用缓解肌肉痉挛的药物和中药治疗。

2. 外用药物

可选用各种局部止痛的擦剂或膏贴。

3. 药物注射疗法

常用糖皮质激素和止痛药物，可选取痛点局部注射、关节腔内注射等方法。

肩关节周围炎是自限性疾病，一般病程较长但预后良好。处理不当会加重病变，遗留永久性功能障碍。经非手术治疗无效者可选用手术治疗。

第七节　脊柱侧凸

一、概　述

脊柱侧凸（Scoliosis）是指脊柱向侧方弯曲。国际脊柱侧凸研究会提出，应用Cobb法测量站立正位X线片的脊柱侧方弯曲大于10° 为脊柱侧凸。特发性脊柱侧凸约占脊柱侧凸患者总数的80%，好发于青少年，又称为青少年脊柱侧凸，尤以女性多见。

脊柱侧凸不仅造成身体外观异常、脊柱运动功能障碍或因骨盆倾斜而跛行，而且还因胸廓畸形而造成心、肺功能障碍。除此之外，脊柱侧凸可使脊神经对内脏的调节功能紊乱，可能出现消化不良、腹痛、痛经及发育不良等。严重的脊柱侧凸可压迫脊髓及神经，出现肢体无力、麻木、感觉异常及大小便异常，甚至造成截瘫。脊柱侧凸患者由于身体畸形及功能障碍，常出现个体活动受限、工作能力和生存质量下降，患者还可能有严重的心理障碍。

二、康复评定

（一）早期筛查

在脊柱侧凸的形成和发展过程中，很少有疼痛或不适而容易被忽略。对学龄儿童要进行定期筛查，每3个月观察一次。要教育父母重视和关心孩子的脊柱发育情况，注意观察是否有以下情况：①两肩不平；②两侧肩胛骨不等高；③背部不对称；④髋上提；⑤前弯时两侧背部不对称。如果这五项存在任何一项，就应该立即就医。

（二）临床诊断

诊断应包括脊柱侧凸的类型、部位及角度等。脊柱畸形的同时也会影响脊柱功能和心肺功能，因此，需进行必要的功能评定。

1. 病史和体格检查

完整的病史应包括脊柱畸形所涉及的一切内容，包括一般史、手术史、背部疼痛史、畸形出现的时间、心肺功能状况及家族史等。体格检查时，应注意观察双侧肩锁关节、髂前上棘和腰凹的对称性，以及臀沟的偏移程度。做前屈试验可以发现两侧背部的高低异常。结构性侧凸可出现肋骨隆突畸形，并可以用水平计测隆突的高度，也可用方盘量角器和侧凸计了解躯干的旋转度。

2. 影像学检查

X线片最为重要，借助X线片确定脊柱畸形的类型和严重程度，了解病因，帮助患者选择治疗方法及判断疗效。X线片诊断应包括畸形的部位、范围、柔软度及患者的骨成熟度。

（1）脊柱侧凸角度的测量

最常用的方法为Cobb法，上终椎上缘延长线的垂线与下终椎下缘延长线的垂线相交所形成角就是Cobb角。

（2）脊柱侧凸伴旋转的测量

在正位X线片上，观察两侧椎弓根的位置，可粗略地判断脊柱的旋转程度。可根据旋转的严重程度分为5度：双侧椎弓根的位置正常，无旋转移位为0度（阴性）；最严重为4度，即右侧椎弓根旋转到椎体的左侧；若椎弓根位于中线上为3度。近年来，CT检查开始被用于脊柱侧凸的测量和术前评价。CT可精确地测量脊柱的旋转程度，明确脊髓受压迫的情况。

（3）脊柱柔软度

侧向屈曲位摄片可了解畸形的柔软度，从而估计可矫正的程度。利用脊柱牵引下的正、侧位X线片测量可反映脊柱侧凸阶段的柔软度，从而为手术或支具矫正侧凸提供依据。

（4）脊柱发育成熟度（Risser征）

（5）脊柱发育成熟程度

骨成熟度判定的主要依据是髂嵴骨骺的发育情况。髂嵴骨化呈阶段性，其骨骺自髂前上棘至髂后上棘循序出现。根据髂嵴骨骺的发育程度确定的Risser指数，能定量反映骨发育程度。0度为髂嵴骨骺未出现；1度为外侧25%以内出现；

2度为50%以内出现；3度为75%以内出现；4度为75%以上出现，但骨骺未与髂嵴融合；5度为全部融合。Risser指数为5时，表示脊柱生长发育已结束。

三、康复治疗

治疗方法有非手术治疗和手术治疗。一般根据年龄、侧凸程度、病情进展情况，有无并发症等选择矫治方案、早期发现、早期矫治是获得良好疗效、避免手术的关键。

常用的非手术矫治方法包括矫正体操、日常活动中的姿势治疗、牵引、手法和矫形支具等。治疗方法主要根据脊柱侧凸Cobb角的大小选择：Cobb角<25°：注意日常活动中的姿势，配合矫正体操，一般不需要特殊治疗，需要定期（每4~6个月）随访；Cobb角为25°~30°：除上述方法外，应用牵引、手法治疗和矫形支具；Cobb角>40°或为45°：可能需要矫形手术治疗；治疗方法的选择除了参考脊柱侧凸的角度，主要应考虑其进展情况和发展趋势，如果Cobb角为20°，但还有4年的生长发育期，则需要干预；而如果Cobb角虽只有29°，但生长发育已停止，可能就不需要特殊处理。

常用的非手术矫治方法如下。

（一）运动疗法

运动疗法的作用主要是改善姿势、增加柔韧性（伸长脊柱凹侧和挛缩的软组织）、增强腹肌在维持姿势中的力量、矫正肌力不平衡、改善呼吸运动。主要的方法包括以下几种。

1. 姿势训练

目的是减少腰椎和颈椎前凸程度来伸长脊柱。通过骨盆倾斜运动减少腰椎前凸，通过腹肌收缩使骨盆前壁部上提，同时臀部肌肉和大腿后肌群收缩使骨盆后壁部下降。训练时患者仰卧，屈髋屈膝，下腰部贴紧治疗床面，并维持在此位置，然后平稳而有节奏地从床面提起臀部，同时注意下腰部不离开床面。当患者掌握上述方法后，继续伸直双下肢，直至双髋和双膝完全伸直。

2. 矫正侧凸

有意识地加强锻炼凸侧肌肉，减轻凹侧肌肉所产生的拮抗肌收缩反应。训练时可让患者取仰卧位，对胸段侧凸者，让其凸侧的手提1~2kg的重物，在身体的一侧做上举运动。腰段侧凸者则让其凸侧的下肢在踝部负荷1~2kg的沙袋，做直腿抬高运动。卧位运动可以消除脊柱的纵向重力负荷，放松脊柱各关节，增加脊柱的活动度。矫正体操应与矫形支具结合，以提高疗效。但在佩戴矫形器或进行其他治疗期间，都不能中断做操（如在佩戴矫形器期间，每天可卸下1h，此时即可重点进行矫正体操训练）。

3. 改善呼吸运动

胸椎侧凸达50°以上且合并椎体旋转时，常会产生呼吸困难。呼吸练习应贯穿在所有运动练习中，可按下列步骤指导患者进行胸腹式呼吸：患者仰卧，屈髋屈膝；指导患者有意识地限制胸廓活动；患者吸气时腹部应隆起，可用视觉或用手去检查，在腹部加上一沙袋可加强这种腹部隆起；患者吸气时腹部尽量回缩；逐渐与胸腹式呼吸相结合。

（二）牵引疗法

单纯牵引不能矫正脊柱侧凸，但可以通过牵伸椎旁肌群和脊柱韧带连接结构而增加脊柱的可屈性，防止或减缓脊柱侧凸的进一步加重。常用的牵引方法有头颅–股骨牵引或头颅–骨盆牵引这类承力较大的牵引。

（三）手法矫正

利用脊椎的棘突和横突作为杠杆来进行脊椎矫正。通过临床医学检查，结合患者的实际情况，找到脊柱侧凸的原发部位及矫正的关键点，运用力学原理，对侧凸加以适度的矫正，调整脊椎的生物力学失衡。

（四）矫形支具治疗

非手术治疗最有效的方法是佩戴矫形支具。脊柱矫形器的作用主要通过矫形器的治疗对侧凸畸形提供被动或主动的矫形力，使侧凸畸形得到最大程度的矫正。矫形器支具治疗主要适用于：Cobb角为20°~45°，且骨骼未发育成熟的特发性脊柱侧凸患者；Cobb角>45°需手术者，在术前穿戴矫形器可用于防止畸形的进一步发展，为手术创造条件。初始穿戴时，应从第1天穿2~3h逐渐增加穿戴时间，1周左右穿戴适应并调整到位后，则每天至少穿戴23h。初始穿戴1个月后复查，进行调整，以后每3~6个月复查一次，密切观察，随时调整，一直穿戴到骨骼发育成熟。一般女孩穿到18岁，男孩穿到20岁。一般在年龄大于10岁、Cobb角>40°或为45°时才考虑手术治疗。

（周华）

参考文献

[1]葛均波，徐永健. 内科学[M]. 第8版. 北京：人民卫生出版社，2013.

[2]陈孝平，汪建平. 外科学[M]. 第8版. 北京：人民卫生出版社，2013.

[3]黄晓琳，燕铁斌. 康复医学[M]. 第5版. 北京：人民卫生出版社，2013.

[4]关骅. 临床康复学[M]. 北京：华夏出版社，2005.

[5]尹相军，陈庆华，张金亮，等. 现代内科康复治疗学[M]. 北京：中国科学技术出版社，2002.

[6]陆廷仁. 骨科康复学[M]. 北京：人民卫生出版社，2007.

第八章　骨质疏松症康复

第一节　骨质疏松症的临床概况

骨质疏松症（Osteoporosis，OP）是以骨量减少、骨组织显微结构发生退行性改变，导致骨脆性增加，易发生骨折为特征的全身性骨病。2001年，美国国立卫生研究院提出骨质疏松症是以骨强度下降、骨折风险性增加为特征的骨骼系统疾病，骨强度反映了骨骼的两个主要方面，即骨密度和骨质量。该病可发生于不同性别和任何年龄，但多见于绝经后妇女和老年男性。骨质疏松症的最大危害是并发骨折，据美国20世纪90年代初的调查统计，每年骨质疏松性骨折发生人数达150万人，其治疗费用每年至少上百亿美元。

一、危险因素

骨质疏松症的危险因素包括以下几点。

1. 不可控制因素

人种（白种人和黄种人骨质疏松症的危险高于黑人）、老龄、女性绝经、母系家族史。

2. 可控制因素

低体重、性激素低下、吸烟、过度饮酒、咖啡及碳酸饮料等、体力活动缺乏、饮食中钙或维生素D缺乏（光照少或摄入少）、有影响骨代谢的疾病和应用影响骨代谢药物。

二、分　类

骨质疏松症分为三大类。

1. 原发性骨质疏松症

此类又分两型，Ⅰ型（绝经后骨质疏松症）和Ⅱ型（老年性骨质疏松症）。这是伴随着年龄的增长或妇女绝经后发生的一种“生理性”退行性病变，是中老年人群中最为常见的疾病之一，也是目前防治的重点。

2. 继发性骨质疏松症

包括任何有明确病因的骨质疏松。其病因较多，许多后天因素包括内分泌的疾患如甲状腺、甲状旁腺疾病，垂体、肾上腺皮质或性腺疾病、糖尿病；类风湿性关节炎、肾病、肿瘤、胃肠道功能紊乱等均可造成继发性骨质疏松症。药物如肝素、免疫抑制剂、糖皮质激素等长期应用；物理和力学因素如制动、失重等也是继发性骨质疏松症原因之一。它可发生于任何年龄，生化检查常无明确异常或表现为原发疾病的特征。

3. 特发性骨质疏松症

常见于8～14岁的青少年或成人，多伴有家族遗传史，女性多于男性。

三、临床表现

疼痛、脊柱变形和发生脆性骨折是骨质疏松症最典型的临床表现。但许多骨质疏松症患者早期常无明显的自觉症状，往往在骨折发生后，经X线或骨密度检查才发现已有骨质疏松改变。

1. 疼　痛

最常见部位是腰背部疼痛，其他还包括四肢关节痛、足跟部疼痛以及一些肢体的放射痛、麻木感、刺痛感等。腰背疼痛最初发生在从静息状态转为运动状态时，以后逐渐发展为持续性。

2. 骨　折

骨质疏松症患者由于骨脆性增加，轻微的外力即可导致骨折，即骨质疏松性骨折。骨折是骨质疏松症中的重要症状。骨折发生的常见部位包括胸腰椎、桡骨远端、股骨近端。

3. 身长缩短、驼背

骨质疏松症严重者可有身长缩短或驼背。脊椎椎体前部几乎多为松质骨组成，而且此部位是身体的支柱，负重量大，容易压缩变形，使脊椎前倾，背屈加剧，形成驼背。随着年龄的增长，骨质疏松程度加重，驼背曲度加大，致使膝关节屈曲显著。正常人有24节椎体，每一椎体高度2cm左右，老年人骨质疏松时椎体压缩，每椎体缩短2mm左右，身长平均缩短3～6mm。

4. 呼吸功能下降

胸腰椎压缩性骨折致脊椎后弯、胸廓畸形，可使肺活量和最大换气量显著减少，患者往往可出现胸闷气短、呼吸困难等症状。

四、诊断标准

临床上用于诊断骨质疏松症的通用指标是发生了脆性骨折和/或骨密度低下，目前尚缺乏直接测定骨强度的临床手段。

1. 脆性骨折

是骨强度下降的最终体现，有过脆性骨折临床上即可诊断骨质疏松症。

2. 骨密度测定

骨密度是目前诊断骨质疏松、预测骨质疏松性骨折风险、监测自然病程以及评价药物干预疗效的最佳定量指标。骨密度仅能反映大约70%的骨强度。骨折发生的危险与低骨密度有关，若同时伴有其他危险因素会增加骨折的危险性。

双能X线吸收法是目前国际学术界公认的骨密度检查方法，其测定值作为骨质疏松症的诊断金标准。其他骨密度检查方法如各种单光子、单能X线、定量计算机断层照相术等根据具体条件也可用于骨质疏松症的诊断参考。

基于双能X线吸收法测定：骨密度值低于同性别、同种族健康成人的骨峰值不足1个标准差属正常；降低1～2.5个标准差之间为骨量低下（骨量减少）；降低程度等于和大于2.5个标准差为骨质疏松；骨密度降低程度符合骨质疏松诊断标准同时伴有一处或多处骨折时为严重骨质疏松。现在通常用T-Score（T值）表示，即T 值≥-1.0 为正常，-2.5<T 值<-1.0为骨量减少，T 值≤-2.5为骨质疏松。

3. 临床指征

（1）女性65 岁以上和男性70 岁以上，无其他骨质疏松危险因素。

（2）女性65 岁以下和男性70 岁以下，有一个或多个骨质疏松危险因素。

（3）有脆性骨折史或/和脆性骨折家族史的男、女成年人。

（4）各种原因引起的性激素水平低下的男、女成年人。

（5）X线摄片已有骨质疏松改变者。

（6）接受骨质疏松治疗进行疗效监测者。

（7）有影响骨矿物代谢的疾病和药物史。

第二节　骨质疏松症的康复功能评定

一、生化检查

测定血、尿的矿物质及某些生化指标有助于判断骨代谢状态及骨更新率的快慢，对骨质疏松症的鉴别诊断有重要意义。

1. 骨形成指标

骨形成标志物是成骨细胞在其不同发育阶段的直接或间接的表达产物，反映成骨细胞功能和骨形成状况，如血清碱性磷酸酶，血清骨钙素，Ⅰ型前胶原羧基端前肽等。一般认为，骨形成指标的增高与绝经后妇女明显增加的骨流失率相关。

2. 骨重吸收指标

血清、尿Ⅰ型胶原C端肽及尿游离脱氧吡啶酚水平的升高与髋骨、椎骨及其他非椎骨骨折的高风险性相关。

3. 血、尿骨矿成分的检测

通常血清钙、磷和碱性磷酸酶值在正常范围，当有骨折时血清碱性磷酸酶值有轻度升高。

二、X线检查

可观察骨组织的形态结构，是对骨质疏松症所致各种骨折进行定性和定位诊断的一种较好方法，也是一种将骨质疏松症与其他疾病进行鉴别的方法。常用摄片部位包括椎体、髋部、腕部、掌骨、跟骨和管状骨等。骨质疏松症的典型X线表现见于长骨的海绵质部分。疏松区骨小梁数目减少，但清晰。早期能保持应力线上的骨小梁（如椎体垂直方向的小梁及股骨上端弓形小梁），小梁间隙增宽，骨皮质出现分层和变薄现象，骨浓度亦低（图8-1）。

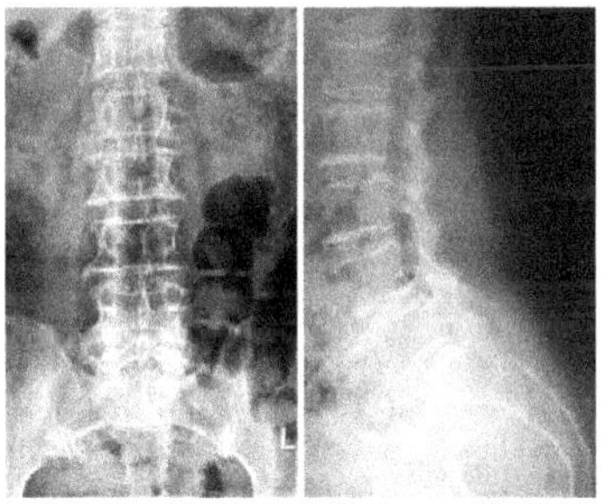

图8-1　骨质疏松症的X线表现

三、形态学测量法

1. 皮质指数测量法

目前多采用Barnett氏测量法。拍照股骨及手的正位片，测量出股骨中段横径及同一部位的内外皮质的厚度，将两侧皮质厚度之和除以中段横径，得出股骨分数。若分值<88%，则认为是周围型骨质疏松。在腰椎侧位中线断层片上分别测量第3腰椎椎体前部和中部的高度。中部值除以前部值，得出腰椎分数，此值<80%，则为脊柱型骨质疏松。同时存在周围型和脊柱型骨质疏松者，称混合型骨质疏松。

2. 骨小梁形态分度法

该法主要测量腰椎及股骨颈的变化。正常腰椎的骨小梁纵横紧密交叉，骨密度减低时，首先表现在横行骨小梁减少，因而纵行骨小梁被衬托得更加明显，进一步发展则横行骨小梁消失，纵行骨小梁增粗，进而纵行骨小梁也减少甚至消失。因此，腰椎骨小梁X线表现按骨质疏松由轻到重分为三度：一度纵行骨小梁明显；二度纵行骨小梁增粗；三度纵行骨小梁不明显。股骨颈骨小梁分度法如Singh指数法，此方法是利用具有丰富的松质骨的股骨颈的骨小梁构造变化来区别骨质疏松症的程度。

3. 骨形态计量学检查

此方法可以提供骨结构、骨含量的形态学依据，动态检测骨质疏松症的发展以及评价治疗效果，但是由于取活检会给患者带来痛苦，又不能客观地反映患者全身骨骼的情况，所以只作为特殊情况下鉴别诊断的手段。

四、骨密度定量法

1. 双能X线吸收法（Dual Energy X-ray Absorptiometry，DEXA）

DEXA是目前国际学术界公认的骨密度检查方法，其测定值作为骨质疏松症的诊断金标准。

2. 定量CT法（Quantitative Computed Tomography，QCT）

很大程度上克服了因组织的重叠而使测量值敏感性下降和空间分辨率差的缺点，是唯一可选择性测量骨皮质或骨松质骨矿含量的方法。

第三节　骨质疏松症的康复治疗

一、康复治疗目标

骨质疏松症康复治疗目标是缓解疼痛、提高骨质量、防止废用综合征、预防继发性骨折以及改善日常生活活动能力和生活质量。

二、康复治疗方法

目前骨质疏松症尚无一种特效的治疗方法，必须坚持综合治疗，才可能有效地改善骨代谢，减少骨丢失或增加骨量，缓解和减轻临床症状。现代医学对骨质疏松症综合治疗的常用方法有6种：运动疗法、药物治疗、理疗、饮食疗法、心理疗法、外科疗法等。

（一）运动疗法

无论是预防或治疗骨质疏松症，均鼓励参加各类运动包括室外运动。运动疗法不仅是骨矿化和骨形成的基本条件，而且能促进性激素分泌，肌肉收缩尚可以对骨产生应力作用，并可以调节全身代谢状态，改善骨组织的血液循环，使骨小梁的结构排列更加合理，同时能增加骨的负荷，这些均有利于促进骨钙代谢，明显地改善肌肉神经功能，增加肌肉的强度，从而减少骨量丢失，达到治疗骨质疏松症的目的。例如，踏步、跳跃可刺激髋骨，能抑制破骨细胞的吸收；而承重训练利于腰椎增加骨密度；慢跑、爬楼梯则对维持骨量和保持骨的弹性有良好作用；等长抗阻训练有骨矿化作用，由于训练时不产生关节的运动，所以不会引起剧烈疼痛，对合并有骨性关节病的骨质疏松症患者较为适合。

1. 运动方式

推荐预防骨质疏松症的运动方案是力量训练、健身跑和行走。选择运动项目要有针对性：对于日常生活活动能力较低的患者，每日30 ~ 40min散步有助于刺激骨形成；在身体状况许可的情况下，需提高运动强度，可采用跑步的方式，必要时可采用负重跑。同时可根据需要进行单关节或多关节联合运动；肌力训练可采用踝部绑沙袋（3～5kg），下肢上抬10次，一日3次。如身体条件许可，做原地跳高或跳绳运动。上肢可做轻抗阻练习；全身运动，有氧舞蹈及各种拳功操等。运动必须持之以恒，采取循序渐进的原则，对延缓骨质丢失有一定的作用。

2. 运动强度

低强度运动训练如散步、慢跑、交谊舞、健美操、太极拳等，可减少骨矿物质的自然丢失，改善骨骼的钙磷代谢，强化骨骼肌肉，有效预防骨质疏松症。

3. 运动时间

对一般有氧运动来说，运动强度大，时间可短一些；运动强度小，时间可稍长一些。

4. 运动频率

以次日不觉疲劳为度，一般每周训练3～5天为宜。

（二）药物治疗

骨质疏松症的药物治疗包括激素替代疗法、二磷酸盐类（如固帮、福善美、依磷、邦得林）、降钙素（如密盖息）、氟化物、维生素D制剂、钙制剂、中药等，上述药物根据其不同的药物作用特点分为抑制骨吸收、促进骨形成与骨矿化三大类，因而，治疗中应根据患者的骨质疏松症类型选择合理的治疗药物。

（三）理　疗

选择性地运用各种物理因子（如中频、低频电疗）应对骨质疏松症引起的急慢性疼痛应作为首选方法。此外，理疗还能减少组织粘连、防止肌肉萎缩、改善局部血液循环、促进骨折愈合、预防深静脉血栓形成和继发性骨质疏松、增强局部应力负荷、促进钙磷沉积以及改善肢体功能活动。例如，超短波和微波可以减轻继发骨折所引起的急性期的炎症性疼痛，20min/次，15次为一个疗程；功能性电刺激、电体操、感应电，可减少肌肉萎缩；经皮神经肌肉电刺激可以止痛；直流电离子导入促进骨折愈合等。

（四）饮食疗法

饮食疗法的关键是合理安排饮食结构，注重多种营养的补充，要多食入一些含钙、磷、维生素及蛋白质丰富的食品，以弥补体内与骨代谢有关的物质的不足。含钙高的食物如牛奶、蔬菜、水果、豆制品和鱼虾类等。另外，还应避免同时进食高钙食物与高脂食物。

（五）心理治疗

性格开朗、心情愉快的人症状较轻，治疗效果也较好；而性格孤僻、郁闷寡欢的人往往症状较重，治疗效果亦差。

（六）外科疗法

骨折是骨质疏松症中的重要症状，复位、固定很关键，它可以增强脊柱的稳定性，防止骨折再次发生。

另外，对于继发性骨质疏松症，病因治疗是最基础的治疗方法。针对患者日常活动出现的问题采用作业活动，改善或恢复患者的躯体、心理功能和预防骨质疏松型骨折；佩戴合适的支具、矫形器以缓解疼痛、矫正畸形、预防骨折发生。

三、预　防

科学有效的预防与治疗骨质疏松症应是综合性的，对于骨质疏松症的预防比治疗更具有现实意义，对其的防治应从导致骨质疏松症的多个因素着手。防治要做的两项重点工作是：①提高成年时期的峰值骨量；②维持中老年时期的骨量、减少骨量丢失率。因此，一切防治工作的重点都应该围绕这两点来做。对于骨质疏松症的防治应从婴幼儿抓起，婴幼儿阶段保持充足的钙摄入。儿童青少年期，在注意补充奶类或奶制品和合理的膳食营养的同时，也要注意加强健骨的体育运动。另外，青少年也要多晒太阳。治疗骨质疏松症的重点应放在中老年人或绝经后妇女身上。2008年2月21日，美国骨质疏松基金会公布最新医师指南，提供了很多防治骨质疏松症的建议。所有的妇女要警惕骨质疏松症和骨质疏松性骨折的风险；确保每个患者至少摄入钙1 200mg和维生素D400～800U；进行定期的负重和肌肉强化运动，以减少跌倒和骨折的风险；所有65岁以上妇女进行骨密度检测；推荐有1个以上骨质疏松症危险因素（白种人、绝经后和女性这3个危险因素不包括在内）的较年轻的绝经后妇女做骨密度检测；推荐脆性骨折的绝经后妇女做骨密度检测；采用药物预防或治疗骨质疏松症。目前国外有些研究表明，运动和药物或营养综合防治骨质疏松的效果比任何一种单一手段的作用效果更佳。对于骨质疏松症的防治有赖于个体运动医学的发展。针对不同的人给予相应的运动处方、适当的药物和剂量、相应的营养处方。由此，我们对骨质疏松的防治工作将迈上一个大台阶。

（周华）

参考文献

[1]葛均波，徐永健. 内科学[M]. 第8版. 北京：人民卫生出版社，2013.

[2]黄晓琳，燕铁斌. 康复医学[M]. 第5版. 北京：人民卫生出版社，2013.

[3]关骅. 临床康复学[M]. 北京：华夏出版社，2005.

[4]尹相军，陈庆华，张金亮，等. 现代内科康复治疗学[M]. 北京：中国科学技术出版社，2002.

[5]陆廷仁. 骨科康复学[M]. 北京：人民卫生出版社，2007.

[6]张绍岚，何小花. 疾病康复[M]. 第2版. 北京：人民卫生出版社，2014.

[7]何成奇. 内外科疾患康复学[M]. 第1版. 北京：人民卫生出版社，2008.

第九章　截肢康复

第一节　截肢的临床概况

截肢是切除没有生命或功能的肢体，或者截除因局部疾病严重危及生命的肢体。创伤、肿瘤、周围血管疾病是截肢最常见的原因。截肢手术在外科领域中范围较广，如战伤外科、普通外科、血管外科、肿瘤外科、烧伤外科、整形外科和矫形外科都可进行截肢手术。截肢的目的不仅是将已失去活力、危害生命安全或没有生理功能的肢体截除，以挽救患者的生命，更为重要的是通过残肢训练和安装假肢，代偿失去肢体的功能。截肢后康复是以假肢装配和使用为中心，重建丧失的肢体功能，防止或减轻截肢对患者身心造成的不良影响，使其早日回归社会。

一、临床表现

（一）症　状

表现为残端疼痛、肿胀，早期幻肢痛、幻肢觉，残端感染、溃疡、坏死，残端瘢痕；截肢部位相邻肢体活动障碍、关节活动受限及肌力下降。部分患者截肢相邻关节挛缩畸形。截肢后患者运动量突然减少引起的体重快速增加常常导致全身性肌力下降、体力减弱，甚至影响使用假肢。

（二）体　征

肢体缺如，残端肿胀、瘢痕，局部压痛，截肢部位相邻肢体关节活动受限及肌力下降。部分患者截肢相邻关节畸形。

（三）X线检查

是确定截肢平面及骨残端情况的常规检查。

二、功能障碍

依据《国际功能、残疾与健康分类》（ICF），截肢患者的功能障碍主要表现为结构异常与功能障碍、日常生活活动受限及参与受限3个方面。

（一）结构异常与功能障碍

结构异常以局部肢体缺如、残端肿胀、瘢痕为基本表现。若残肢感染、坏死，则可见残端溃疡，部分患者可见残肢关节畸形等。功能障碍主要表现为感觉功能、运动功能及下肢截肢者平衡功能障碍等。截肢患者大多有严重的焦虑和悲观失望等心理障碍。

（二）日常生活活动受限

截肢常导致与截肢相关部位的日常生活活动不同程度受限。感觉功能、运动功能及下肢截肢者的平衡功能障碍是引起患者日常生活活动受限的主要原因。上肢截肢患者吃饭、穿衣、做家务及个人修饰受限，下肢截肢患者主要表现为站、行走、上、下楼梯等活动受限。

（三）参与受限

感觉功能障碍、运动功能障碍、下肢截肢者平衡功能障碍及心理障碍是引起患者社会参与受限的主要原因。社会参与受限主要表现在工作、学习、社会交往、休闲娱乐及社会环境适应等方面。

第二节　截肢的康复功能评定

除了评定患者全身状况、截肢原因、是否有系统性疾病、其他肢体状况、能否安装假肢、能否承受佩戴假肢后的康复功能训练、心理变化及有无今后终生利用假肢活动的能力外，重点对以下几个方面进行评定。

一、残肢评定

（一）皮肤情况

检查有无感染、溃疡、窦道及与骨残端粘连的瘢痕，若皮肤条件不好，应积极治疗，治愈后再安装假肢。

（二）残肢畸形

大腿截肢容易出现髋关节屈曲外展畸形，小腿截肢易伴膝关节屈曲畸形或腓骨外展畸形。如果残端关节畸形明显，则不宜安装假肢。即使勉强安装假肢，也会影响假肢的穿戴及功能。若假肢负重力线不良或假肢接受腔不合适，可造成患者步态异常，不能正常行走。

（三）残肢长度

包括骨和软组织的长度测量。膝下截肢测量是从胫骨平台内侧至残端；膝上截肢测量是从坐骨结节至残端。残肢的长度与假肢的选择和装配有密切关联。理想的膝下截肢长度为15cm左右；膝上截肢长度为25cm左右。

（四）残端的形状

这对于假肢的制作、装配很重要。尽管现代假肢技术比较发达，可以尽量制作适合残端形状的假肢，但残端以圆柱形为佳，应尽量避免圆锥形残端。目前，圆柱形残端逐渐取代圆锥形残端，以减少因残端的血液循环较差而发生的一系列并发症。

（五）残端神经瘤情况

检查有无神经瘤及其大小、所在部位、疼痛程度等。必要时，应手术切除后再可安装假肢。

二、感觉功能评定

主要对残端疼痛、幻肢痛、幻肢觉进行评定。

（一）视觉模拟评分法（VAS）

主要用于评定幻肢痛。

（二）数字等级疼痛评分

也是常用的幻肢痛的评定方法。具体方法为：让患者口述疼痛等级，0分为无痛，10分为最剧烈的疼痛。

（三）压痛积分法

根据检查残端压痛时患者的表现进行评定。0分为无压痛；1分为轻压痛；2分为明显压痛；3分为重度压痛，按压时有退缩反应。

（四）感觉评定

主要评测患肢残端对痛、温、触、压、振动、位置等感觉的感知状况。评测患肢残端是否存在感觉降低或过敏，评定方法为采用针刺、温度、棉絮、压力和振动对患者进行刺激，观察患者的感觉水平。可记录为正常（0），减弱（−1）和消失（−2），轻度敏感（+1）和显著敏感（+2）。

三、运动功能评定

（一）关节活动度

检查肩、肘、髋、膝等关节的活动范围，关节有无挛缩等畸形。

（二）肌力检查

检查全身及患肢的肌力，尤其对维持站立和行走的主要肌群更要注意，如主要肌群肌力小于3级时，不宜装配假肢。

（三）步态分析

应对下肢截肢患者穿戴假肢后的步态进行分析，以便为康复治疗提供依据。可通过肉眼观察或三维步态分析系统进行评估。

四、平衡功能评定

截肢常影响运动的稳定性与协调性，因此，平衡功能评定十分重要。平衡评定包括平衡功能评估、协调性评估、运动控制能力评估等。平衡功能可通过平衡量表或平衡仪进行评估。运动控制能力可通过在稳定或不稳定支撑面上的运动质量进行评估，可通过肉眼观察、量表评分或三维运动分析系统评估。

五、穿戴临时假肢后的评定

（一）接受腔适合程度

包括评定接受腔的松紧是否适宜，是否与残端全面接触、全面负重，残端有无压迫和疼痛等。

（二）假肢悬吊能力

观察假肢是否有上下窜动的现象。检查小腿假肢悬吊装置的位置和松紧度、大腿悬吊装置的悬吊能力，以及上肢假肢的悬吊位置和松紧度。

（三）临时假肢对线评定

患者在穿戴上临时假肢后在矢状面、额状面和水平面的对线是否正常，站立时有无身体向前或向后倾倒、向侧方倾斜等问题。

（四）穿戴假肢后残肢情况

脱下临时假肢，观察皮肤有无红肿、硬结、破溃、皮炎及残端有无因接受腔内负压造成的局部肿胀等。

（五）步态观察

行走时有无异常步态，分析产生的原因，予以纠正。

（六）操控系统

主要针对上肢假肢，对悬吊带与操纵索控系统是否合适进行评定。

（七）假手功能评定

假肢的开闭功能、协调性、灵活性，尤其是评定日常生活活动能力。

六、穿戴正式假肢后的评定

（一）上肢假肢的日常生活评定

主要是观察其辅助正常手动作的功能。

（二）下肢假肢的步态评定

可通过步态分析仪检查。

（三）行走能力的评定

一般评定行走的距离、上、下阶梯及跨越障碍物等。截肢水平不同，行走能力各异。一般截肢水平越高，行走能力越差。行走能力以双侧大腿截肢后为最差。

（四）假肢部件及整体质量的评定

让患者获得满意的、质量可靠的、代偿功能好的假肢。

七、活动和参与评定

活动评定主要评定截肢者日常生活的各项基本功能状况，包括床上活动、轮椅活动、自理活动、阅读和书写、使用电灯电话、使用钱币、行走、上、下楼梯、乘车等。参与评定主要评定截肢对患肢工作、社会交往及休闲娱乐的影响，如职业评定、生存质量评定等。

第三节　截肢的康复治疗

一、物理因子治疗

物理因子治疗是指应用光、声、电、磁、热等人工或自然物理因子对残肢进行治疗。主要作用包括消炎、镇痛、改善血液循环、促进瘢痕软化和组织再生、松解粘连、锻炼肌肉、调节神经系统等。

二、运动治疗

运动治疗具有防治肌肉萎缩、关节僵硬，改善关节活动度，增强肌力，预防肺部感染，改善有氧运动能力及缓解疼痛的作用。术后第2天即可进行，主要方法有关节松动技术、四肢及躯干肌力增强训练及肺功能训练等。

三、作业治疗

主要进行术后日常生活能力的指导。术后第1天即可开始在床上进行辅助的移动训练，如翻身、坐起、上床、下床、进出轮椅、轮椅操作、使用腋杖、如厕、洗漱等日常生活动作，应根据截肢者病情尽早给予指导。下肢截肢者还应进行残肢末端承重训练。

四、假肢技术

假肢技术是为了弥补肢体缺损，代偿患者失去的肢体功能，利用工程学原理为患者制作安装假肢的技术。安装假肢后最重要的任务就是训练。

（一）临时假肢训练

在康复医生和假肢技师的指导下进行，包括：①穿戴临时假肢方法的训练。②站立位平衡训练：一般在双杠内进行，练习双下肢站立、健肢站立平衡、假肢站立平衡。③迈步训练，先是假肢侧迈步，过渡到假肢侧站立、健肢迈步。由双手扶杠到单手扶杠，由双杠内练习过渡到双杠外练习。④步行训练，可用拐或步行器辅助，最后到独立步行、转弯、上下楼梯、过障碍物、地面上拾物训练及跌倒后起立训练等。

（二）正式假肢训练

经过临时假肢训练、假肢代偿功能已达到预期目标时，便可更换正式假肢。由于有了上述基础，正式假肢训练相对容易。主要训练对正式假肢的适应，巩固强化以前的训练成果，训练方法基本同前。

五、康复护理

康复护理能够消除残端肿胀，促进残端定型，预防残肢病发生，保持残肢关节的活动范围和肌力，以适应装配假肢所需的条件。主要包括维持正确的肢体位置、抬高残肢、残端塑形、无假肢适应性训练等。

六、心理康复

截肢是对患者的巨大打击，其心理状态的变化一般经过震惊、回避、承认和适应4个阶段。在前两个阶段中，患者表现出悲观、沮丧、自我孤立的态度，在家庭、婚姻、工作、生活等问题上忧心忡忡。心理康复的目的在于帮助患者迅速度过前两个阶段，认识自我价值，重新树立自尊、自信，自强、自立，承认现实，积极投入到恢复功能的训练中去。

（周华　尤桂杰）

参考文献

[1]张绍岚，何小花. 疾病康复[M]. 第2版. 北京：人民卫生出版社，2014.
[2]陈孝平，汪建平. 外科学[M]. 第8版. 北京：人民卫生出版社，2013.
[3]黄晓琳，燕铁斌. 康复医学[M]. 第5版. 北京：人民卫生出版社，2013.
[4]关骅. 临床康复学[M]. 北京：华夏出版社，2005.
[5]肖茂明. 火器伤截肢学[M]. 昆明：云南民族出版社，2005.
[6]何成奇. 内外科疾患康复学[M]. 第1版. 北京：人民卫生出版社，2008.

第十章　手外伤康复

第一节　手外伤的临床概况

手是运动和感觉器官，长期暴露于外界环境，受伤机会较多，其发病率约占创伤总数的1/3。手部创伤多为骨骼损伤与皮肤软组织损伤并存的复合性创伤，其中绝大多数患者需要手术治疗。由于组织损伤及手术等因素，往往发生肿胀、粘连、瘢痕形成、挛缩、关节僵硬、肌肉萎缩等并发症，从而加重了手的伤残程度。

手康复是指在手外科的诊治基础上，研究手外伤后功能障碍的原因，采取相应的残疾预防和康复治疗措施，最大限度地恢复或补偿伤手的残余功能。精湛的手术仅给手外伤病人创造功能恢复的条件，欲达到预期目标，必须强调康复治疗。

一、手的生理功能

手是人体最复杂、最精细的器官之一，有摸、握、抓、钩、夹、弹等基本动作。拇指有内收、外展、伸屈和对掌活动。拇指丧失时，将丧失手功能的50%，故应充分重视。示指有单独的伸、屈肌，与拇指配合能完成握、持、捏等动作。第4、5掌骨、钩状骨和中指、环指、小指具有扩大手掌和协助拇指、示指的握持功能。第2、3掌骨、小多角骨和头状骨之间有韧带附着，是手部活动的支柱。

手部各关节中以桡腕关节、第1腕掌关节和掌指关节最为重要，指间关节次之。掌指关节是手指屈伸的枢纽，具有内收、外展功能，屈曲时侧副韧带紧张，伸直时松弛，故将掌指关节较长时间固定在伸直位，会引起侧副韧带缩短而妨碍关节屈曲，易产生伸直位挛缩。相反，指间关节屈曲时，侧副韧带处于松弛状态，若将其固定在屈曲位易引起伸指功能障碍。

手部功能非常精细复杂，手功能的康复不仅要求运动功能的恢复，还要求感觉的恢复，如用手去抓握一件物体时，手能知道抓握的是什么，如何抓握和应用多少力量来抓握。

二、常见康复问题

1. 运动障碍

手外伤后可出现各种并发症，如水肿、粘连、瘢痕形成、肩手综合征等，导致肌肉萎缩、无力、关节僵硬、运动功能障碍。

2. 感觉障碍

部分伤及周围神经，出现感知功能障碍。

3. 心理障碍

患者有自卑感，感到不能适应社会。

4. 日常生活活动能力降低

运动、感觉、心理障碍均导致日常生活活动能力降低。

5. 职业能力和社会生活能力下降

运动、感觉、心理障碍也会导致患者相关的职业和社会活动能力降低。

第二节　手外伤的康复功能评定

一、一般检查

一般检查能评价肢体结构与功能变化，包括望诊、触诊、动诊和量诊四部分。

（一）望　诊

包括皮肤的营养情况，色泽、纹理、有无瘢痕，有无伤口，皮肤有无红肿、溃疡及窦道，手的姿势及有无畸形等。手的姿势有休息位和功能位，手的休息位是指手的内在肌和外在肌张力处于相对平衡状态，腕关节背伸10°～15°，并有轻度尺偏；手指的掌指关节及指间关节呈半屈曲状态，从示指到小指，越向尺侧屈曲越多。各指尖端指向舟骨结节；拇指轻度外展，指腹接近或触及示指远节指间关节的桡侧。无论在手部损伤的诊断上、畸形的矫正时或是在肌腱修复手术中，都需要用“手的休息位”这一概念做参考。手的另一个重要姿势是手的功能位，可以发挥最大功能的位置，如张手、握拳、捏物等，表现为腕背伸20°～25°，拇指处于对掌位，掌指及指间关节微屈。其他手指略为分开，掌指关节及近侧指间关节半屈曲，远侧指间关节微屈曲。

（二）触　诊

感觉皮肤的温度、弹性、软组织质地，以及检查皮肤毛细血管反应，判断手指的血液循环情况。

（三）动　诊

是对手部关节活动的检查。动诊又可分为主动及被动活动。

（四）量　诊

包括关节活动度、肢体周径、肢体长度和容积的测定。

二、手功能评定

主要包括手的关节活动度、肌力、感觉、体积和手的灵巧性及协调性等方面的评定。

（一）手的关节活动度评定

手的运动是骨骼、肌肉、神经综合作用下的关节运动，其中任何一部分障碍均会导致关节运动变化。手由27块小骨构成，其关节比人体其他任何部位的关节小，由于这些骨骼和肌腱的作用使手关节能进行复杂的运动。一般用量角器测量手部各关节主动运动和被动运动的角度，测量原则是中立位定为0°，从中立位起至关节弯曲的度数为屈度，从屈曲位向中立位方向活动为伸，用负值表示，超过中立位为过伸，用正值表示。掌指关节和指间关节的屈伸用小型半圆量角器，正常值掌指关节屈90°，伸0°；近端指间关节屈110°，伸0°；远端指间关节屈60°，伸0°。拇指外展活动度可用半圆规量角器或分规测量，正常值男性（5.1 ± 0.55）cm，女性（4.7 ± 1.48）cm。拇指对掌活动度评定是其与第2、3、4、5指指腹及第5指指基部相触时评为1、2、3、4、5分。手关节正常活动范围如表10-1所示。

表10-1　手关节正常活动范围

关节	活动方向	正常活动范围	角度计放置法			注意
			固定臂	活动臂	轴心	
拇指	桡侧外展	0°～60°	示指	拇指	腕掌关节	活动方向在掌面上
	尺侧内收	0°	示指	拇指	腕掌关节	
	掌侧外展	0°～90°	示指	拇指	腕掌关节	活动方向与掌面成直角
	掌侧内收	0°	示指	拇指	腕掌关节	
	屈曲（掌指关节）	0°～60°	第1掌骨	拇指基节	掌指关节	
	伸展（掌指关节）	0°～10°	第1掌骨	拇指基节	掌指关节	
	屈曲（指间关节）	0°～80°	拇基节	拇末节	指间关节	
	伸展（指间关节）	0°～10°	拇基节	拇末节	指间关节	
其余四指	对掌		由外展、旋转、屈曲3种动作构成，用角度计测量困难。测拇指端和小指掌指关节间距离			
	屈曲（掌指关节）	0°～90°	2～5掌骨	2～5基节	掌指关节	
	伸展（指间关节）	0°～45°	2～5掌骨	2～5基节	掌指关节	

（二）手指肌腱功能评定

对肌腱损伤的手进行评定时，一定要评定关节主动、被动活动的限制情况。

若主动活动受限制可能意味关节僵硬、肌力减弱或瘢痕粘连；若被动活动大于主动活动，应考虑肌腱可能与瘢痕组织粘连。可采用Litter法，主动屈曲患指，测量掌指关节，近端指间关节，远端指间关节活动范围的总和，将其结果进行比较。正常值为掌指关节90°，近端指间关节80°～90°，远端指间关节70°～90°，手指关节总活动范围为大于220°。Eaton（1975）首先提出测量关节总主动活动度（Total Active Movement，TAM），作为一种肌腱功能评定的方法，其优点是较全面地反映手指肌腱功能情况，也可以对比手术前后的主动、被动活动情况，实用价值大。测量方法是用掌指关节、近端指间关节、远侧指间关节的主动屈曲角度之和减去各关节主动伸直受限角度之和，即为TAM，正常值是TAM =（90° +110° +60°）-（0° +0° +0°）=260°。评价标准为：优：活动范围正常；良：TAM＞健侧75%；尚可：TAM＞健侧50%；差：TAM＜健侧50%。

（三）手的肌力评定

采用徒手肌力检查法检查肌力。0级：无手指运动；1、2级：有轻微的手指运动或扪及肌腱活动；3级：无阻力时能做手指运动；4、5级：手部做抗阻运动时，固定近端关节，阻力加在远端关节，如屈指时，阻力加在手指掌侧，阻力方向向手指背侧；伸指时阻力加在指背侧，阻力方向向手掌侧。拇指内收，阻力加在拇指尺侧，阻力方向向桡侧；拇指外展时阻力加在拇指桡侧，阻力方向向尺侧。根据阻力大小判定肌力级数。也可采用握力计，检查手部屈肌的力量，测定2～3次，取最大值，一般为体重的50%。

（四）手的感觉功能评定

皮肤感觉在神经完全断裂时全部丧失，在不完全神经损伤时，各种感觉丧失程度不一。同样，在神经再生的过程中，各种感觉的恢复程度也不一致。各种感觉检查中对感觉功能评定有临床意义的主要是痛觉、触觉、两点分辨觉，尤其是两点分辨觉，因为它能说明已有许多神经纤维到达末梢，是神经修复和手术成功的一个标志。但也有学者认为，实体觉试验（即拾物试验）比两点分辨觉更有价值。感觉功能的分级评定方法，最常用是英国BMRC感觉功能恢复分级评定（表10-2）。

表10-2　英国BMRC感觉恢复分级评定方法

分级	内容
S4	完全恢复
S+3	自主区内两点分辨觉部分恢复
S3	自主区内浅表皮肤痛觉和触觉恢复，感觉过敏消失
S2	神经自主区内浅表皮肤痛觉和触觉部分恢复
S1	神经自主区内深部皮肤痛觉恢复
S0	自主区感觉缺失

1. 单纤维感觉测定

这是一种精细的触觉检查，测定从轻触到深压的感觉。可客观地将触觉障碍分为5级，以评定触觉的障碍程度和在康复过程中的变化。检查时需要有一个安静的环境，受试者闭眼，只凭感觉回答知或不知，10次中答对7次即为正确。评定标准分级：正常轻触觉，1.65～2.83；轻触觉减退，3.22～3.61；保护性感觉减退，4.31～4.56；保护性感觉丧失，4.56～6.65；感觉完全丧失：＞6.65。

2. 两点分辨试验（Two-point Discrimination，2PD）

人体任何部位皮肤都有分辨两个点的能力，但不同的部位，两点之间的距离不一样，当两点之间的距离小到一定程度时便难以分辨两点。两点分辨试验是一种重要的检查方法，是对周围神经损伤修复后，感觉功能恢复的一种定量检查。根据美国手外科学会的标准，2PD的正常值与手功能的关系见表10-3。

表10-3　2PD的正常值与手功能的关系

两点间距分辨能力	临床意义	功能
2PD＜6mm	正常	能做精细工作
2PD在6～10mm	尚可	可持小器件或物品
2PD在11～15mm	差	能持大器件
仅有一点感觉	保护性	持物有困难
无任何感觉	感觉缺失	不能持物

3. 振动觉

使用30Hz音叉检查振动。音叉应置于室温，患者面对治疗师。为了避免桌子的影响，医师轻轻举起患者患手，将音叉轻轻放置在患手手掌近端，逐渐向远端移动，直到患者不能分辨振动感为止。

4. 触觉识别

评定手的触觉识别常用Moberg拾物实验。这一试验能代表手的感觉及运动的综合功能，并通过相应的活动测定感觉的精确度。Moberg拾物试验是在桌上放一个12cm×15cm的纸盒，在纸盒旁放上螺母、回形针、硬币、别针、尖头螺丝、钥匙、铁垫圈、5cm×2.5cm的双层绒布块、直径为2.5cm左右的绒布制棋子或绒布包裹的圆钮等9种物品，让患者尽快地、每次一件将桌上的物品拾起放到纸盒内。先用患手进行，在睁眼情况下拾一次，再在闭眼情况下拾一次；然后用健手按以上程序进行。计算每次拾完物品所需的时间，并观察患者拾物时用哪几个手指，用何种捏法，Omer测定正常睁眼下利手拾完9种物品需10s，非利手需8～11s；在闭眼情况下，利手需13～17s，非利手需14～18s。在Moberg拾物试验中，常将患手和健手的结果比较即可看出差别。当双手均有疾患时，可参考正常人的数值。假如患者的拇指、示指、中指感觉减退或正中神经分布区皮肤感觉障碍，在闭目下，很难完成该试验。

（五）肢体体积测量

用于评定手部肿胀程度，了解治疗和康复效果。要求在同一日不同时间测量手容积，观察手静息与活动时对肿胀的影响，手支具应用后对水肿的影响。用容积测量仪评定手肿胀情况，测量仪包括有一个排水口的大容器及量杯。测量时，将肢体浸入容器中，容器中有水平停止杆，使肢体进入容器中的一定位置，排出的水从排水口流出，用量杯测出排水的体积，此即为肢体的体积。需测量双侧肢体，以便对比。

（六）手的灵巧性及协调性评定

手灵巧性、协调性有赖于健全的感觉和运动功能，也与视觉有关，评定的方法很多，常用的有3种标准测试方法。

1. Jebsen手功能评定

测试内容由7个部分组成：书写短句；翻转7.6cm × 12.6cm卡片；拾起小物品放入容器内；堆放棋子；模仿进食；移动轻而大的罐头筒；移动大而重的罐头筒。每项测试为利手和非利手提供评定标准，对性别和年龄也应区别对待。Jebsen手功能评定方法为设计的标准任务提供客观测量，利于患手比较。

2. 明尼苏达操作等级测试（Minnesota Rate of Manipulation Test，MRMT）

此测试主要评估手部及上肢粗大活动的协调与灵活性。测试内容由5个部分组成，包括上肢和手部前伸放置对象、翻转对象、拿起对象、单手翻转和放置对象、双手翻转和放置对象。测试结果以操作的速度和放置对象的准确性表示。

3. Purdue钉板测试（Purdue Pegboard Test）

该实验主要用于评估手部进行精细动作的操作能力。检查用品包括一块木板，上有两列小孔，每列25孔；配有50个小铁棍、40个垫圈和120个项圈。采取坐位测试，由4个分测验组成：右手操作；左手操作；左、右手同时操作；装配。在测试的过程中，要求被测试者使用双手将不同的零件组合成一个个完整的组件，并按照顺序和位置的要求插入板上的孔中。以在规定的时间内完成的完整的组件个数计算结果。

第三节　手外伤的康复治疗

手康复的治疗目标应包括：预防和减轻水肿；促进组织愈合；减轻疼痛；帮助放松；预防肌肉的误用、废用和过度使用；避免关节损害或损伤；使高敏感区域脱敏；感觉再教育和再发展运动和感觉功能。

一、理　疗

手部损伤理疗是指针对手部损伤特点及相关病症，选择最佳物理因子进行治疗，使患者康复的方法。

（一）直流电离子导入法

此法除电流作用外，主要为导入药物的药理特性。例如，碘、透明质酸酶能软化瘢痕和粘连，抗生素能治疗伤口感染和炎症等。但对于皮肤急性湿疹，对直流电过敏、出血倾向者禁忌。

（二）低频电疗

对失神经肌肉，低频电刺激引起肌肉收缩产生肌泵作用，改善血循环，促进肌肉收缩，防止肌肉纤维化，故能延迟神经纤维和神经肌肉接合部的变性及萎缩过程，促进神经再生和神经传导功能恢复。因此，常用于治疗周围神经损伤。失神经支配后1个月，肌肉萎缩最快，故确诊后应尽早（一般损伤后2～3周）开始电刺激，失神经后数月仍应坚持治疗，以防发生肌纤维化。此外，低频电刺激使兴奋阈值上升，具有一定的镇痛作用。

（三）中频电刺激

目前认为，刺激病变肌肉最合适的电流已不是单纯的低频电流，而是由低频调制的中频电流。常用的有：干扰电疗、等幅调制中频电疗，即音频电疗。干扰电疗主要适用于周围神经损伤、肌萎缩、关节和软组织损伤，对于急性炎症、出血倾向者禁忌。音频电疗对术后和烧伤瘢痕有明显的镇痛、止痒、消炎、消肿作用，还能软化瘢痕和松解粘连。电极置病变区域或周围，以耐受量为宜，每次20～40min。

（四）高频电疗

治疗作用主要表现在非热效应与温热效应两个方面。小剂量的高频电疗表现为非热效应，能消炎，加速组织生长与修复，提高机体免疫力。中等剂量高频电疗表现为温热作用，可改善血液循环，加速神经组织、肉芽组织再生，提高神经系统兴奋性。肿瘤、出血倾向、急性湿疹、光过敏性疾病等禁忌。

（五）水　疗

利用水的温度、静压、浮力和所含成分治疗疾病的方法。漩涡浴既有温热作用，又有按摩作用，常用于治疗周围神经损伤及骨折。冷热交替浴主要发挥温热作用和机械作用，适用于慢性多发性神经炎、周围神经部分损伤、肌肉萎缩等。热水40～45℃，冷水<20℃。先热水作用30s，继改用冷水作用20s，如此重复作用3～4次，共治疗5min。

（六）温热疗法

温热疗法除温热作用以外，还能提高痛阈、缓解肌紧张、增加结缔组织延展性。温热包括蜡浴的传导热、红外线的辐射热、微波等高频振荡的转换热。蜡浴、红外线属于浅部温热。在进行浅部温热治疗时，要特别注意手外科中末梢神经损伤引起感觉障碍的患者，以及末梢循环障碍的患者。微波属深部温热疗法，超高频电磁场作用于人体，在深部产热，使毛细血管以及小动脉扩张而具有镇痛和减少肌痉挛的作用。微波治疗时，辐射头无须与皮肤接触，大、小部位均便于照射，但照射时注意局部不能有金属、出汗和湿敷料等，以免烫伤。温热疗法后由于毛细血管通透性增加，易产生水肿，所以治疗后要积极配合运动疗法及抬高患肢。

（七）肌电生物反馈

肌电生物反馈在手康复中的应用日益广泛，其主要作用是通过信号反馈，促进肌肉恢复功能。肌电生物反馈治疗手外伤目的是让患者实现对更多运动单位控制，或恢复运动功能的协调性，或促进肌肉放松。作用方式是使肌肉易化和放松，或同时进行。

二、手夹板

手夹板主要用于保持不稳定的肢体于功能位，提供牵引力以防止挛缩，预防或矫正肢体畸形以及补偿失去的肌力，帮助无力的肢体运动等，从而达到减少残疾程度，增进功能的作用。夹板按其功能可分为固定性和功能性夹板两类。固定性手夹板没有可动的组成部分，主要用于固定肢体于功能位，限制异常运动，故常用于治疗手部骨折脱位、关节炎、手术后暂时性制动等。功能性夹板允许肢体有一定程度的活动，从而达到治疗目的。

1. 手休息位夹板

主要是维持腕和手的功能位或休息位。

2. 抗痉挛夹板

维持痉挛手于最佳姿势，预防畸形，由手休息位夹板和背托夹板组成。

3. 手舟骨固定夹板

主要用于舟骨骨折后的固定，而且能允许腕、拇指、腕掌关节及掌指关节活动。

4. 主动伸腕驱动屈指对抗指夹板

主要适用于能主动伸腕，但屈指肌麻痹的脊髓损伤病人。

5. Kleinert夹板

主要适用于腕以远的屈拇长肌腱，屈指浅/深肌腱断裂修复术后固定。夹板可以维持腕关节30° 屈曲，掌指关节70° 屈曲，在夹板的控制范围内可主动伸指间关节、利用橡皮筋被动屈指间关节。

6. 动力型伸肌腱夹板

适用于Ⅱ、Ⅲ、Ⅳ、Ⅴ、Ⅵ、Ⅶ区的伸拇长肌腱和伸指肌腱修复术后的固定。夹板可维持伸腕40° 位，并允许患者逐渐主动屈曲指间关节，在保护下被动伸指间关节。

7. 伸腕固定夹板

功能及用途：固定腕关节；预防腕偏斜；预防及矫正腕关节挛缩；缓解疼痛。

8. 动力型伸腕夹板

功能及用途：逐渐被动牵伸腕关节至伸直位；渐进性抗阻屈腕；牵伸腕，附加屈指牵引装置后可被动屈指。

9. 动力型伸指伸腕夹板

功能及用途：被动伸腕伸指；桡神经损伤后，预防肌力不平衡所产生的垂腕垂指畸形。

10. 动力型正中神经和尺神经麻痹夹板

功能及用途：预防因正中神经和尺神经麻痹所产生的畸形，夹板维持拇指对指位，指间关节自然伸直位，防止掌指关节过伸。

三、运动疗法

运动疗法是通过功能锻炼，促进功能恢复或功能代偿的一种方法。

（一）关节活动范围训练

手部损伤、手术、关节病、神经病变、肌肉反复过度使用引起关节活动范围丧失。手肿胀影响指、关节和肌肉正常力学功能，进一步发展到纤维化。反之，纤维化可引起手持续肿胀和僵硬，最终出现永久功能丧失。关节活动范围练习可防止挛缩，恢复或改善关节功能。

手部关节活动范围练习包括不同肌腱的滑动和复合的握拳运动。为维持正常关节活动范围，每天应运动或活动关节3组，每组使所有关节至少做5～10次全范围活动。开始时，由治疗师操作。被动的关节活动范围练习要在病人耐受限度内进行，手法要轻柔。关节活动范围练习前可采用热疗改善软组织的延伸性，减轻治疗中的不适感，增强治疗效果。手主动运动方法主要包括腕关节背伸/掌屈；桡偏/尺偏；前臂旋前/旋后；掌指和指间关节屈/伸；掌指关节和指间关节同时伸直/同时屈曲；手指内收/外展；拇指外展/内收；拇指与其他指的对指；拇指屈伸。

禁忌证：严重损伤；神经和肌腱修复术后（3周）；急性关节炎症；不稳定骨折；手术后需要严格制动。

（二）肌力和耐力训练

在开始进行肌力练习时，患者必须有接近全范围的关节活动和相对无痛。在肌力训练早期，患者可以用健手提供助力，以后用健侧上肢提供逐渐增加的重量和阻力进行渐进抗阻力练习（即等张练习、等长练习和等速练习）。手辅助器、手练习器、各种弹簧和负重物、治疗用滑轮和弹力带等有助于帮助渐进性抗阻练习。逐渐增加重复练习次数可以增加耐力，同样，逐渐增加阻力可以增强肌力。患者可以通过逐渐增加日常生活活动和功能性活动的时间锻炼耐力，但是，活动或练习不能引起疼痛、异常肌肉不适或过度使用的征象。

（三）关节松动技术

腕掌关节长轴牵引的作用是一般松动，缓解疼痛。病人坐位，前臂旋前放在治疗桌面，腕部伸出桌面，中立位。治疗师一手固定近排腕骨，另一手握住相对应的掌骨，向远端牵伸。

掌骨间关节前后位或后前位滑动，其作用是增加相邻掌骨间的活动，病人坐位。前后位滑动时前臂旋后；后前位滑动时前臂旋前。治疗师面对病人，双手拇指放在相邻掌骨的远端，前后位活动时，拇指在掌侧，其余手指在背侧；后前位活动时，拇指在背侧，四指在掌侧。松动时，治疗师一手固定，另一手将相邻的掌骨由背侧（后前位）推动。

掌指关节牵拉挤压作用是一般松动，增加掌指关节屈曲活动范围。病人坐位，前臂中立位置放桌面，腕中立位。治疗师一手固定掌骨远端，另一手将指骨轻柔缓慢地向远端牵拉，然后放松，挤压掌指关节。

拇指腕掌关节纵轴牵引作用是一般松动、缓解疼痛。病人坐位，前臂中立位置于桌面。治疗师一手握住远排腕骨的大多角骨固定，另一手握住拇指近节指骨，并向远端牵拉。指间关节包括近节及远节指间关节松动手法相同。

禁忌证：亚急性炎性关节炎；邻近骨折部位；近期内的关节损伤。

（四）神经肌肉促进技术

手创伤本身和长时间的制动，往往造成手功能不同程度的障碍。为了尽快地恢复手的全部功能，须早期进行正常运动模式并结合正确的感觉输入的训练。如果错过最有利治疗时机，将减少手功能恢复的效果。

目前，对神经系统的可塑性有了较为深入的了解，虽然大脑主要是辨认运动模式的，但是在训练单块肌肉收缩，肌肉作用的改变，甚至在影响肌纤维快收缩及慢收缩的性质方面，大脑都起着作用。治疗师可通过接触病人的手的感觉神经终端感受器，从而影响其运动反应。本体感受器的刺激可以增强单关节运动的认知，低比率的运动单位的神经支配有利于单块肌肉收缩练习，手对手的接触是人们日常生活最常用的一种体验方式，这在康复治疗中特别有用。治疗师进行手法治疗，不仅有利于患者的运动训练，而且有利于患者的心理状况。如果肌肉麻痹或长时间制动，患者经常不知道如何有效地收缩肌肉，此时如果给予患者一种安全的感觉输入（如拍打肌肉）即使给予最轻微的触觉，也会产生很好的效果。

治疗师无论进行何种模式的运动训练，都应该有神经肌肉促进技术的概念，正确体位以及双手使用都是很重要的。应该采用以下原则：关节牵拉挤压，肌肉收缩前或收缩过程中的快速牵伸，启发式和连续性引导等。若存在肌肉短缩，应采用让拮抗肌松弛和主动肌最大收缩后放松的方法。锻炼是治疗方案中最重要组成部分，为了恢复手的正常使用，治疗的大部分时间应该是运动训练和功能性活动，手损伤后，患者容易养成使用健侧手的习惯，因此，需经常提醒患者尽可能地使用伤手，使大脑和伤手之间迅速恢复自主反应。结合感觉输入的治疗性训练是恢复功能的最有效方法，游戏和趣味性活动是一种很实用的主动锻炼方式，尤其适合青少年手外伤患者。

（五）作业疗法

作业疗法在手外科的应用逐渐兴起并日趋重视，正发展为新的治疗体系，临床上与物理治疗难以分开。它是手外伤整体治疗的一部分。作业疗法是针对伤手的功能障碍，从日常生活活动、手工操作劳动和文体活动中选出一些有助于恢复伤手功能和技能的作业，让患者参与“适应性活动”，并按指定的要求进行训练，逐步恢复患手最大的功能。

（六）心理康复

手外伤多为突发性损伤，尤其青壮年较多，手不仅是精密的运动器官，也是高级的感觉器官，一旦手功能障碍，便易导致生活不能自理，丧失劳动能力，使患者对生活失去信心，产生抑郁、焦虑、烦躁等情绪。康复工作者在恢复手功能的同时要进行心理康复，治疗者首先要了解患者心理状态、工作性质、家庭情况等，同患者进行坦诚的交流，增进医患间的理解和信任，让患者将心里的痛苦讲出来，减轻他们的心理负担，消除悲观的情绪，用积极向上的精神状态对待现实生活。

第四节　手外伤常见问题的康复

一、水　肿

手的血供来自手掌侧动脉，而血液回流经过手背侧静脉。手外伤和术后血循环受阻，常出现水肿。预防和治疗水肿是手功能康复的重要环节。

常用的治疗方法有以下几种。

1. 抬高患肢

损伤或手术后应使伤手连续性抬高，伤手位置应高于心脏水平。

2. 伤肢固定

用掌侧前臂夹板（或石膏托）固定伤肢，其近端不超过掌横纹，使掌指关节，指间关节能主动活动。

3. 主动活动

有助静脉回流，是消除水肿的简便有效的方法。

4. 加压包扎

橡胶条或弹力绷带自指尖开始缠绕手指至根部，然后放开。重复进行，每日数次。弹力套适用于单个手指肿胀。等张压力手套佩戴应注意指蹼部位与手套紧贴，否则指蹼部区没有压力，将成为水肿液滞留区。

5. 按　摩

若肢体皮肤条件许可，可在伤肢抬高位做向心性按摩，促进静脉回流。

6. 冰疗法

将碎冰颗粒用毛巾包好，敷患处15～20min。用碎冰调节水温至10～15℃，将患手浸入冰水内15～20min。

禁忌证：对冰冻特别敏感者；血液循环疾患；患处皮肤感觉障碍者。

7. 超短波疗法

无热量，对置法，10min/次，每日一次，10次为一个疗程。

二、疼　痛

疼痛是手康复中的一个常见问题。它可发生于手术后的短时间、神经病变、关节炎以及损伤后。疼痛可以引起过度保护和运动模式失调。常用的治疗方法有：冷热交替浴，通常热水温度为43.7℃，冷水温度为18.3℃；超声波、蜡疗等热疗能够用来减轻疼痛、促进按摩前的放松。在许多情况下，热疗会加剧水肿，因此使用时需谨慎。一般在热疗过程中应将肢体抬高。手部急性扭伤或损伤，使用冰按摩或冷疗能缓解疼痛；主动运动前或进行中，经皮神经电刺激治疗能缓解疼痛，这在疼痛、感觉过敏或失交感神经支配导致的疼痛特别适用；支具可解除瘫痪肢体引起的重量拉力，从而缓解疼痛。

三、关节活动障碍

常用的治疗方法包括手术后在夹板和橡皮带保护期间，做一些较小的关节被动滑动。愈合稳定后加上牵引关节法。最后是做被动的完全屈曲或完全伸展动作。肌腱的活动也很重要，在手术后初期，有限制的手指活动可使肌腱在缩短的位置有轻微的被动活动。在肌腱愈合稳定后（手术后约第5周），便应该做肌腱主动活动，在手术7周以后，要加强肌腱滑动的力量和增强肌力，若在8周后肌腱粘连仍然明显或肌力非常软弱，便应使用低频率电刺激以加强肌腱滑动和肌力，每日两次，一次5～15min。

另外，蜡疗、电疗、热疗、水疗等物理因子疗法早期应用，可防止粘连形成，后期可使挛缩的纤维组织软化，增加弹性等多种作用。多种可调控夹板，可作为一种辅助性治疗手段，在术后早期固定或在康复治疗进展期巩固治疗结果，能阻止纤维组织的挛缩，改善关节活动范围。

四、肌萎缩

创伤、手术和制动等必然引起肢体肌肉萎缩，病程较短经过适当锻炼可以迅速恢复，而神经断裂修复术后，由于神经再生到达靶器官时间较长，以致影响萎缩肌肉的恢复。因此，在治疗前应采用徒手肌力检查法、S-D曲线、肌电图等测定肌力状况及神经损伤程度。当肌力0～1级时，可用肌电生物反馈进行肌肉训练；肌力2级时，继续电刺激、按摩或利用滑板器械等方法进行助力运动；肌力3级或3级以上，进行抗阻练习，每次练习时，手及各指要有几次最大用力和最大范围的运动。注意观察手及各指功能恢复情况，及时调整训练内容。

五、感觉障碍

神经损伤后，常常发生不同程度的感觉迟钝和感觉过敏。

1. 脱敏练习

早期脱敏非常重要，但如果患者患手有开放性伤口或感染，脱敏练习又是禁忌的。其方法包括：交替使用平滑的、较粗的和粗糙的材料进行按摩。将这些材料放在患部轻轻摩擦1～2min，再用力摩擦1～20min，最后再轻柔摩擦1～2min。在治疗测试时，以患者可以耐受的水平用柔和的和低刺激性的材料进行，然后逐渐增加按摩力，持续时间和治疗频率，当出现脱敏时即用更强刺激性的材料进行治疗；使用机械振动器或拍打器，每天1～2次，每次10～30min；将手浸入一些材料中，如软泡沫、大米、小珠子。任何对患部的脱敏刺激重复进行，每天2～3次，每次20～30min。脱敏应从最低感觉的区域开始，逐渐过渡到更敏感的区域。在治疗过程中患者保持放松。

2. 感觉再教育

用于发展意识感知和对曲解或感觉不足进行合适解释的一种技术。Wynn Parry和Salter提出了一种感觉再教育训练计划。当患者开始有痛觉和温度觉时，可以开始这种阶段性的训练计划。

此训练计划包括三部分：用几个不同形状、不同大小和不同重量的木块给患者训练，但患者不能看这些木块，用一个盒子遮挡患者的视线。患者用手慢慢感觉木块的边角和不同的面。如果患者在60s内不能识别该物品，就让患者看着这个物品，并同时感觉这个物品。记录直到识别物品的训练次数。用盛有冰水或热水的试管进行温度训练。感觉有进步时，逐步减轻触压力度及温度差异；嘱患者观看并触摸不同质量的物体表面，如玻璃、木板、粗布等，然后嘱其闭眼触摸辨认之。感觉有进步时，缩小物体表面质量的差异，如区别两种光洁度的木板，不同粗细纺织品等；嘱患者观看并触摸不同形状的物件，如硬币、橡皮、纽扣等，然后闭眼触摸辨认之。

（周华）

参考文献

[1]张绍岚，何小花. 疾病康复[M]. 第2版. 北京：人民卫生出版社，2014.
[2]陈孝平，汪建平. 外科学[M]. 第8版. 北京：人民卫生出版社，2013.

[3]黄晓琳，燕铁斌. 康复医学[M]. 第5版. 北京：人民卫生出版社，2013.

[4]关骅. 临床康复学[M]. 北京：华夏出版社，2005.

[5]何成奇. 内外科疾患康复学[M]. 第1版. 北京：人民卫生出版社，2008.

[6]陆廷仁. 骨科康复学[M]. 北京：人民卫生出版社，2007.

[7]陆廷仁. 手外伤患者健康生活[M]. 北京：化学工业出版社，2010.

[8]杨朝晖. 手外伤术后社区和居家康复训练[M]. 武汉：华中科技大学出版社，2012.

第十一章　运动创伤康复

第一节　运动创伤的康复治疗

一、运动创伤常用康复治疗方法

运动创伤是指在体育运动中发生的创伤。随着竞技体育水平的提高，以及全民健身、体育休闲的广泛开展，伴随着国民身体素质的提高，运动创伤也越来越多见。运动创伤中骨折、关节脱位等急性严重创伤较少，两者合计约占运动创伤的3%，大量的是韧带、肌肉、肌腱、关节囊及软骨的损伤及其他慢性组织的微小创伤。本章节主要介绍韧带、肌肉、肌腱及软骨等组织损伤的康复。韧带、肌肉、肌腱的损伤以慢性损伤较为多见，急性损伤约占26%，慢性损伤多为微小创伤积累所致。

肌力、关节活动度、关节本体感觉及平衡的评定及训练是运动创伤康复的三大基本内容。

（一）肌力训练

肌力训练的基本原理是“超量恢复理论”。运动训练使肌肉产生疲劳，形态功能等指标下降。在休息过程中，肌肉经过恢复阶段可超过肌肉原有形态功能等指标，然后又回到运动前原有水平状态，此现象称为“超量恢复”。如下一次运动训练在超量恢复阶段内进行，通过反复，使肌肉的形态功能逐渐积累发展使肌力增强。反之，或在原有水平徘徊，甚至积累疲劳使肌肉的形态功能下降。

1. 肌力训练的目的

（1）防治失用性肌萎缩，特别是肢体制动后的肌萎缩。

（2）防治因肢体创伤、炎症时疼痛所致反射性抑制导致脊髓前角细胞的肌萎缩。

（3）促进神经系统损害后的肌力恢复。

（4）增强肌力，加强关节的动态稳定性，以防止关节损伤及退行性改变。

2. 肌力训练的原则

（1）超负荷原则。肌力训练负荷量应超过现有水平，并随着时间逐步增加，递增速度为5% 。

（2）在高水平时降低进展速度。肌力训练达到较高水平、特别是接近极限水平时，应降低负荷增加的程度。

（3）特异性原则。肌力训练要针对特定的肌肉或肌群治疗，所以要掌握肌肉的解剖与功能，选择正确的动作与方法，才能达到目的。

3. 肌力训练方法

临床工作中要根据原有肌力水平选择不同肌力训练方法。

（1）肌力为0级时，进行肌肉电刺激疗法及传递冲动练习。肌肉电刺激疗法是通过电刺激唤醒神经及肌肉兴奋，可以防止肌梭的变性。传递冲动练习是患者试图使瘫痪肌肉收缩的练习，有促进周围神经再生及功能恢复的效果。

（2）肌力为1~2级时，采用肌肉电刺激疗法及肌电生物反馈电刺激疗法。肌电生物反馈电刺激疗法是通过肌电图表面电极拾取肌肉主动收缩时的肌电信号，加以放大并转化为病人可视的曲线或声响后，借助视觉及声响产生正反馈调节作用，促进肌肉收缩。

（3）肌力为3~4级时，进行抗阻肌肉训练。在抗阻练习中，肌肉通过承受极大的阻力，以增加肌纤维的募集率，从而促进肌力较快地增长。运动创伤引起的肌肉功能障碍，肌力多在3级以上，所以抗阻训练是在运动创伤后康复治疗的主要肌力训练方法。抗阻肌肉训练的方法有以下几种。

①等长抗阻训练：利用肌肉等长收缩进行肌力训练。等长训练操作简便，可

在运动创伤或手术后肢体被固定的等情况下进行。等长训练具有防治肌肉萎缩、消除肿胀、刺激肌肉肌腱本体感受器的作用；且不需要特殊仪器，容易操作，便于床上或家中运动，花费不多。由于等长训练是一种静力性练习，主要增强静态肌力，对增强整个关节活动的肌力作用较弱，等长训练增强肌肉耐力作用不明显，对改善运动的精确性、协调性也无明显帮助。有研究发现，一次持续6s、强度为最大收缩的2/3以上的等长练习即可显著增强肌力。

②等张抗阻训练：利用肌肉等张收缩进行的抗阻训练方式。用等张训练增进肌力的关键在于用较大阻力以求重复较少次数的运动以引起肌肉疲劳，即大负荷少重复的原则。

③等速训练：等速肌力训练时，等速训练仪能提供顺应性阻力，使肌肉在整个运动范围内始终承受与其肌力相应的最大阻力，从而提高肌力训练效率；并且由于阻力是顺应性的，所以具有较好的安全性；另外，还可同时训练主动肌和拮抗肌。仪器可提供不同的速度训练，适应肌肉功能的需要；可进行等速向心及等速离心收缩练习；可进行最大肌力收缩及次大收缩练习；可做全幅度及短弧度练习。同时，等速训练及评定仪还可以提供等速收缩运动时的各项力学参数，是目前研究肌肉力学特性的最佳方法。

4. 肌力训练的注意事项

（1）肌力训练应在无痛下进行。肌力训练中若出现的疼痛是引起或加重损伤的信号，所以必须避免。同时，疼痛可以反射地引起脊髓前角细胞抑制，妨碍肌肉收缩，使训练无效。所以应强调肌力训练应在无痛下进行。

（2）正确掌握运动量与训练节奏。根据超负荷原则及超量恢复的规律安排训练。没有疲劳也就没有明显的超量恢复，所以进行肌力训练应以引起一定的肌肉疲劳为目的。但是过大的运动量可引起损伤，尤其是在运动创伤的恢复期应予以避免。同样重要的是，要掌握各项练习的节奏，使下一次练习在上一次练习后的超量恢复阶段内进行，才能使肌力逐步增长。训练频繁易使疲劳积累，导致肌力下降；训练间隔时间过长，超量恢复已消退，训练效果不能积累。

（3）充分动员患者肌力。练习的效果与患者的努力程度密切有关。应向患者充分说明训练的作用和意义，提高患者的信心和积极性。

（二）关节活动度训练

关节活动度是指人体的各个关节围绕各运动轴在相应平面上运动时所通过的最大弧度。关节活动度分为主动和被动关节活动度。关节活动度与关节、肌肉、韧带及关节囊的灵活性和柔软性有密切的关系。关节活动度障碍分为骨性和纤维性两类。骨性活动度障碍因为伤病所致关节畸形或关节融合，治疗较为困难；纤维性活动障碍因关节内外软组织挛缩或粘连所致。在运动创伤后，由于关节、肌肉、韧带及关节囊的损伤以及疼痛与肌肉痉挛；以及制动后所致的肌肉、韧带及关节囊的缩短与挛缩，关节周围软组织瘢痕及粘连常导致关节活动度受限，多属于纤维性活动障碍，可以通过关节活动度练习和手法松解技术能够得到有效的治疗。

1. 关节活动度训练的机制

与关节活动度密切相关的关节、肌肉、韧带及关节囊均由结缔组织组成，胶原纤维是其基本成分。关节活动障碍出现后，必须使缩短的纤维结缔组织得到必要的延伸才能逐步恢复关节活动度。胶原纤维具有粘滞弹性特点，在载荷牵伸下可以发生弹性延长和塑性延长。弹性延长是指胶原纤维的螺旋性结构在应力牵引下变直，牵引力去除后胶原纤维又重新回缩；而塑性延长是指相邻胶原纤维分子之间横键裂解，致使胶原纤维分子之间相互滑移，胶原纤维较为持久地延长。短暂的牵引只能产生弹性延长，而反复多次特别是持续较久的牵引方能产生较多的塑性延长。另外，塑性延长效应随着组织温度的升高而加强。在多次牵张应力的作用下，组织被牵伸到同样长度所需的应力逐步减少，如组织反复受到牵伸的间隔时间短于组织回缩到缩短位置所需时间，则延伸效果可逐步得到巩固，从而改善关节功能。这就是运动治疗关节活动度障碍的理论基础。

2. 关节活动度训练的常用方法

（1）被动关节活动度训练

由治疗师或患者自己用健肢协助的关节活动度训练。在运动创伤的康复中，主要应用于关节僵硬、关节疼痛明显及关节粘连术后的患者。在不引起病情加重或不加重疼痛的情况下进行，范围尽可能地接近正常最大限度的活动，动作要轻柔、速度缓慢。关节松动术是通过治疗师进行操作的一类被动关节活动度训练方法，以缓解关节疼痛，维持或改善关节活动范围的手法。

（2）助力运动关节活动度训练

当患者主动力量不够或有疼痛时，由治疗师通过滑轮和绳索装置、棍棒等简单器械，或患者用健肢施加辅助力量进行关节活动度训练，兼有主动运动和被动运动的特点，其所加助力要随肌力增加而逐步减少。

（3）主动关节活动度训练

主动关节活动度训练是采用徒手形式或利用简单的辅助器械如体操棒、肋木、绳索滑轮装置等进行锻炼。有条件时还可采用水中运动，以利用水的浮力和温度的作用，使动作更易完成。

（4）持续牵引关节活动度训练

按胶原纤维在载荷牵伸下可以发生弹性延长和塑性延长的原理，对关节进行持续一段时间的重力牵引，使挛缩和粘连的纤维组织产生更多的塑性延长以恢复关节活动度。对于出现肌肉挛缩所致的关节活动度受限及关节活动受限刚出现的关节功能恢复效果明显。牵引治疗应在先采用蜡疗、超短波等热疗方法使局部温度上升后再进行，应在患者肌肉完全松弛的状态进行，不能超过患者疼痛的耐受范围。

（5）持续被动活动

持续被动活动仪由加拿大著名骨科医师Salt发明。该仪器是可以提供可控制角度、速度、持续时间，并围绕着与关节运动轴心相一致的机械运动装置，可以防治关节伤病及制动引起的关节挛缩、粘连，促进关节软骨再生和关节周围软组织的修复，还有改善血液循环、消除肿胀和疼痛的作用。

3. 关节活动度训练的注意事项

（1）进行关节活动度训练时，要选择患者舒适放松的体位，手法操作要柔和缓慢，力量适度，不可引起显著疼痛。

（2）治疗后不应有症状加重，治疗后若出现关节肿痛，应立即行冰敷治疗。

（3）关节活动度训练应该预防为主，宜在疾病治疗允许的情况下尽早进行，早期要进行1 ~2 次/天关节运动。

（4）关节活动度训练应达到最大活动范围，并力求有所超过。主动训练每天必须坚持数遍，练习前进行各种热疗，可以提高治疗效果。

（三）关节本体感觉的训练

运动创伤常导致关节本体感觉的缺失，神经肌肉控制减弱，引起关节不稳。恢复神经肌肉控制是运动员最大限度地恢复关节稳定、重返赛场必需的先决条件。因此，本体感觉康复训练方面的研究，成为国外近年来的一个研究热点。

前交叉韧带损伤及术后康复过程中，应及早进行本体感觉和神经肌肉训练。①第一阶段的第1周，从简单的重量转移开始，引导进入负重训练，逐渐负重。②第二阶段采用平衡板和稳定测定仪训练，开始应用闭链训练帮助腘绳肌群神经肌肉控制的募集。靠墙静蹲、微蹲和弓箭步训练有助于股四头肌和腘绳肌共同收缩，并可用增加阻力、不稳平面、增加内外翻应力进行训练。当患者可以安全承受自身体重的100%时，过渡到单腿站立训练刺激下肢肌群以及募集神经肌肉系统稳定近端的髋关节。最后，病人开始曲线步行训练。在步态迈步期增大膝、髋屈曲，反复训练，恢复正常步态，而不是常由提髋来代偿的膝僵硬。③第三阶段将以前本体感觉训练推进到更高水平。曲线跨越、90° 旋转步、健侧用弹力带抵抗进行单腿站立试验，这些训练需要患者应用感觉运动系统来代偿不足。也可通过打乱平衡和在需用下肢的动作中使用上肢协同训练，进一步增强神经肌肉途径。④第四阶段继续本体感觉训练，站在跳跃床上或泡沫滚轴上单腿站立训练。⑤第五阶段，如果力量和移植物完整性达到要求，不仅继续本体感觉训练，而且开始直线跑训练，并增加往后跑。⑥第六阶段是功能更完善，有针对性的运动项目训练，在开始直线跑训练和基本条件成熟之前，开始斜切和轴移。这期间，特别注意运动员的目标及回归赛场的需要。

二、运动创伤康复治疗的基本原则

对运动创伤的正确处理，首先要了解创伤的基本病理过程。组织损伤后，断裂处出血，在创伤局部形成大小不定的血肿。随后出现炎症反应，毛细血管扩张通透性增加，渗出液增加，出现组织水肿。损伤部位成纤维细胞增生形成肉芽组织，肉芽机化最后形成瘢痕。上述病理过程可分为4个阶段：①组织损伤及出血；②炎症反应及肿胀；③肉芽组织机化；④瘢痕形成。运动创伤的康复的基本原则，就是按照不同的病理过程进行分期处理。

1. 急性期：肌肉、韧带损伤初期，治疗重点是止痛、止血，防止肿胀。应用“RICE”常规（Rest、Ice、Compression、Elevation）治疗，即局部休息、冰敷、加压包扎及抬高患肢。损伤后尽快局部外垫棉花，弹力绷带加压包扎，然后冰敷30min，这样的初期处理可以止痛、止血，防止肿胀，十分重要而且有效。对于有骨折或韧带、肌肉、肌腱断裂的患者应做适当的外固定。

2. 稳定期：伤后48h，出血停止，治疗重点是血肿及渗出液的吸收。可使用物理治疗、按摩、中药外敷等方法促进创伤恢复。支具保护，局部制动至创伤愈合。

3. 恢复期：局部肿瘤消失后，渐进进行损伤肢体肌力、关节活动度，平衡及协调性、柔韧性的训练。辅以物理治疗，促进瘢痕软化，防止瘢痕挛缩。

运动创伤的康复应针对病员的不同而有所区别，对于一般非专业运动员的患者，功能恢复的重点是恢复日常生活、工作能力。但对于专业运动，.要求是不一样的，要做到尽快治愈，以便尽快恢复正规训练；患肢功能尽可能完全恢复。对于专项运动员，针对某些运动素质、肌肉功能及柔韧性的特殊要求，进行专项运动所需要的平衡、协调性的训练。

第二节　常见运动创伤的康复

一、肩关节脱位的康复

（一）概　述

肩关节由肩胛骨的关节盂和肱骨头构成。它的解剖特点是关节盂小而浅，肱骨头呈半球形、它的面积是关节盂的3~4倍；关节囊薄弱、宽大而松弛；关节周围肌肉力量较弱。而肩关节具有3 个自由度，活动度大。这样的解剖特点使肩关节容易脱位。根据统计，其发生率约占全身关节脱位总数的50%。由于肩关节后上方有肩峰，前上方有喙突，前下方为最薄弱处，所以95%肩关节脱位是前下方脱位。

（二）临床治疗

1. 复位多在局麻下手法复位。病人仰卧，术者立或坐于病人患侧，以同侧足部蹬于病人腋下，双手握住病人腕部与足做对抗牵引并内收、内旋患肢即可复位。

2. 固定视伤情及年龄而不同，一般用三角巾固定3 周。老年人由于伤后易发生肩关节周围炎，数日后应开始康复训练。

3. 手术治疗肩关节脱位后，如果有下列情况应采用手术治疗。肩关节脱位合并神经或血管损伤；手法复位失败者；合并肱骨外科颈或肱骨大结节骨折手法复位困难者。

（三）康复治疗

1. 早期（复位或手术后1周）

此期的目标是减少疼痛及炎性反应，防止肩关节周围肌肉萎缩。运动治疗应在无或微痛前提下进行，动作宜稍慢有控制。三角巾保护固定；伸指、握拳练习，用力张开手掌保持2s，然后最大力量握拳，保持2s，放松后重复，5~10min/h；肱三头肌等长收缩练习，患肢上臂背侧肌肉等长收缩练习，可在健侧肢体协助保护下进行，30 次/组，3~4 组/天；耸肩练习，耸肩至可耐受的最大力量，保持2s，放松后重复，30 次/组，3~4 组/天；腕关节主动屈伸练习，尽量大范围活动腕关节，30 次/组，3~4 组/天；术后3天左右，根据情况开始肩关节“摆动练习”。体前屈至上身与地面平行，在三角巾和健侧手的保护下摆动手臂。首先是前后方向的，待适应基本无痛后，增加左右侧向的，最后增加绕环动作，逐渐增大活动范围，但不超过90°，每个方向20 ~30次/组，1~2组/天，练习后即刻冰敷15~20min。术后第2~3周，继续并加强以上练习，逐渐加大负荷和被动活动的角度。

2. 中　期

此期的目标是逐渐恢复关节活动度至正常水平，恢复关节周围肌肉力量。术后第4~6周，继续并加强以上练习，其中练习时完全无痛以及没有疲劳感的练习可以不再进行。肱二头肌等长练习，可在健侧肢体协助保护下进行，30 次/组，3~4组/天。术后第7周至3个月，肩关节主动力量练习（前平举、侧平举、肩后伸练习、抗阻内外旋练习）、上臂肌力训练、肩关节活动度训练。

3. 功能恢复期

术后4个月至半年。此期训练的内容包括肩关节主动活动训练和强化肩关节各活动方向肌群的肌力训练。

二、肱二头肌长头肌腱炎的康复

肱二头肌长头肌腱炎多见于标枪等投掷运动、单杠、举重及排球运动员等。受伤机制一般都是因肩关节超常范围的转肩活动，使肱二头肌长头肌腱在结节间沟反复磨损所致。受伤部位有的是关节内的肌腱部分，有的则是结节间沟或沟下部分的肌腱。其病理都是肌腱及腱鞘的创伤性炎症。

在受伤当时即有不适感，随即疼痛加剧，并向三角肌下扩散。因慢性劳损而致伤的病例，伤史多不清楚，诉三角肌部疼痛。检查可发现肱二头肌长头肌腱压痛，关节活动受限，屈肘抗阻或前臂旋后时疼痛。如不及时治疗，多经久不愈。

用康尼克通10~20mg加2%普鲁卡因2~3mL的混合液，局部注射。

急性期最好停止训练，用三角巾将上肢悬吊。痛点行激光或冲击波治疗。急性期后可行肩关节周围肌肉肌力训练，上臂肌力训练参见上述肩关节脱位部分。局部无痛，活动时无痛的情况下，才准许从事原项目的训练。

三、肩袖损伤的康复

（一）概　述

肩袖由冈上肌、冈下肌、小圆肌和肩胛下肌的腱膜组成。肩袖损伤又称肩袖创伤性肌腱炎及肩关节撞击综合征。肩袖断裂多指冈上肌肌腱断裂。

肩袖损伤在体操、投掷、举重及乒乓球等运动员中常见，主要是由于肱骨大结节反复超常范围的剧烈运动中与肩峰、肩喙韧带不断磨损所致，多有外伤史，迁延不愈变为慢性。肌腱纤维粗糙、肿胀、断裂及瘢痕化。肩袖断裂多数病人先有冈上肌肌腱的退行性改变，外伤后引起冈上肌肌腱断裂。

肩袖损伤患者多数主诉肩关节在做某一动作时疼痛，病人多有肩关节反复运动史及外伤史。检查时发现疼痛出现在肩关节外展60°~120°时，小于60°或大于120°无痛；牵拉上臂再外展肩关节则疼痛减轻或消失。外展及内外旋抗阻痛，大结节压痛。

肩袖部分断裂者症状与肩袖损伤相同，诊断可以局部应用局部麻醉药物封闭来区别，肩袖损伤患者封闭后肩关节可以上举180°，而部分断裂者不能上举至180°。肩袖完全断裂者肩关节外展及上举严重受影响，冈上肌、冈下肌萎缩，由于冈上肌肌腱断裂，肩关节造影发现肩峰下滑囊与关节囊相同。B超检查及MRI检查可以帮助确诊。

（二）临床治疗

肩袖损伤急性期应休息，肩关节外展30°固定。慢性迁延不愈可以康尼克通局部封闭治疗。肩袖断裂青少年患者或撕裂严重者多早期关节镜手术修补。年龄较大或部分撕裂者可以先行对症治疗，加强肩关节周围肌力训练及物理治疗，无效者可以手术治疗。

（三）康复治疗

物理因子治疗可以选用直流电碘离子导入，短波或超短波，肩袖损伤还可以用超声波及冲击波治疗。

肩袖修补术后康复治疗：

1. 早期（术后3周内）

此期主要目的是减轻疼痛，肿胀；肌力练习防止肌肉萎缩；早期关节活动度练习，以避免关节粘连。术后0~3周内采用三角巾固定。

2. 中期（术后3~6周内）

继续并强化以上练习，练习时基本无痛或不感到疲劳的练习可以不再继续。肩外展45° 内、外旋练习。抗阻内旋肌力练习和抗阻外旋肌力练习。

3. 后期（术后7~12周）

此期主要目的是无疼全关节活动；增强肌力；增加功能活动；减少残余疼痛。术后第7~10周继续加强活动度练习，前屈角度逐渐至170° ~180° ，接近正常。肩外展90° 内、外旋练习。术后第8~10周，强化关节活动度练习，在术后10周基本达到全范围活动。术后10~12周，强化肌力练习，并逐渐增加负荷。以绝对力量练习为主。选用中等负荷，20次/组，2~4组连续练习，组间休息60s，2~3次/天。

4. 功能恢复期（术后13~26周）

此期主要目的是保持全范围无疼活动；强化肩部力量；改善神经肌肉控制逐渐恢复各项功能活动。

四、半月板损伤的康复

（一）概　述

半月板与交叉韧带与其周围的关节囊、韧带、肌腱有密切联系，半月板的前后角附着于胫骨上，因此当半月板受到股骨髁与胫骨髁的挤压作用而变形或变位时，由于受到关节囊、韧带以及其他连接结构的牵拉作用，半月板有恢复到原来正常位置的弹性趋势，在不正常的屈伸运动或旋转运动时，半月板不能恢复到正常的位置，又抵抗不了周围结构的牵拉应力，从而可以发生撕裂。

半月板损伤的类型包括：桶柄状、瓣状、水平裂、辐射状、退变和盘状软骨的双辐射状撕裂。

（二）康复治疗

半月板损伤的康复治疗分为5期进行。

1. 第Ⅰ期（早期保护制动）

非手术治疗的患者和半月板部分切除的患者，根据患者的耐受情况，在1周内用围膝，不用拐，进行部分到全部的负重训练。半月板修补术的患者，采用功能性膝关节支具；6周内进行0°～90°的主动关节活动度训练，6周后进行全范围的、被动的关节活动度训练；利用拐杖部分负重0~2周；利用拐杖进展到完全负重2~6周。

2. 第Ⅱ期（闭链加强肌力训练）

对抗徒手阻力的活动和多种角度的等长训练；腿加压训练，将举重杠铃的杆放在颈后的半蹲训练；单腿支撑的腿加压训练，将举重杠铃的杆放在颈前的半蹲训练；在弹性索辅助下的半蹲训练。

3. 第Ⅲ期（神经肌肉本体感觉训练）

仅进行简单的肌力训练，其结果是不能改善肌肉收缩的质量，不能改善各种感受器的功能，不能使关节适应各种力量的迅速变化，因而不能保持膝的动态稳定性。其训练包括坐位平衡板训练；站位部分负重的平衡板训练；双腿站位完全负重的平衡板训练；单腿站位完全负重的平衡板训练；滑板和适应器训练；微型蹦床训练。

4. 第Ⅳ期（功能活动训练）

此期主要是教会患者维持的方法。患者应当避免反复的高负载的活动，维持方案强调低冲击的活动，如游泳、在水池中步行、骑自行车等。目的是形成正常日常生活活动所需的肌力、耐力和本体感。对于运动员则要求较高，他们需要进行他所从事的体育项目专门的灵活性训练，在开始这种训练之前，必须达到下述的标准：①全范围关节活动时无痛；②病腿在20次重复的单腿加压闭合链时的力量和健腿相差不到10%；③有良好的单腿动态控制，单腿全负重平衡板活动正常；④若合并有ACL重建，关节测量仪测定间隙的增加不能大于3mm。达到上述标准开始运动时也只能先在平的地面一直向前跑，然后逐步加入切入和跳等活动。

5. 第V期（重返正常活动和维持方案）

一旦患者达到伤前的活动水平，即可重返工作和体育运动。维持方案强调加强肌力和耐力，并应进行增加柔软度的牵张治疗，还应教给患者膝关节安全的姿势。

（周华　杨少峰）

参考文献

[1]张绍岚，何小花. 疾病康复[M]. 第2版. 北京：人民卫生出版社，2014.

[2]陈孝平，汪建平. 外科学[M]. 第8版. 北京：人民卫生出版社，2013.

[3]黄晓琳，燕铁斌. 康复医学[M]. 第5版. 北京：人民卫生出版社，2013.

[4]关骅. 临床康复学[M]. 北京：华夏出版社，2005.

[5]何成奇. 内外科疾患康复学[M]. 第1版. 北京：人民卫生出版社，2008.

[6]陆廷仁. 骨科康复学[M]. 北京：人民卫生出版社，2007.

[7]王予彬，王人卫，陈佩杰. 运动创伤学[M]. 第2版. 北京：人民军医出版社，2011.

[8]元建洪. 运动创伤学[M]. 北京：人民军医出版社，2008.

[9]任玉衡. 运动创伤诊疗康复手册[M]. 北京：人民体育出版社，2007.

第十二章 烧伤康复

第一节 烧伤的康复问题

烧伤后由于组织器官的损害、长期制动带来的影响、并发症的出现、心理状态的改变等，常会带来一系列的康复问题。

一、关节挛缩和活动障碍

深Ⅱ度以上烧伤的创面必须通过肉芽组织或手术植皮的形式修复创面。肉芽组织存在丰富的成纤维细胞和细胞外基质成分，胶原纤维增生，排列紊乱，产生大量瘢痕，导致皮肤延展性下降。此外，当全层皮肤损伤时，组织缺损深于皮肤附件，伤口收缩是创伤愈合的重要步骤，最大可使伤口缩小达40%，更进一步导致皮肤张力增高，关节活动受限。在烧伤后的卧床阶段，患者由于疼痛的原因通常会不自主地采取舒适体位，即像胎儿样的蜷曲体位：两腿屈曲，双上肢交叉置于胸前，颈前屈，躯干屈曲。严重烧伤的病人由于创面需要植皮，植皮部位及其远、近端一个关节不可避免地要进行制动，而长期维持舒适体位或制动时间过长，均会出现关节内外纤维组织的挛缩或瘢痕粘连，进一步加重肢体活动障碍。皮肤全层烧伤及面积超过20%的患者，在制动或关节肌肉反复损伤后，易出现异位骨化，也会导致关节活动受限。在儿童中，烧伤后瘢痕组织通过关节，导致骺板部分或全部提早闭合、骨生长障碍或畸形生长，造成关节活动障碍。

二、肌肉萎缩和肌力下降

烧伤患者的肌萎缩多为失用性肌萎缩，主要是因为烧伤后患者全身情况差、意识障碍、惧怕疼痛、植皮手术制动等原因，长期卧床或制动，未进行肢体活动所引起。部分患者因为深度烧伤后，周围神经亦有损伤，导致所支配的肌肉失去神经营养作用，出现神经源性肌萎缩。也可因肌肉烧伤后不能再生，导致肌肉丢失，肌力下降。

三、压　疮

烧伤患者长期卧床可导致皮肤持续或反复受压，造成皮肤缺血、组织坏死，出现压疮。使用矫形器的患者有可能因局部受压而造成压疮。全身营养状况不佳、皮肤破损面积大、失神经支配后感觉障碍等是压疮的诱发因素。

四、心肺功能障碍

长期卧床，缺少主动活动，导致安静心率增快，每搏量减少，心肌收缩做功效率降低。患者长期处于仰卧位，膈肌活动减少，呼吸量不足，大量呼吸道分泌物也不易排出，易并发坠积性肺炎。患者在受伤过程中，由于吸入烟雾和其他一些不全燃烧后的刺激性物质，导致吸入性损伤，表现为会厌水肿、气道阻塞，患者出现气短、气促等阻塞性通气障碍的表现。胸部环行烧伤的患者，由于焦痂收缩和水肿，可造成限制性通气障碍。

五、瘢　痕

深度烧伤后，创面形成大量肉芽组织，其中包括丰富的毛细血管、成纤维细胞、胶原和弹性蛋白等，随着病程发展，肉芽组织内毛细血管网消退，Ⅰ型胶原含量显著增加，胶原纤维交联增加，上皮细胞等分泌胶原酶降解多余的胶原纤维，逐渐形成瘢痕组织。瘢痕是血液循环不良、结构异常、神经分布错乱的不健全组织，其表层为菲薄的上皮组织，无毛囊和腺体等皮肤附属结构和真皮乳头，下方相当于真皮部位有大量胶原纤维沉积，无弹力纤维。瘢痕组织从生长到成熟这一阶段要延续到伤后数月甚至几年。

六、日常生活活动和职业能力障碍

较大面积或深度烧伤可严重影响患者肢体功能，出现关节活动障碍、肌力下降，并伴有心肺功能下降和心理障碍，导致患者的日常生活活动能力和职业能力障碍。

七、心理障碍

烧伤后患者由于疼痛、隔离、不能自理、身体毁容和畸形、损伤时的惊恐场面、经济上的压力等原因感到极度痛苦，产生强烈的情绪反应。患者早期处于急性心理应激状态，起初为冲击阶段，表现为焦虑，这是一种忧虑、恐惧、焦灼兼而有之的情绪反应，患者出现交感或副交感神经系统功能亢进、失眠、头痛等。随后进入安定阶段，患者努力想恢复心理平衡，控制情绪紊乱。第三个阶段为解决阶段，患者将自己的注意力转向应激源，并努力设法处理它，通过各种行为来缓和烧伤对自己的影响。烧伤患者后期的注意力多集中于创面瘢痕对个人容貌的影响以及烧伤对肢体功能、生活能力和工作、社交能力的影响。由于存在不同程度的躯体和精神创伤，患者自尊心、自信心都会受到一定的损害，常会对生活丧失信心，有很强的依赖心理，无法坚持日常生活和工作。

第二节　烧伤的康复评定

烧伤康复评定是烧伤康复医学工作程序的一项重要内容，烧伤康复评定贯穿整个烧伤康复治疗的全过程，从烧伤发病康复手段介入开始到烧伤康复治疗的最后结束。烧伤康复评定过程包括初次评定、中期评定和末期评定。根据烧伤的发病过程和烧伤康复治疗的特点，烧伤康复评定的重要内容包括：烧伤后瘢痕的评定；关节活动度评定；烧伤后行走能力评定；手功能评定；肌力评定；感觉评定；日常生活活动；心理评定；职业评定；生存质量评定。

一、烧伤后瘢痕的评定

瘢痕是烧伤后临床上最常见的疾病，深Ⅱ~Ⅲ度烧伤创面会出现瘢痕增生，目前对瘢痕诊断及疗效判定还缺乏客观有效的指标，主要还是利用肉眼进行评估。仪器及其他检测手段还没有在瘢痕的评定中充分应用。

（一）肉眼观察

1. 瘢痕部位

确定瘢痕发生的具体部位，并注意瘢痕对关节、容貌方面的影响（图12-1）。

2. 瘢痕形态

瘢痕可以是条状、圆形、椭圆形或不规则形。

3. 瘢痕颜色

可分为稍红、粉红、红、紫红、深紫红等几种颜色。

4. 瘢痕质地

根据软硬程度上的区别，分为很软、软、稍硬、硬、坚硬。

5. 瘢痕厚度

根据不同厚度，分为很薄、薄、稍厚、厚、明显增厚等类型。

6. 瘢痕数目

1个或多个。

7. 是否伴随痒、痛症状

分为无、偶有、需药物控制3个等级。

8. 病损范围

确定瘢痕的大小，并注意观察瘢痕是否超过原损伤范围。

温哥华瘢痕量表（Vancouver Scar Scale，VSS）是目前国际上较为通用的瘢痕评定方法（表12-2）。此表采用色泽、厚度、血管分布和柔软度4个指标对瘢痕进行描述性评估。

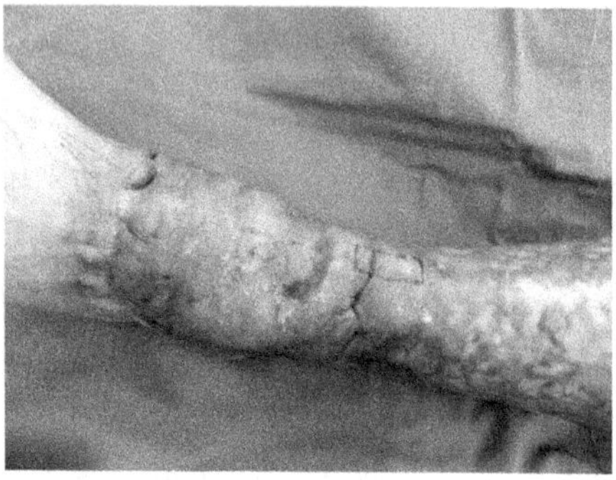

图12-1　烧伤后瘢痕

表12-1　Vancouver烧伤瘢痕评估表

项目	评分标准
色素沉着（M）	0，正常：与身体其他部分颜色相似 1，较浅色素 2，混合色泽 3，色素沉着
血供（V）	0，正常：与身体其他部分颜色相似 1，粉红色 2，红色 3，紫色
柔顺性（P）	0，正常 1，柔软：很小外力作用即变形 2，较软：压力作用下即变形 3，坚硬：外力作用下不变形，不易被推动或呈块状移动 4，带状：绳索样，伸展瘢痕时，组织变白 5，挛缩：瘢痕永久性缩短，导致畸形

续表

项目	评分标准
瘢痕厚度（H）	0，正常：平坦 1，0mm<H≤1mm 2，1mm<H≤2mm 3，2mm<H≤4mm 4，H>4mm

（二）辅助检查

1. 超声波测量

超声影像学可以用来检查瘢痕，检查时需要对图像进行测量，其常用的测量数据主要集中在距离、角度、回声强度的测量上。

2. 激光多普勒

根据激光多普勒原理测量组织的血流量，可以预测肥厚性瘢痕的发生，反映其进程，并有评价治疗效果的作用。

3. 血氧测量计测定瘢痕的氧分压

经皮氧分压（$TCPO_2$）的测定可反映肥厚性瘢痕的代谢状况，肥厚性瘢痕的$TCPO_2$明显高于稳定性瘢痕和正常皮肤。

4. 血、尿羟脯氨酸

羟脯氨酸在血清中的含量正常值为0.67~12mg/Nho，尿中的含量为7~28mg/Nho。检测血、尿羟脯氨酸含量能反映胶原代谢的情况，瘢痕组织内的成分主要是胶原蛋白，羟脯氨酸存在于胶原中。羟脯氨酸含量与瘢痕面积有关，瘢痕面积越大，羟脯氨酸含量越高。

5. 瘢痕表面温度测定

采用半导体温度计或红外线温度扫描仪测定瘢痕表面温度，瘢痕组织内新生毛细血管较多，瘢痕表面温度较高；随着时间的推移，瘢痕日渐成熟，此时瘢痕内的毛细血管逐渐闭塞，表面温度降低。

6. 千分尺仪器测定

测量瘢痕厚度可采用千分尺。千分尺精确到μm，对于瘢痕形状不规则，瘢痕厚度不一时，千分尺测量瘢痕厚度会有一定的误差。

7. 弹力计测定

瘢痕的弹性可用弹力计测定。

二、关节活动度评定

关节活动范围（Range of Motion，ROM）是指关节运动时所通过的最大角度。检测ROM是评定运动系统功能状态最基本、最重要的指标之一。烧伤后长期制动以及瘢痕收缩均可造成关节活动障碍。测量方法一般采用普通测角器和方盘测角器测量关节角度。

三、烧伤后行走能力评定

根据烧伤患者能否行走及需要外界帮助的程度分为6级，对于能下地行走的患者可进行步态分析。步态分析有目测法和仪器分析法。步态周期包括支撑相和摆动相，步态分析中的有效指标是步长、步宽、步频、步速。

四、手功能评定

通过对烧伤患者病情了解和检查，判断评估手功能的方法。评定内容为：手姿势即“手的休息位”和“功能位”；手的触诊可以感觉皮肤的温度、弹性、软组织质地，以及检查皮肤毛细血管反应，判断手指的血液循环情况；手的关节活动度测量；手的肌力测试。手功能的评定还包括肢体体积测量和灵巧性、协调性的测试。

五、肌力评定

肌力是指在肌肉骨骼系统负荷的情况下，肌肉为维持姿势、启动或控制运动而产生一定张力的能力。肌力测试包括：握力测试；捏力测试；背拉力测试及四肢各组肌群的肌力测试，使用便携式测力计测试。

六、日常生活活动能力评定

日常生活活动（Activities of Daily Living，ADL）能力反映了人们在家庭或医疗机构和社会中最基本的能力，采用Barthel量表评价。

七、心理评定

烧伤康复心理学是将医学心理学知识与技术运用于康复医学的评定与治疗中。对象是烧伤患者及伴有一些心身疾病烧伤患者。各类心理评定可应用于烧伤康复的各个时期：初期了解是否存在心理障碍及程度，对患者思想，情绪的判断，为制订康复计划提供依据；中期可判断康复的效果以及预后，为修改康复计划提供依据；终期为全面康复提出建议，为病人面向社会或自立提供依据。例如，为职业咨询等提供资料。

八、职业评定

根据患者的具体情况，如目前的病情、兴趣爱好、身体能力、耐力、学习和工作的适应性、个性、态度、居住区环境、文化程度、职业的特点等方面判断其康复潜力，及其就业潜在性。发现妨碍康复的因素，确定合理的就业方向，使患者达到最完善的职业回归。同时，也为制订康复治疗方案提供理论依据，使其最终回归社会。

第三节 烧伤的康复治疗原则

一、被动锻炼和主动锻炼相结合

在功能锻炼过程及瘢痕成熟过程中，常伴有不同程度的疼痛。因而，必须树立患者克服疼痛的决心和信心。由于疼痛，患者主动功能锻炼时，强度和幅度常不能达到预期目的，故锻炼时须辅助以被动锻炼，然后通过主动锻炼来维持和巩固效果。

二、正确处理残余创面和功能锻炼的关系

深度烧伤创面愈合后常残留不同程度残余创面迁延不愈，历时数月，影响患者功能锻炼。常有患者因照顾创面而不愿行弹力压迫疗法和功能锻炼，从而，错过了锻炼的最好时机，造成严重的瘢痕挛缩畸形。因而，在及时封闭残余创面的同时，不能终止弹力压迫疗法及功能锻炼，但可适当降低压力。

三、营养护理和（或）弹力压迫疗法

在整个康复治疗过程中，均根据皮肤或瘢痕的性质，施行不同的营养护理。对移植皮片和瘢痕，还应施行弹力压迫疗法。这样可避免或减轻色素沉着，促进皮片早日软化，减轻皮片挛缩程度，缩短瘢痕成熟周期，减轻瘢痕增生程度，防止瘢痕上皮过度角化，明显改善创面愈合后的外观形态及关节功能。

四、重视烧伤患者的心理/情感需要

应适当加强急性期住院期间问题的确定。当患者在出院后面对重返社区的初期，这些问题可能变得非常明显。因为烧伤引起的有记录的心理后果可能破坏功能独立和顺从治疗，建议在出院后及在长期随访后评价烧伤患者以确定问题是否存在。如果它们确实存在，建议进行短期（5~15次）心理治疗，放松训练/生物反馈可用于调节睡眠、疼痛或其他与应激反应有关的问题。

五、辅助器具使用和手术时机的选择

随访康复在重建术后（如挛缩松解术后）是需要的。通常重新开始创伤护理和关节活动度锻炼，以帮助创伤闭合及预防挛缩发生。在夜间可能需要特制的夹板或石膏塑形来保持适当的体位。在肢体功能出现异常前较早使用辅助器具效果更好。

六、注意烧伤康复的禁忌证

患者出现休克、严重全身性感染、肺水肿、肺功能不全、脑水肿等不稳定的临床情况时，禁忌进行肌力练习、耐力训练等。手背烧伤、关节或肌腱暴露，关节深部疼痛及皮肤移植5~7天内，运动疗法要慎重进行。

第四节　烧伤的康复治疗方法

一、早期康复

康复治疗应从烧伤早期即开始，不仅可以减轻疼痛，预防和控制感染，促进创面愈合，更有利于预防关节挛缩畸形和瘢痕增生，促进肢体功能恢复。

（一）伤口处理

要想获得较好的功能和较佳的外观，伤口护理、清创和以后的皮肤护理非常重要，在移植前保护和促进新鲜肉芽组织生长，促进烧伤的愈合，缩短愈合时间及减轻瘢痕程度，从而最大限度地为恢复训练创造条件。伤口护理的目的是预防或控制感染；尽可能保存更多的组织；为使创面尽早自然愈合或为移植后愈合准备条件。

在清创前，伤口必须完全暴露，将干的敷料和黏附的坏死组织去除，清洁局部，除去伤口上的药物，并注意尽可能少地损伤创面和肉芽组织。可以在水疗中或水疗后进行机械性清创，采用35~36℃漩涡浴有利于创面焦痂脱落，对局

部烧伤进行治疗时水温可稍高，37.7~38.8℃，每次30min，患者可在水中浸泡5~10min后清理创面。湿–干敷料也是非常有效地去除焦痂和渗出物的方法。将粗网眼纱布浸透温暖的抗生素溶液或生理盐水后敷在伤口上，直到敷料变干后取下。这种方法可以软化焦痂并使其黏附在敷料上，焦痂随敷料取下时一同去除。采用枯草菌酶等清创药物时，注意清创区域不能用六氯酚或碘消毒，因为酶活性可能因此而被破坏。其他副作用包括出血、体温增高、疼痛等。

当创面脓性分泌物或坏死组织多，肉芽生长不良时，可进行紫外线治疗，用中或强红斑量照射；分泌物较少或脱痂露出新鲜肉芽组织时，减至阈红斑量；浅而新鲜的创面可用亚红斑量照射，直至创面愈合。大面积烧伤可用全身电光浴，温度30~33℃或更高些，每天1次，每次20~30min。小创面可用红外线照射或超短波治疗。

（二）体位摆放

是指将身体的受累部分安置在恰当位置，并进行适当固定。在急性期，通过恰当的体位摆放，可限制水肿的形成，维持关节活动度，防止挛缩和畸形，以及使受损伤的功能获得代偿。烧伤患者常常感到非常不适，通过移动肢体至放松位，使烧伤组织不再受牵拉，从而减轻不适感。患者多采用长期屈曲和内收的舒适体位，极易导致肢体挛缩畸形，必须马上采取抗挛缩体位。抗挛缩体位原则上取伸展和外展位，但不同的烧伤部位体位摆放也有差异。为减轻水肿，减少疼痛，可将烧伤部位抬高，一般采用枕头、泡沫垫等将肢体维持在伸展和抗重力位置，也可采用矫形器帮助体位摆放。大面积烧伤患者应每隔2h变换体位一次，需要时可用翻身床、气–水床、波浪床、沙床等，以减轻压力，防止压疮，减少肺部感染。

（三）矫形器治疗

当患者不能自觉维持正确体位或必须制动时，矫形器是用以固定体位的有效措施，它可以帮助体位摆放，保持已有的关节活动度，尽管瘢痕仍可以继续挛缩，但不致产生严重畸形。此外，应用矫形器可阻止意外活动，使非限制肢体的主动活动增加，还可使矫形器下面的组织变得温暖和湿润，伸展时更加舒适。肌腱暴露时需要使用矫形器固定在肌腱松弛位，防治肌腱断裂。关节暴露时使用矫形器是为了保护关节。对儿童和不合作的成人也可使用系列夹板，依靠夹板达到最大张力和适当的压力，当挛缩改善时，夹板也随之改变。儿童手烧伤时，由于手小，很难制造出与之相配的矫形器，且儿童难以正确地表达疼痛的感觉，手屈曲挛缩的倾向很明显，致使矫形器容易移动并造成压疮。对不合作的儿童，系列夹板比较有效，并且要进行关节被动活动，进行主要的游戏也是训练的重要内容。

表12-2 烧伤后体位摆放和矫形器应用

部位	体位摆放	矫形器
颈部	颈前烧伤时，去枕头部充分后仰；颈后或两侧烧伤时，取颈部中立位，口部闭合	软的颈围，或内加塑胶海绵的低温热塑颈围
肩部	上肢外展60°~90°，腋下烧伤时，肩外展90°~ 100°和外旋	上肢牵引或腋部矫形器，两肩胛骨间垫枕，肩部轻度旋后
肘部	上肢屈侧烧伤时取肘伸展位，背侧烧伤允许肘屈20°，前臂中立位	肘伸展位矫形器
手部	腕关节背伸20°~30°，掌指关节屈曲90°，拇指外展对指位，指间关节伸直，手指单独包扎	手功能位矫形器，必要时可作间断固定，白天取下活动
脊柱	保持脊柱成一条直线，以预防脊柱侧弯，尤其是身体一侧烧伤者	
髋部	髋关节中立伸展位，大腿内侧烧伤，髋外展15°~ 30°	两膝间加髋外展矫形器
膝部	伸直位	夜间用膝伸直位矫形器
踝部	踝关节背屈位，防止跟腱挛缩	足下垂矫形器

（四）运动治疗

宜少量多次进行。自体植皮后矫形器一般应持续固定5~7天，术后7~9天可在辅助下主动活动，9~12天可被动伸展活动，并逐步增加活动范围。每日需检查植皮区，注意有无意外损伤。其余非制动肢体的活动不受影响。焦痂切开术、异种移植、切线位手术切痂后也不是运动治疗的禁忌证。对肌腱暴露的患者，暴露处必须用温润的敷料覆盖，防止肌腱干燥、脱水变性。在伤口缝合前，必须借助支具使肌腱保持在松弛位。肌腱破裂后须制动6周，这样瘢痕组织才可以跨越并连接破裂肌腱，随后可开始主动活动。如果关节囊暴露但未暴露关节面，仍可以在支具保护下进行温和的主要活动。但如关节面暴露，可能会有关节感染和挛缩畸形的危险，需鼓励患者摆放功能位。

1. 关节活动度训练

预防烧伤后组织粘连和关节囊的紧缩，有助于保持关节活动范围，对已有挛缩的肢体，通过夸张训练可逐步延长挛缩和粘连的纤维组织，增加关节活动度。在病情许可的情况下，由患者自己经常性地进行未受伤的肢体的主要活动，以及受累肢体的小范围主要活动，有利于改善血液循环，减少水肿，对预防关节僵硬、减轻肢体水肿和保持肌肉力量尤为重要。

2. 牵张运动

预防烧伤后常见的肢体挛缩畸形。温和持久的牵张比多次重复牵张烧伤组织更为有效。在开始训练前，必须将牵张部位清洁后检查，以防损伤有活性的组织。手烧伤时可以通过手掌活动进行手内部肌牵张。躯干前部烧伤可导致肩部前缩和胸部下陷，限制躯干活动，需要加强躯干屈伸和旋转训练，以及双肩水平外展牵张训练。

3. 肌力练习

对病情不同的烧伤患者进行不同的肌力训练，可防治因长期卧床、肢体制动所引起的失用性肌萎缩，增强肌肉力量，加强关节的动态稳定性。特别是进行肩关节周围肌群和股四头肌的股力训练，可提高患者的上肢活动范围和下肢支撑能力，对患者早日下床，达到生活自理有重要意义。不论下肢烧伤与否，都必须进行下肢主动活动，以预防血栓性静脉炎。能自行活动的患者可进行主动活动和助力活动，除增加关节活动度外，还可改善血液循环、减轻水肿。对瘢痕部位关节进行牵引治疗，可以有效地预防瘢痕挛缩。鼓励身体状况允许的患者早期下床和进行最大范围的主动活动，必要时给予辅助具，如助行器、踝矫形器等。还可进行等长、等张和抗阻训练，着重提高肩关节周围肌群和股四头肌的肌力，训练时要注意肌腱是否完整。温水浴时因为有水的浮力和温度，患肢运动时的疼痛减轻，所以可利用水的浮力辅助患者的运动，使患者心理状态良好，并使患肢得到训练。当肢体运动方向与浮力方向相反时，水就形成一种阻力，使患者所进行的活动类似抗阻运动，可增强肌力。在水中利用水浪的冲击，可训练患者的平衡协调能力。患者可在水中浸泡5~10min，清理创面后开始主动运动，从小关节开始至大关节逐步进行，然后由治疗师对患者每个关节进行被动活动，活动至最大范围，每次治疗30~60min。水浴的禁忌证或中止水浴的指征为:体温低于36.7℃或高于38.3℃；有严重电解质失衡者；在水浴中血压、心率、体温等突然改变者。

4. 耐力训练

对病情稳定的患者进行有氧训练，可提高患者的心、肺功能和代谢功能，增强体质，避免因长期不动或少动引起的失健，在患者重回家庭和社会时，有足够的能力达到生活自理和完成工作。

（五）呼吸训练

对长期卧床尤其是有呼吸道损伤的患者，应指导患者进行呼吸训练。通过胸廓的活动，协调各种呼吸肌的功能，增大肺活量，增加吸氧量，改善全身情况，配合体位引流，促进排痰，达到保持肺活量，提高呼吸的有效性，预防或减少呼吸系统并发症的目的，重点训练腹式呼吸，一日多次，或仅是每小时数次的深呼吸，配合体位引流，胸部震颤和拍击，躯干的伸屈、旋转训练等，可促进排痰，减少肺部并发症。

（六）理　疗

对烧伤创面除进行清创、去痂、抗生素应用外，配合适当的理疗，有助于促进创面愈合，防治感染。超短波治疗可使局部血管扩张，单核-巨噬细胞系统功能增强，白细胞和抗体增加，抑制细胞繁殖，加速结缔组织再生，因而能促使坏死组织分离脱落，控制炎症。但是，有瘢痕增生倾向者不能使用超短波治疗，以免促进瘢痕生长。音频电疗法可止痒、止痛、软化瘢痕。紫外线照射可加快局部组织的血循环，抑制细菌生长，刺激结缔组织和上皮细胞生长，可消肿止痛、预防感染、促进坏死组织脱落。电光浴、红外线疗法能促进创面干燥结痂，减少渗出，防治感染，并有一定的保温作用。蜡疗法具有较强而持久的热透入作用，可用于治疗烧伤后的肢体挛缩。采用水疗法，水的温热作用于人体，可以减轻疼痛，清除创面分泌物，减轻感染，促进坏死组织脱落，利于创面愈合。对中、小面积和较浅的烧伤进行冷水浸泡、冲洗或冷敷，能减少组织中的热量，收缩周围血管，减轻热对组织的进一步损害，并能减轻疼痛。温度以5~10℃为宜，持续30min以上，以去除冷疗后创面不痛或稍痛为准。磁疗法可改善血循环，促进致痛物质转化和分解，减少渗出，因此能止痒止痛、消除水肿。

（七）压力治疗

以弹性织物对伤口愈合部位持续压迫而达到预防和治疗瘢痕增生的方法，称为压力治疗。目的在于软化和消除瘢痕，预防或控制瘢痕增生。常用环形弹力套、弹力绷带直接加压，或用片状弹力材料根据加压部位量体裁剪。作用机理可能为一定压力下斑痕组织中增生的毛细血管栓塞，数量减少，造成瘢痕组织缺氧，使成纤维细胞合成胶原的速度下降，胶原降解过程中加速并接近正常皮肤胶原排列样式。对水肿肢体应用压力治疗，还可促进体液回流，减轻水肿。对于面部烧伤患者，可在面部用石膏取模后制作透明面罩，用于新移植和新愈合的皮肤上，可预防严重的颜面畸形。优点在于和面部外形一致，因为透明所以可看见皮肤以确保适当的压力分布。

（八）作业治疗

进行功能性的作业活动可以维持作业活动度与灵活性，保持一定的肌肉力量与耐力，减轻肢体水肿。在烧伤的创面愈合比较牢固，经得起磁压等外力作用后，即可开始作业治疗。日常生活能力的训练有助于提高患者的生活自理能力，对于完成活动有困难者，可提供改良或辅助用具并训练其正确使用，鼓励患者早日实现日常生活活动的全面独立。职业训练可根据患者就业方面的现有和潜在功能，判断患者有无重回原工作岗位的可能，以及帮助患者重新选择适当职业，进行针对性的职业训练，并模拟实际工作环境，使患者成功回归社会。

（九）心理治疗

由于突然的不良刺激，使患者产生焦虑、恐惧等不良心理，进行及时的心理治疗，可改善患者的心理状态，树立对康复治疗的信心，充分配合治疗，促进功能恢复。烧伤后，由于瘢痕增生、肢体畸形、功能障碍等，患者易产生悲观、厌世等情绪，需进行安抚、疏导、行为矫正等治疗，使其达到最佳心理状态，早日重返家庭和社会。安慰开导患者稳定情绪，克服急躁心理，向患者及家人介绍烧伤康复的有关知识，鼓励患者积极配合治疗。

二、后期康复

烧伤后期通过积极的康复治疗，控制瘢痕增生，恢复肢体功能，促进患者重返家庭和社会。深Ⅱ度和Ⅲ度烧伤后常出现严重的瘢痕增生，引起疼痛、瘙痒等不适症状，妨碍美观，影响关节活动度、排汗功能等，因此，要对瘢痕进行适当的处理。

（一）压力治疗

压力治疗宜尽早进行，不同时期的瘢痕所需施加的压力不同，一般以1.33~3.33kPa为宜。治疗必须持续进行，除洗涤、进食（去手套和面具外），每天宜加压治疗23~24h，持续6~18个月，直至瘢痕成熟。这一疗法的局限性包括：①使用时有不适感，摩擦部位易产生水疱和皮肤破溃，个别患者出现皮疹或皮炎；②面、颈和会阴等特殊部位难以维持有效的压力；③仅适用于瘢痕未成熟前；④对儿童的生长发育有一定影响。

（二）硅凝胶治疗

硅凝胶用于瘢痕治疗虽应用较晚，但效果较确实。使用时将硅凝胶膜置于瘢痕上，与其直接接触，每日持续12h以上，硅凝胶膜每日取下，清洗瘢痕及硅凝胶膜后再戴上。治疗几周后瘢痕质地变软，颜色和厚度的变化在2~3个月以后出现。硅凝胶膜的伸展性与人体皮肤的伸展性一致，不影响关节的活动。部分患者应用硅凝胶后感到局部瘙痒和汗疹样反应，不影响继续治疗。也可在硅凝胶膜中加入抗生素，在防治瘢痕的同时控制感染。其作用机理可能与硅凝胶下的皮肤水分蒸发速度降低，产生皮肤的水储存作用，以及硅凝胶膜可持续缓慢释放硅胶油，有助于分离坏死组织，加速肉芽组织增生以及上皮的形成相关。此外，硅凝胶还可抑制成纤维细胞胶原的合成及分泌，促使瘢痕组织结构向正常皮肤转化。

（三）运动疗法

鼓励患者进行最大程度的主动运动，可使用徒手体操、固定自行车、滑车重锤等，每日训练1~2次。用手法、重物或系列石膏对瘢痕做缓慢、持久地牵张，配合蜡疗、红外线治疗，可改善结缔组织的弹性，增强牵张的效果，恢复关节功能。根据患者的肌力选择不同的训练方法，肌力2~3级时可进行助力运动和主动运动，肌力在4级以上的患者可进行抗阻训练，以进一步增强肌肉力量。使用固定自行车、划船器等机械进行有氧训练，可以提高心肺功能，增加耐力。

烧伤开始进行运动疗法的指征：全身急性症状，如休克与心、肾功能衰竭的症状消失。感染基本控制，体温接近正常。创面开始愈合，肉芽组织生长良好。植皮手术后的皮丘或皮瓣基本成活。以上为特征的基本条件，运动疗法应尽可能早期开始，不要等创面完全愈合后再进行，力求在运动功能中使创面得到愈合，这样的瘢痕具有弹性，有利于功能全面恢复。

（四）作业治疗

对大面积烧伤后创面愈合的患者进行日常生活活动能力的训练，包括翻身训练、离床活动、洗漱和吃饭训练、穿脱衣训练、如厕和洗澡训练等，对于完成活动有困难者，可以提供辅助具。例如，上肢烧伤的患者，烧伤创面愈合，肘屈曲达到90°，即可开始吃饭训练，如患者持勺有困难，可将餐具用绷带等固定在手上练习吃饭。对于需要工作的患者，根据患者目前的职业能力评定，选择适宜的工作性质，进行针对性的职业训练，并提供虚拟的工作环境，提高患者的职业能力。

（五）理　疗

1. 电疗法

音频电疗法可止痒、止痛、软化瘢痕；直流电离子导入减轻早期瘢痕的痛、痒和水肿。

2. 光疗法

紫外线照射能加快局部组织的血循环，抑制细菌生长，刺激结缔组织和上皮细胞生长，消肿止痛、预防感染、促进坏死组织脱落；红外线疗法能促进创面干燥结痂，减少渗出，防治感染，并有一定的保温作用；激光束能使直径小于0.05 mm的血管闭塞，引起周围组织的微小坏死，从而治疗增生性瘢痕。

3. 超声波疗法

机械作用能使坚硬的结缔组织延长、变软，可软化和减轻瘢痕。接触移动法用于体表较平的部位，肢体远端如手、足、腕、踝可用水下法，面部则用水囊法。

4. 蜡疗法

具有较强而持久的热透入作用，可用于治疗烧伤后肢体挛缩。

5. 水疗法

水的温热作用于人体，可以减轻疼痛，清除创面分泌物，减轻感染，促进坏死组织的脱落，利于创面愈合。

6. 冷疗法

烧伤后对创面进行冷水浸泡、冲洗或冷敷，有助于减少组织中的热量，收缩周围血管，减轻热对组织的进一步损害，并能减轻疼痛。冷冻治疗可用于治疗瘢痕。冷冻能引起细胞内冰晶形成，使瘢痕组织中水分结冰，细胞脱水，电解质浓缩，细胞死亡；低温可使细胞膜的主要成分脂蛋白复合物发生变性，导致细胞膜破裂，瘢痕组织及细胞坏死，使瘢痕变平、软化。

7. 磁疗法

可改善血循环，促进致痛物质转化和分解，减少渗出，因此，能止痒、止痛、消除水肿。

（六）药物治疗

激素可结合到皮肤及能合成结缔组织的成纤维细胞上，抑制胶原α-肽链和辅氨酰羟化酶的合成，使胶原合成减少，同时诱导成纤维细胞产生胶原酶，使胶原降解增加。秋水仙碱是一种细胞有丝分裂的抑制剂，能抑制成纤维细胞的微管功能，阻止胶原蛋白分泌到细胞外，还可增加胶原酶的活性促进胶原降解。苯海拉明能去除肉芽组织中成纤维细胞的收缩性，抑制瘢痕组织增生过程中的免疫反应。

（七）放射治疗

由于生物细胞被X线照射后会出现损害，尤其是正处于增殖，分裂状态的细胞对X线更为敏感，所以常用浅层X线照射来治疗瘢痕。

（八）手法治疗

对新愈合的瘢痕组织进行按摩，可促进瘢痕软化。由于上皮易起水疱，要求动作轻柔，用按压、摩揉等手法，治疗前局部涂羊脂膏。随着瘢痕组织的不断成熟，可适当加大按摩力度，增加推、提、拿、捏等手法。

（九）矫形器应用

由于运动牵张后瘢痕仍很紧缩，应用矫形器可以保持已获得的活动度并帮助挛缩关节重新获得活动功能。根据患者的具体情况设计适宜的矫形器，严重的挛缩畸形往往需要设计一系列的矫形器，定期予以更换。

（十）心理治疗

教育患者调整心理状态，正确面对伤残，坚持长期训练，使肢体功能获得最佳恢复，早日重返社会。

（十一）手　术

手术治疗常配合其他疗法进行，以减少复发。

（十二）痛和痒的处理

创面上皮化后，可有周围神经末梢再生，有时可出现疼痛和瘙痒。必要时，可给予止痛药、抗组胺药、抗抑郁药和抗炎药，不要用热水清洗皮肤，局部涂羊脂膏予以润滑和保护。冷敷、TENS也有助于痛和痒的缓解。

（易先锋　周军）

参考文献

[1]吴军, 陈建. 关注患者生存质量 展望烧伤康复未来[J]. 中华烧伤杂志, 2013, 29(2): 119–121.

[2]Ahmad I, Masoodi Z, Akhter S, Khurram F. Aspects of sexual life in patients after burn: The most neglected part of post–burn rehabilitation in the developing world[J]. J Burn Care Res, 2013, 22: 4–6.

[3]Cowan A C, Stegink–Jansen CW. Rehabilitation of hand burn injuries: Current updates[J]. Injury, 2013, 23: 68–69.

[4]Bergkamp D, Lenk J, Reynolds M, et al. Effectiveness of a burn rehabilitation workshop addressing confidence in therapy providers[J]. J Burn Care Res, 2013, 34: 10–14.

[5]Chen J, Li–Tsang C W, Yan H, Liang G, et al. A survey on the current status of burn rehabilitation services in China[J]. Burns, 2013, 39: 269–278.

[6]Schneider J C, Gerrard P, Goldstein R, et al. The impact of comorbidities and complications on burn injury inpatient rehabilitation outcomes[J]. PM R, 2013, 5:

114-115.

[7]Yohannan S K, Ronda-Velez Y, Henriquez DA, et al, Burn survivors perceptions of rehabilitation[J]. Burns, 2012, 38:1151-1154.

[8]南登昆，黄晓琳. 实用康复医学[M]. 北京：人民卫生出版社，2009.

[9]乔志恒，范维铭. 物理治疗全书[M]. 北京：科学技术文献出版社，2001.

[10]金鸿宾. 创伤学[M]. 天津：天津科学技术出版社，2003.

[11]燕铁斌. 现代康复治疗学[M]. 广州：广东科技出版社，2004.

[12]舒彬. 创伤康复学[M]. 北京：人民卫生出版社，2010.

[13]Foyatier J L, Voulliaume D, Brun A, et al. Face rehabilitation for post-burn deformities[J]. Ann Chir Plast Esthet, 2011, 56: 388-407.

[14]金德闻，季林红，张培川. 康复工程研究的新进展[J]. 中国康复医学杂志，2000, 16(6): 328-330.

第十三章　疼痛康复

第一节　疼痛的临床概况

一、疼痛的定义

疼痛是一种主观感受，目前尚未有仪器能够客观评价疼痛的性质和强度。疼痛与损伤的关系确实存在，但是损伤的程度与疼痛的强度并不存在完全对等的关系，损伤与疼痛之间的联系具有高度的可变性：有损伤可以无疼痛，有疼痛不一定伴有损伤。1994年，国际疼痛研究会（IASP）将疼痛定义为：“一种与组织损伤或潜在的损伤相关的不愉快的主观感觉和情感体验。”2002年，第10届国际疼痛大会达成共识，疼痛与呼吸、脉搏、血压、体温并列为五大生命体征。

二、疼痛的分类

根据疼痛的起因、部位、性质和时程，可将其分为两大类：伤害性痛和病理性痛。

（一）伤害性痛也称为生理性痛

在生理状态下，伤害性刺激直接兴奋伤害性感受器引起的疼痛。例如，轻微的伤害性刺激以及几乎没有引起组织损伤或引起轻微损伤，这类的疼痛是瞬时的；即使是组织损伤严重时（如一般手术创伤等），但损伤修复后，疼痛也能自行缓减，疼痛持续时间也不长，因此也可称为“急性痛”。伤害性痛又可分为浅表痛和深部痛。浅表痛是由强刺激作用于皮肤浅表伤害感受器引起的，有刺痛和灼痛之分；深部痛定位模糊，有钝痛、胀痛、酸痛等表现，源于肌肉、肌腱、骨膜和关节的伤害性感受器官的激活。例如，内脏痛就具有深部痛的特征。

（二）病理性痛

在病灶组织修复后仍存在，病程可长达数月、数年乃至终生，因此也称为“慢性痛”，按其起因分为炎症性痛、神经病理性痛和功能性痛。

1. 炎症性痛

是由创伤、细菌或病毒感染以及外科手术等引起的外周组织损伤，刺激损伤细胞、免疫细胞和神经末梢，释放多种炎性介质，导致局部组织炎症，伴随局部红、肿、灼热感和功能障碍，出现强烈的“损伤区的原发痛”和“损伤区周围的继发痛”。这种疼痛表现为：对伤害性刺激敏感性增强和痛觉过敏；非痛刺激（如触或冷刺激）引起的触冷诱发痛；无刺激诱导而自发产生的“自发痛”，当炎症消失或组织修复后，炎症性痛随之减弱。

2. 神经病理性痛

由创伤、感染或代谢病引起的外周神经、脊髓和脑损伤所造成，也表现为痛觉过敏、触冷诱发痛和自发痛。多发于临床多种疾病，如糖尿病、带状疱疹恢复期、腰段神经根损伤、艾滋病引起的多发性神经疾病、脊髓损伤、多发性硬化症和脑中风等。神经病理性痛又可分为：外周神经损伤引起的疼痛（单一性或多发性神经疾病的疼痛、去传入疼痛、交感神经型疼痛）和中枢痛。

3. 功能性痛

是在没有明显的神经学病变和外周异常的条件下，神经系统功能和反应异常引起的疼痛。临床上见到的纤维肌痛、肠应激综合征、非心脏性胸痛和紧张性头痛（不包括偏头痛）等可以归入这一类。

4. 癌症痛

属于病理性痛的范畴，起因既包括炎症，也有神经损伤等多种因素（肿瘤组织浸润、压迫神经、缺血、脏器梗死、化疗和放射治疗的毒性等），是兼有炎症性痛和神经病理性痛的复合类型，机制更为复杂，涉及原发与继发病灶，有其特殊性，在此不做详述。

随着社会经济的发展，人们对健康要求的提高，慢性疼痛日益引起人们的注意，消除疼痛成为医学上一个亟待解决的问题。目前，慢性疼痛已列为康复医学的主要病种之一，在美、加、澳、日等发达国家及部分发展中国家中的医院、康复中心和社区，广泛建立了疼痛门诊，在解决患者痛苦方面卓有成效，大大提高了复工率，减轻了社会的负担。我国近年来也逐渐兴起了疼痛医学和疼痛门诊，出现了以现代康复治疗技术配合药物、调整感觉输入、心理疗法等综合疗法来解除慢性疼痛的发展趋势。

三、疼痛的生理基础

疼痛感觉是人的机体组织受到损伤或破坏时的一种保护性反应方式。这是通过痛觉感受器被接受，经过神经纤维传达到中枢。同时，疼痛感觉包含着很强的精神因素在内，既有不愉快的性质，也有难以适应的习惯感觉。通常能接受有害物质侵害的刺激，感受器分为两种：一种是接受针刺等的高阈值机械作用的感受器，一种是多形态的感受器。

疼痛也有两种：第一种是锐痛，能正确表现出局部性，也叫快速疼痛，仅存在于刺激期间，由神经纤维分类上的A δ 有髓纤维的纤维传导。第二种是慢痛，具有烧灼样的感觉。比第一种快速疼痛出现得慢，无明显局部性，具有除去刺激后仍持续存在的性质。这是具有不愉快性质的同时也包含情绪因素在内的疼痛，由细的无髓纤维的C纤维传导。在有关疼痛变化和控制系统中有中枢神经系统参与，多用“闸门控制学说”。刺激部位距离大脑越远，二种疼痛分离越明显。

四、疼痛的临床特征

在临床上以疼痛的部位探讨疼痛的性质对临床治疗比较适用。因为疼痛的部位不同而其感觉也有很大的差别。

1. 皮肤疼痛

最常见的为被尖物刺扎痛和烧灼样痛及挤压痛。针刺痛是短时间产生的、余者皆为持续性疼痛。

2. 肌　痛

多为弥漫性跳痛，时间较长常常持续数秒钟以上，有时为牵拉痛。

3. 肌痉挛

是一种反射痛或牵涉痛而产生的，为其他疼痛而引发。而且发生肌痉挛时，原疼痛也进一步加剧。

4. 筋膜痛

多为刺痛与挤压痛。

5. 皮下组织、肌腱、骨膜痛

多为弥漫性的不快感觉的钝痛。

6. 韧带痛

多为局限性，但深部韧带痛为弥漫性。

7. 关节痛

出现关节囊和关节周围组织的疼痛，软骨则不产生疼痛。关节痛可产生放散性疼痛、疼痛远离关节且随刺激强度增大范围也越广泛。肩关节的疼痛有较明显的分节性、沿肩胛带和上肢向下放射。这是由肩关节的神经分布决定的。因肩胛上神经除支配肩关节上部外还支配冈上肌、冈下肌，而腋神经除支配关节前面及下面，还支配三角肌和小圆肌，影响也可达这些肌群。

8. 自发痛

意味着直接刺激神经而发生，也可以是机械压迫所致。常见于各种感染引起的神经炎、软组织炎症、神经痛及肿瘤压迫等疾病。

9. 压　痛

即人工施压而致痛，是探查疼痛起源和部位的最好方法。临床上一般于触痛点明显处，处理常收到良好的效果。

10. 活动痛

是在活动的关节及其周围组织产生的疼痛。肌腱、腱鞘、滑囊等均属此症。

11. 压迫痛

为负荷后疼痛，在强力负荷下韧带和肌肉位置不正，发生变形引起姿势不良导致躯干肌肉的疲劳而引起腰背的肌肉痛。其特点是一旦除去压迫时发生变形的组织得到休息而松弛，疼痛立即或渐渐消失（这须视压迫时间长短而定）。平时人们所说的“累痛”即属此种。但压迫时间过长时，肌肉可发生痉挛被固定，去除压迫后也不易自行缓解。这是由于肌肉本身变成新的疼痛起点之故。常需康复手段使之恢复特殊类型的疼痛。

五、疼痛的诊断

诊断疼痛时，对其性质和强度的诊断唯有靠精确和详细的病史。临床上疼痛病史常有以下几项：疼痛的部位及持续时间；疼痛的性质：酸痛、刺痛、割痛、压痛、跳痛、胀痛、麻痛、烧灼痛、牵拉痛；疼痛的严重程度，一般分轻、中、重三度；疼痛有无放散；疼痛的时间、持续性、间歇性、有无时间规律性等；影响疼痛加重或减轻的因素、条件。有无并发症状、如恶心、呕吐、肌肉痉挛等；有无疼痛过敏现象。

（一）疼痛病史的采集

1. 疼痛起始的形式

疼痛起源于某种疾病，是发生于意外事故或手术后，还是自发产生的。疼痛起始的确切情况由于急性病引起的继发痛，应明确是急性病起病时立刻出现、从未缓解过，还是以后缓慢出现的或曾间断出现。

2. 既往史

患者以前疾病的诊断很关键，尤其是涉及顽固性疼痛的诊断时，应问清以前相关疾病的情况以及与慢性疼痛是否有因果关系。

3. 诱发因素

疼痛的初步诊断需问清加重和减轻的因素，如偏头痛与饮食、重体力劳动与腰痛的关系等。

4. 疼痛的部位、性质和伴随情况

此为疼痛的临床特征，对于疼痛的初步诊断有很大的价值。

5. 治疗经过

疼痛的治疗和效果、用过的药物、理疗、康复锻炼、心理和外科治疗经过及其各自的疗效。

6. 对生活和社会职业的影响

是否由于疼痛发生生活习惯的改变、失眠、性格改变、文体活动停止、食欲下降甚至不能工作。还应了解患者是否有医疗保险、伤残证明、与领导的关系如何以及是否曾要求更换工作而被拒绝等情况。这些均与是否发展为顽固性痛有较大关系。

（二）临床检查

检查的目的是除外症状性疼痛，确定其慢性疼痛的特征；弄清发生原因（是感觉刺激过分引起还是非传入性的感觉过度引起）；注意继发性功能障碍的情况（注意其不同体位时疼痛有无差别，活动是否受限等）。检查内容包括以下几点。

1. 神经系统的检查

包括感觉的检查，如感觉阈、痛阈等，神经功能的实验室检查，如肌电图、脑干诱发电位等，以明确神经功能损害的程度。

2. 肌肉骨骼的检查

对肌肉骨骼相关的疼痛患者要进行详细检查。

3. 全身检查

以除外是否有内脏性疼痛等全身性问题。

4. 影像学检查

影像学检查有助于明确疼痛的部位和原因。

六、疼痛临床诊疗原则

疼痛性疾病的病因复杂，表现的症状各异，患者对疼痛耐受的程度和治疗的反应个体差异很大。因此，在临床上治疗的个体化、灵活性也很大。目前，很难定统一的标准。反之，也正因此而很有必要制定一个从宏观上概括的，且为多数人认同的治疗原则，以保证医疗质量和医疗安全。归纳如下：①先诊断、后治疗的原则；②合理用药，以有效、安全为主的原则；③先简后繁，先无创、后有创，保护组织，先可逆后毁损的原则；④相辅相成，综合治疗的原则；⑤节省医疗资源，减轻医疗负担的原则；⑥保护患者生理功能，提高生活质量的原则。

七、疼痛的康复评定

疼痛是一种主观感受，目前临床没有仪器能够准确评价疼痛的性质和强度，通过对疼痛进行综合评估，了解疼痛的性质、强度、部位、范围、疼痛的发作情况和时间进程以及诱发原因与伴随症状等，协助临床对疼痛的病因进行诊断，为选择治疗方法提供依据，确定较为有效地对疼痛的治疗策略。

（一）疼痛部位的评定

采用45区体表面积评分法，这是常用的疼痛部位评定方法。该方法将人体表面分为45个区域，每个区域有相应的号码。患者将自己的疼痛部位标出，每区1分（即使只涂盖了该区的一小部分也评为1分），未涂处为0分，总评分反映疼痛区域。涂盖时用不同颜色表是痛程度，如无色为无痛、黄色为轻度痛、红色为中度痛、黑色为重度痛。最后根据各疼痛区域占整个个体体表面积的百分比计算患者疼痛占体表面积的百分比。

（二）疼痛强度的评定

疼痛强度评定的方法有视觉模拟评分法、口述描绘评分法、数字评分法和面部表情疼痛量表。

1. 视觉模拟评分法

视觉模拟评分法（Visual Analogue Scale，VAS）又称目测类比量表法。该法在纸上面画一条10cm长的直线，一端标为“无痛”，另一端标为“剧痛”（图13-1）。患者根据自己的感受在直线上标出疼痛的强度。目前，常用视觉模拟标尺，其背面有0~10之间的数字，当患者移动标尺，评估患者通过标尺背面相应的数字来评估患者的疼痛程度。标尺可精确到mm。

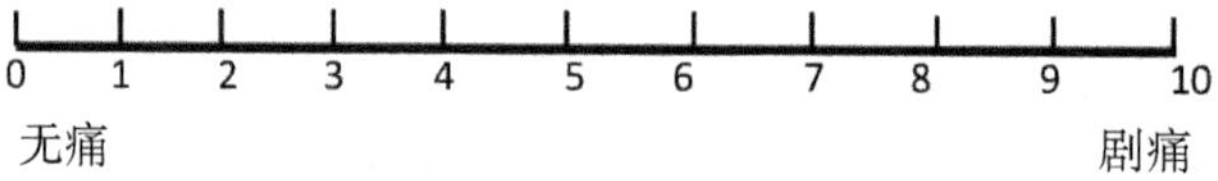

图13-1　视觉模拟评分法

2. 口述描绘评分法

口述描绘评分法（Verbal Rating Scale，VRS）通过让患者选择无痛、轻度痛、中度痛、重度痛、极度痛等词语来描述疼痛程度。无痛为0分，每增加1级增加1分，最高可分为15级。

3. 数字评分法

数字评分法（Numerical Rating Scale，NRS）是常用的主观评估疼痛的方法。患者用0~10共11个点描述疼痛程度。0为无痛，10为最严重的剧痛。患者根据个人疼痛感受在其中的一个数字上做记号。

4. 面部表情疼痛量表（FPS）

表情严重程度从低到高，依次是非常愉快无疼痛、有一点疼痛、轻微疼痛、疼痛较明显、疼痛严重、剧烈疼痛但不一定哭泣（图13-2）。

图13-2 面部表情疼痛量表

（三）疼痛性质的评定

莫克吉尔痛问卷（McGill）具有评定全面、灵敏可靠、有量化标准、可重复性、便于统计学处理等优点，是目前英语国家最为广泛应用的评定疼痛方法。评定过程中采取一对一方式，询问时尽量避免主观导向，见表13-1。

表13-1 简化McGill疼痛问卷

A、疼痛分级指数				
I. 分数				
疼痛描述词	无痛	轻度疼痛	中度疼痛	极度疼痛
1. 跳痛	0分	1分	2分	3分
2. 放射痛	0分	1分	2分	3分
3. 刺痛	0分	1分	2分	3分
4. 锐痛	0分	1分	2分	3分
5. 夹痛	0分	1分	2分	3分
6. 咬痛	0分	1分	2分	3分
7. 烧灼痛	0分	1分	2分	3分
8. 创伤痛	0分	1分	2分	3分
9. 剧烈痛	0分	1分	2分	3分
10. 触痛	0分	1分	2分	3分
11. 割裂痛	0分	1分	2分	3分
以上11项相加，得出疼痛感觉方面总分（S）分				
12. 疲劳耗竭感	0分	1分	2分	3分

续表

13. 不适感	0分	1分	2分	3分
14. 恐惧感	0分	1分	2分	3分
15. 受挫感	0分	1分	2分	3分
以上4项相加，得出疼痛感觉方面总分（A）			分	
以上2项相加（S+A）=疼痛总分（T）			分	
II. 选词数：				
B. 视觉模拟评分（VAS）：无痛（0）______________________剧痛（100）				
C. 目前疼痛状况（PPI）：				
无痛	0	痛苦	3	
轻痛	1	可怕	4	
不适	2	极痛	5	
总结	S= ；A= ；T= ；VAS= ；PPI=			

（四）疼痛发展过程评定

疼痛发展过程的评定多用疼痛日记评分法评定，该法有患者或护士记录每天每个时间段内与疼痛有关的活动、用药及剂量、疼痛强度（表13-2），以了解疼痛与患者行为、用药之间的关系，多用于癌性疼痛患者。

表13-2 疼痛日记评分表

时间间隔	坐位活动	行走活动	卧位活动	药物名称和剂量	疼痛强度
6AM					
10AM					
2PM					
6PM					
10PM					
2AM					

（五）其他评价疼痛量表

1. 疼痛评估PQRST法（表13-3）

表13-3　疼痛评估PQRST法

评估项目	评估内容
缓解或加重因素 （Palliative/Provocative，P）	导致疼痛加重或减轻的因素
疼痛的性质 （Quality of Pain，Q）	疼痛的类型 疼痛的性质如酸疼、疼痛、深部痛、灼痛、跳痛等 疼痛时伴有症状（如发热、寒战，恶心，呕吐等）
疼痛范围及放射区域 （Region and Radiation of Pain，R）	疼痛等部位和放射区域
疼痛的严重性 （Severity of Pain，S）	疼痛等程度即无、轻微、中等、严重、严重，按VAS视觉模拟评分分级 疼痛在严重时、最轻时及目前等疼痛程度
疼痛的感觉时相性 （Temporal Aspects to Pain Sensation，T）	每天中疼痛程度是否改变，何时疼痛开始，何时疼痛终止，疼痛是持续等还是间歇等是否仅在运动时出现

2. 改良的Oswestry下腰痛失能问卷表（表13-4）

该量表包含10项不同功能的评定内容，每项评分为6级评分法（0～5分），分值越高表示失能越严重，最终分值计算为：回答项目评分总和÷（5×回答项目数量）×100%，该量表简便快捷，被广泛应用。

表13-4　改良的Oswestry下腰痛失能问卷表

疼痛强度	站立
能忍受疼痛，没用治疗疼痛等药物 疼痛是严重的，但能自己处理，没用疼痛药物 用疼痛药物能解除疼痛 用疼痛药物能缓解疼痛 用疼痛药物极少缓解疼痛 用疼痛药物没有疗效	我想站多久就站多久，不会加重疼痛 我想站多久就站多久，但会加重疼痛 站立不超过1h 站立不超过1/2h 站立不超过10min 疼痛妨碍我站立

续表

个人护理（如梳洗、穿衣）	睡眠
能正常自我照料，不会加重疼痛 能正常自我照料，但疼痛加重 自我护理时疼痛加重，且动作慢而小心 我需要帮助，但能处理大部分的个人护理 在大部分个人护理中，我每天都需要帮助 不能自己穿衣、梳洗，且一直待在床上	疼痛不妨碍我睡眠 只有用了疼痛药物后，才睡得好 尽管用了疼痛药物，但睡眠少于6h 尽管用了疼痛药物，但睡眠少于4h 尽管用了疼痛药物，但睡眠少于2h 疼痛妨碍我睡眠
提物品	**社会生活**
能提起重物，不会加重疼痛 能提起重物，但加重疼痛 疼痛妨碍我从地上提起重物，但如果重物在适当的位置上（如桌上）则能提起 疼痛妨碍我提起重物，但能提起轻至中等重量且在适当位置上的物品 我仅能提起非常轻的物品 我不能提起或搬运任何东西	我有正常的社交生活，并不会加重疼痛 我有正常的社交生活，但会加重疼痛 疼痛妨碍我参加精力充沛的活动（如体育运动、跳舞等） 疼痛经常妨碍我外出参加社交活动 疼痛限制了在我家等社交活动 由于疼痛我几乎没有任何社交活动
行走	**旅行**
疼痛不妨碍我走到任何地方 行走超过1.609km，疼痛将妨碍我 行走超过0.8045km，疼痛将妨碍我 行走超过0.40225km，疼痛将妨碍我 我仅能借助拐杖行走 我大部分时间在床上，能缓慢移动到厕所	我能旅行至任何地方，不会加重疼痛 我能旅行至任何地方，但会加重疼痛 疼痛限制我旅行超过2h 疼痛限制我旅行超过1h 少于1/2h的旅行，疼痛也会限制 疼痛妨碍我所有的旅行，除了门诊就医
坐位	**职业/家务**
我能坐任何椅子，并想坐多久就坐多久 我仅坐我喜欢的椅子，想坐多久就坐多久 坐不超过1h 坐不超过1/2h 坐不超过10min 疼痛妨碍我坐	正常的家务/工作活动不会导致疼痛 正常的家务/工作活动会导致疼痛，但还能执行所需的活动 我能执行大部分的家务/工作，但疼痛会妨碍我做体力活（如提、搬物品，吸尘、打扫等） 除了轻活外，我不能做任何事 甚至轻活，疼痛也会妨碍我做 疼痛妨碍我执行任何工作或家务

3. 慢性疼痛分级量表（表13-5）

该量表不仅评估患者的疼痛问题，还评估疼痛相关的功能受限即残疾程度，并且根据致残程度和致残天数得出残疾分数。适用于6个月以上的头、颈、肩、腰、腿痛的患者。

表13-5　慢性疼痛分级量表

1. 疼痛强度
A．你现在疼痛的程度（选择0～10中的某一数字）
0　1　2　3　4　5　6　7　8　9　10
B．过去6个月中疼痛最强烈的程度（选择0～10中的某一数字）
0　1　2　3　4　5　6　7　8　9　10
C．过去6个月中疼痛的平均强度（即你通常感到的疼痛强度，选择0～10中的某一数字）
0　1　2　3　4　5　6　7　8　9　10
注：0——无痛，10——极度疼痛
2. 致残程度
D．过去6个月因疼痛不能进行日常活动（工作、上学或做家务）的累计天数
0　1　2　3　4　5　6　7　8　9　10
E. 过去6个月中疼痛对你日常活动的影响大小（选择0～10中的某一数字）
0　1　2　3　4　5　6　7　8　9　10
F. 过去6个月中疼痛对你参与娱乐、家庭和社会活动能力的影响程度（选择0～10中的某一数字）
0　1　2　3　4　5　6　7　8　9　10
G. 过去6个月中疼痛对你的工作能力（包括家务劳动）的影响程度（选择0～10中的某一数字）
0　1　2　3　4　5　6　7　8　9　10
注：0——无影响；10——影响极大，不能进行任何相关活动

评分标准：疼痛程度＝（A＋B＋C）/3；致残程度＝（E＋F＋G）/3；致残天数：问题D的天数，如果应用3个月标准的版本，将天数乘以2后计算残疾评分。

残疾评分（表13-6）：残疾天数换算分+致残程度换算分。

表13-6　慢性疼痛分级量表残疾评分

致残天数（0～180天）	换算分	致残程度	换算分
0～6天	0分	0～2.9	0分
7～14天	1分	3～4.9	1分
15～30天	2分	5～6.9	2分
31天以上	3分	7～10	3分

慢性疼痛状况分级：0级，无疼痛，过去6个月中无疼痛问题。1级，疼痛强度<5分，残疾评分<3分。2级，疼痛强度≥5分，残疾评分<3分。3级，不管疼痛强度如何，残疾评分为3～4分。4级，不管疼痛强度如何，残疾评分为5～6分。1、2级提示疼痛所导致的日常生活能力受限程度较小；3级提示日常生活能力中等程度受限；4级提示重度受限。

八、疼痛的康复治疗原则

（一）疼痛心理问题的处理

疼痛病人或多或少存在着心理问题，有些是伴发的，有些是主要的，因此有必要对疼痛病人进行心理评定。推荐用MMPI、Beck抑郁量表、State-Trait焦虑量表、McGill疼痛问卷、人格评定量表。进行检查者必须思维敏捷，知识丰富。

在疼痛处理过程中，必须将心理学手段与药物、理疗等结合进行，方可取得较好成效。心理学处理手段有心理教育、心理治疗、反馈疗法、放松训练和职业咨询在内。认知行为方面采用技巧训练和心理教育方法。在疼痛康复方案中，也可采用群体心理治疗方式。对某些心理问题较重的病人，可采用个别或家庭治疗，有时也需家庭成员的或有影响人员进行帮助。

放松训练和反馈疗法对一些疼痛综合征如肌筋膜痛、交感性疼痛症状效果显著。放松训练的方式很多，自我习练如内养功、肌肉逐步松弛法是其中两种有效的方法。使用仪器的生物反馈疗法和手温、肌张力、出汗等反馈法，能促进松弛加强躯体自我调节过程，对有些病人很有效。放松训练必须坚持进行，以保证疗效。

（二）全面评估及处理

从康复医学方面讲疼痛问题，包括两方面的意义：确定疼痛在整个康复过程中起着怎样的障碍作用。一是首先必须正确全面地对疼痛进行评估，二是如何利用康复技术积极地对疼痛性疾病患者进行治疗。因此，面对一个疼痛患者绝不仅仅是止痛，而且要把对疼痛疾病患者的疾病背景、家庭关系、社会环境等进行正确的全面评估。控制由于疼痛引起机体功能障碍，制订出康复目标，通过治疗和功能训练，再对其效果做出评估。有时还应对疼痛疾病患者怎样才能像正常人一样过着有意义的生活进行教育和指导。疼痛的康复也就是把因疼痛而致残或半残的患者从疼痛的折磨下解放出来过正常人的生活。

对患者进行全面评估，掌握现存疼痛的部位和影响。对已明确的并可除去的病因，应立即采取用内外科、骨科、神经外科的手段及针灸理疗，或麻醉技术给予治疗。对于炎症性疾病（关节炎、脊椎炎等）应考虑基础疗法，对急性炎症患者，首先要使它稳定下来，再逐渐地指导其安静和活动的平衡。参考各种物理疗法的适应证与禁忌证，开出处方，并经过一定疗程的观察，对其治疗效果做出评估。合理有效地利用各种支具、矫形器、牵引器疗法。使用药物治疗时，应注意各种消炎镇痛剂，精神安定剂，肌肉松弛剂及抑郁剂等仅是一种辅助治疗手段；对容易习惯成瘾的药物特别是麻醉性药物应尽力避免使用；有时为了诊断和治疗的需要尽可能地使用局麻药或表面冷冻剂等。充分应用麻醉科的各种神经阻滞技术谋求解决疼痛问题，如硬膜外腔阻滞等。根据病情选择适宜的矫形外科手术，有计划地达到改善功能和去除支具、矫形器的目的，如关节固定术、截骨术、关节成形术、人工关节置换术等。对顽固性难治的疼痛可考虑选用神经外科的方法，如交感神经切除，脊髓后根切断术等。有时也可用纯酒精注射法。应用心理疗法治疗，如精神暗示、催眠法等。通过社会康复工作者或其他生活顾问人员的共同努力，尽力解除患者在经济、家庭等方面存在的实际困难。积极的文娱治疗是使残疾人回归社会的有力手段。

九、疼痛的康复治疗方法

在疼痛的康复治疗中，我们接触到的疼痛大多是对机体没有进行性组织损害的良性疼痛，如四肢关节痛、颈肩腰腿痛、肌筋膜劳损、偏头痛、截肢后痛等。疼痛直接影响了患者的身体、心理、社会各方面。因此，对于慢性疼痛的康复治疗，应采用科学、综合的措施，控制或缓解疼痛，减轻功能障碍，提高生活质量。因此，主要有以下几种方法。

（一）药物疗法

1. 三环类抗抑郁药

如阿米替林，具有独特的镇痛或促进阿片类药物的作用。镇痛用剂量应低于抗抑郁用量。可在夜晚使用，同时起镇静和改善睡眠作用。

2. 抗癫痫药

苯妥英钠治疗神经性疼痛也有效；卡马西平治疗三叉神经痛、外伤后神经痛与幻肢痛有效。

3. 非甾体抗炎药

常用的有阿司匹林、保泰松、布洛芬、双氯芬酸等，对皮肤、肌肉、关节和骨骼的疼痛以及头痛和牙痛疗效较好。它们通过抑制体内前列腺素的生物合成阿司匹林类药（非甾体消炎药）与对乙酰氨基酚；非甾体消炎药有镇痛、退热、抗炎和抗凝血的作用。

4. 醋氨酚

镇痛作用与阿司匹林相同，可退热但不能消炎，对血小板无影响，如剂量超过4~6g/d会产生对肝脏的不良反应，必须谨慎。

5. 麻醉止痛药

常用的有吗啡、哌替啶、芬太尼等，因这类药物成瘾性，仅用于急性剧痛和晚期癌性疼痛。麻醉性及类麻醉性镇痛药如吗啡、哌替啶、可待因等，为强效镇痛药。喷他佐辛30~60mg的镇痛作用相当于吗啡10mg，哌替啶100mg，奈福泮为非成瘾性镇痛药，用于各种急慢性疼痛。盐酸曲马多为非吗啡类强效镇痛药，用于急、慢性疼痛。卡马西平为广谱抗癫痫药、有镇痛、抗心律失常及抗利尿作用，用于各种癫痫、三叉神经痛、舌咽神经痛、室性早搏及中枢性尿崩症。

6. 辅助药物

某些抗抑郁药如多塞平、丙咪嗪等，可用于改善因慢性疼痛引起的精神忧郁、情绪低落等症状。慢性疼痛的药物治疗中，口服是最好的给药途径，多选用长效药物。一般慢性疼痛患者需较长时间用药。为了维持最低有效血药浓度，应定时、定量用药，具体剂量视患者实践情况而定。全身用药根据疼痛病因发生机制，适当应用药物治疗是必不可少的，常用镇痛消炎药、肌松剂、安定药等。

7. 解热镇痛药

抗风湿、痛风药如阿司匹林用于伤风感冒、头痛、神经痛、关节痛、痛经及活动性风湿病、皮肤黏膜淋巴结综合征及胆道蛔虫症，亦用于防治冠心病及其他血栓性疾病。对乙酰氨基酚用于发热、关节痛及神经痛等，肝肾疾病患者慎用。吲哚美辛为非激素类消炎、解热镇痛药，用于风湿性关节炎、类风湿性关节炎、强直性脊椎炎、痛风等。

8. 其他药物

在康复镇痛中，除用上述两类药物外，还经常使用一些本身并无镇痛作用，但可间接减轻疼痛或者对某些疾病的疼痛有特殊效果，如罂粟碱、硫酸阿托品、山莨菪碱等。中枢性肌松剂的目的在于抑制由于肌紧张引起的疼痛，对此要根据临床症状的不同选择用药，用于肩关节周围炎、腰痛、扭挫伤、神经痛及肌痉挛、肌强直等。

9. 神经安定药

如安定等。

10. 消炎药物

可的松类可消除局部炎症性浮肿，使用泼尼松等与局麻药混合，注入关节之中或在压痛点作局部注射用。

11. 特异性的药物

麦角胺用于偏头痛与脑动脉扩张性头痛。谷维素用于局限性精神病、脑震荡后遗症、月经期前紧张症、血管性头痛及自主神经失调。秋水仙碱用于痛风急性发作时，主要通过减低白细胞趋化作用及吞噬作用，减轻炎性反应并止痛，亦可间歇用药预防痛风急性发作。别嘌呤醇用于原发性或继发性痛风的治疗及白血病等恶性肿瘤化疗或放疗后高尿酸血症的预防。

12. 封闭疗法与穴位注药

封闭疗法是指将某些对神经系统具有阻滞传导和良性刺激作用的药物，注入与病变有关的神经附近，以达到某种治疗目的方法（包括神经封闭与神经阻滞两种疗法）。封闭疗法常使用较高浓度的普鲁卡因等局部麻醉剂及酒精等腐蚀性药物，将其注入支配病变区域的神经周围，则可阻断由病灶刺激所产生的病理冲动传入中枢神经系统，从而减轻乃至消除严重疼痛等临床症状，并使中枢神经功能保持正常。而低浓度的局部麻醉剂，除具有阻滞传导作用外，尚对神经产生一种微弱的良性刺激。后者在某种程度上可能有类似针灸疗法对神经功能的调节作用，可改变部位的组织代谢和营养状况，进而减轻局部肿胀等炎性改变以及其他的病理变化。如反复多次进行封闭，尚可获得积累性治疗效果。近年来，临床工作者常用低浓度和较大剂量的利多卡因进行封闭，取其对组织浸透力强、发挥作用快和过敏性少等优点，同时加入激素、维生素B_1等，以延长封闭作用时间和增强治疗效果。对少数顽固性疼痛病例，采用酒精等腐蚀性药物进行神经封闭治疗，以达到长期阻断神经传导，从而解除严重疼痛。

13. 局部药物注射

局部药物注射是目前临床经常使用的、行之有效的疼痛处理手段。

镇痛、麻醉药物、激素、维生素等局部注射局部注射点的选择因疼痛及致痛疾病情况而定。常用选点：痛点注射、腱鞘内注射、脊柱小关节内注射、横突棘突注射等。痛点注射常用镇痛、麻醉药物。对腱鞘、滑囊、肌起点局部炎症所引起的疼痛，使用激素或激素加麻醉药为好。麻醉药多用0.5%~1%普鲁卡因或利多卡因每次1~5mL，激素多用泼尼松12.5~25mg/次，部分广泛的肌起点注射可增至50mg/次。必要时在局部注射液中加适量维生素B_1或维生素B_{12}。注射次数以每周1~2次为宜，连续注射不超过4次。

神经阻滞法药物注射于周围神经干、根、节以阻断疼痛向中枢传导，阻断恶性循环，改善局部循环与消除炎症，达到镇痛作用，常可收到明显效果。一般使用局部麻醉药如2%利多卡因0.5~1mL，或加维生素B_{12} 500μg。如需永久破坏该神经，可使用酒精或酚甘油0.5~1mL注射，神经阻滞法常用于三叉神经、舌咽神经、肋间神经、坐骨神经、星状神经节、颈椎旁、斜角肌等区域。

（二）物理因子疗法

物理因子疗法种类很多，在疼痛治疗中应用很广。其主要作用是改善局部血液循环、消炎、消肿、解痉、软化瘢痕、镇痛等。

1. 冷疗与热疗

局部冷敷、热敷、泥疗、沙疗、蜡疗早为人们所应用，皆为温度因子疗法。它对软组织损伤和局限性炎症，风湿性关节痛及类风湿关节痛均有良好效果。在镇痛处理中，冷疗是有效手段，但使用必须得当，否则难以奏效。在肌肉韧带急性损伤时的剧烈疼痛，首先必须使用冷疗（冷敷氟乙烷或甲氧氟烷冷喷），用以镇痛、止血、减少损伤反应。24h后方可进行热疗。对于慢性疼痛，冷疗只用于肌筋膜炎性疼痛的治疗。多用氟乙烷冷喷于硬结区（痛点及沿肌纤维走向的痛区），继之进行该肌的牵伸手法，以迅速解除“肌肉痉挛痛”的恶性循环，一般先喷痛点再喷痛区。然后立即进行活动范围内的牵伸手法；再冷喷，再牵伸，如此重复2~3遍。其后在该区进行热敷以复温，嘱病人做主动活动范围的活动3~4遍。

2. 电刺激镇痛疗法

（1）经皮神经电刺激（Transcutaneous Electrical Nerve Stimulation，TENS）是应用一定频率、一定波宽的低频脉冲电流作用于体表，刺激感觉神经以镇痛的治疗方法。治疗时将2 个电极对置或并置于痛点、穴位、运动点、神经走行部位或神经节段。根据治疗需要选择电流频率、波宽，治疗时间一般20~60min，每日1~3 次，可较长时期连续治疗。适应证包括术后伤口痛、神经痛、扭挫伤、肌痛、关节痛、头痛、截肢后残端痛、幻肢痛、分娩宫缩痛、癌痛等。禁忌证包括置有心脏起搏器、颈动脉窦部位、孕妇下腹部与腰部。认知障碍者不得独自使用此疗法。

（2）经皮脊髓电刺激疗法（Transcutaneous Spinal Electrostimulation，TSE）是近年发展的一种新方法，将电极安放在相应脊髓的外部进行刺激，使用高频率、短时间的电流刺激，使上行神经传导路径达到饱和，难以感觉疼痛。用TSE短时间刺激可以产生较长时间的止痛放应。

（3）脊髓刺激（Spinal Cord Stimulation，SCS）用导管针经皮或椎板切除术时在相应脊髓节段的硬膜外间隙安置电极，导线引出体外。硬膜外弱电流可以兴奋后索粗神经纤维，抑制痛觉传入而止痛。脊髓刺激对血管性疼痛尤其有效。

（4）深部脑刺激（Deep Brain Stimulation，DBS）通过神经外科手术，将电极植入脑部，电刺激垂体，治疗一些顽固性疼痛。

（5）其他电疗如间动电疗、干扰电疗、感应电疗、音频电疗、正弦调制及脉冲调制中频电疗等，都有较好的止痛效果。超短波、微波电疗及药物离子导入也有不同程度的止痛作用。

3. 光疗法

红外线和紫外线（中、长波段）通过促进局部渗出物的吸收。从而可减轻张力性疼痛；通过改善局部血液循环，从而缓解肌肉痉挛，降低肌张力；通过降低感觉神经兴奋性，从而可镇痛。

4. 超声治疗

超声治疗迄今仍为镇痛常用的有效手段，特别是针对肌肉骨骼系统伤病所引起的疼痛。超声治疗中频率与剂量的选择适当，是取得效果的关键。频率按病区的深浅选用，0.75~0.8MHz用于深层，3MHz用于浅表，1MHz介于二者之间，由于病情不一，个体对超声反应不一，难以首诊确定合适剂量，故有提出在剂量选用中采用3次试验治疗按反应加减的方案，值得推广。即第一次治疗采用中等剂量中等时间（0.5W/cm^2，6min）3次后如有好转，可以此剂量继续，如恶化则减量（可先减剂量至0.3W/cm^2，再减时间至3min）；如无好转则增时间，可先增时间至9min，再增剂量至0.9W/cm^2，然后以合适剂量治疗12次，采用3、6、9系列，亦可改为2、4、6的序列增减。

（三）运动疗法

指采用主动和被动运动，通过改善、代偿和替代的方式，旨在改善运动组织（肌肉、骨骼、关节、韧带等）的血液循环和代谢，促进神经肌肉功能恢复，提高肌力、耐力、心肺功能和平衡功能，减轻异常压力或施加必要的治疗压力，纠正躯体畸形和功能障碍。患者有主动活动的能力时，更要提倡主动活动。运动疗法主要通过神经反射、神经体液因素和生物力学作用等途径，对人体全身和局部产生影响和作用。特别是运动对骨关节和肌肉、骨代谢、免疫功能和心理精神的影响有助于减缓疼痛。

（四）手法治疗

是指康复治疗人员应用手法使关节的骨端能在关节囊和韧带等软组织的弹性限度范围内发生移动的操作技术，包括推动、牵拉和旋转。这种被动活动具有一定的节律性，且患者可以对其进行控制或因疼痛产生抵抗。应用时常选择关节的生理运动和附属运动。关节的生理运动是指关节在生理范围内完成的运动，可主动或被动完成，在关节松动技术中属于被动运动。关节的附属运动是指关节在自身及其周围组织允许的范围内完成的运动，是维持关节正常活动不可缺少的运动，一般不能主动完成，需他人或本人对侧肢体帮助才能完成。关节松动技术的主要作用是通过生物力学与神经反射作用而达到止痛效果，包括促进关节液的流动、改善关节软骨和软骨盘无血管区的营养；缓解疼痛，防止关节退变；抑制脊髓和脑干致痛物质的释放，提高痛阈。用于治疗疼痛的松动术常使用轻手法。

（五）认知行为疗法

50%~70%的慢性疼痛患者均伴有认知行为和精神心理的改变，从而进一步加重疼痛，若不进行干预，易形成恶性循环。认知行为疗法（Cognitive Behaviour Therapy，CBT）是针对慢性疼痛患者的综合性多方面的治疗，其目的是鼓励患者积极参与，从而帮助患者学习自我控制和处理问题的能力，改善与疼痛相关的认知结构与过程及功能状态。采取的方法可包括忽略想象、疼痛想象转移、注意力训练等。放松训练是应用较多、效果较好的治疗方法。放松训练可增加患者的活动，减少疼痛的压力，如缓慢深呼吸、膈肌呼吸、深部肌肉放松法等。

（六）姿势矫正和支具的应用

保持身体的正常对位、对线可以减缓疼痛。除让患者自身矫正、注意姿势外，可以采用支具，如腕部文具、脊柱支具等，可以稳定和支持关节，减少肢体的压力和应力。要注意合理使用支具及佩戴支具的时间。

（七）针灸、推拿和按摩

针灸可减轻或缓解疼痛。针灸可以激活神经元的活动，从而释放出5-羟色胺、内源性鸦片样物质、乙酰胆碱等神经递质，加强了镇痛的作用。推拿和按摩对关节或肌肉进行推拿、按摩治疗，有助于放松肌肉，改善异常收缩，纠正关节紊乱，减轻活动时的疼痛。

（八）健康教育

健康教育是针对患者疼痛的诱发因素及注意事项等进行宣传教育，利用口头宣教、宣传册、录影带等，将专业知识用简单易懂、图文并茂、生活化的语言表述，有效地预防疼痛及其并发症的复发。

（九）外科手术治疗

临床上可用手术破坏神经通路达到止痛的目的，还可进行外科冷冻神经、手术置入刺激器的方法治疗慢性疼痛。手术的理想状态是只切断痛觉纤维，不损伤其他感觉纤维或运动纤维；手术对周围正常组织无侵袭；术后无疼痛复发。然而，到目前为止，尚无一种除痛手术能同时满足上述三条要求。手术除痛方法需慎重选择。

第二节　常见疼痛性疾病的康复治疗原则

一、软组织疼痛

（一）急性创伤疼痛

1. 诊断标准

表现为心动过速，血管收缩和大汗淋漓；创面或组织移动、体位不当可使疼痛明显加重；患者精神和情绪常处于兴奋、焦虑、恐慌状态；防御反应过强。严重者伴有休克、虚脱、高热等全身症状。诊断要点包括创伤导致疼痛的临床表现及相应创伤部位的症状与体征。化验检查：血浆17-羟皮质类固醇升高0.3～0.8mg/L，外周血嗜酸性粒细胞计数下降，尿量排泄增加，尿醛固酮、尿渗透压升高。

2. 临床治疗原则

①正确判断病情；②根据病情选择镇痛方法；③根据创伤部位、疼痛程度、患者全身状况、对镇痛药的反应以及不同镇痛药的药理特点选用镇痛药；④镇痛治疗同时，尽快去除致痛病因。

3. 康复治疗原则

明确急性创伤疼痛的性质、部位、程度及发病时间和诱因，有无加重或缓解疼痛的因素，有无经过任何一种治疗和效果，诊断是何种疾病或创伤引起的疼痛，再做相应的康复治疗，以缓解疼痛，帮助患者恢复正常的生活。

疼痛部位的评定，采用45区体表面积评分法。疼痛强度评定，采用面部表情疼痛量表（FPS）。疼痛性质的等评定，采用简化McGill疼痛问卷。

冰敷，20min/每次，建议创伤后48～72h内持续治疗。低频经皮电刺激治疗仪，20min/每次，连续波，每日1～2次治疗。

根据创伤和疼痛的情况选择手法治疗，避免加重疼痛的现象。肌筋膜放松术，10min/次，1次/天；等张牵伸治疗，10min/次，1次/天；动态关节松动术，

10min/次，1次/天；关节松动术，10min/次，1次/天。

（二）慢性软组织疼痛

以颈源性头痛为例。颈源性头痛是指由高位颈部脊神经（C1～C4）所支配结构的器质性或功能性病损所致的以慢性、单侧头部疼痛为主要临床表现的一组综合征。颈源性头痛的临床治疗原则以非手术治疗为主。三环类抗抑郁药、肌肉松弛药、非甾体抗炎药对颈源性头痛有一定的疗效。枕大神经与枕小神经阻滞、耳大神经和第三枕神经阻滞、颈椎旁神经阻滞、星状神经节阻滞、颈椎关节突关节注射、寰枕关节和寰枢关节注射、颈部及后枕肌肉注射、硬膜外阻滞疗法、颈神经毁损治疗及手术治疗。颈源性头痛采用颈部残疾指数（表13-7）评定。康复治疗以解除软组织的痉挛，改善局部组织与脑、脊髓的血液循环，缓解疼痛为主。

表13-7　颈部残疾指数

1. 疼痛程度	6. 专注程度
我现在感觉不到任何疼痛（0分） 疼痛很轻微（1分） 疼痛中等（2分） 疼痛较严重（3分） 疼痛很严重（4分） 疼痛剧烈到难以想象（5分）	我可以随时没有任何困难地完全集中精力（0分） 我可以随时完全集中精力，但有轻微的困难（1分） 当我想集中精力时会有一些困难（2分） 当我想集中精力时会有很多困难（3分） 当我想集中精力时会有非常大的困难（4分） 我完全不能集中精力（5分）
2. 自理能力	**7. 工作**
我可以在不引起任何额外疼痛的情况下照顾我自己（0分） 我可以正常照顾自己，但会引起额外的疼痛（1分）	我可以完成所有想做的工作（0分） 我可以做完日常工作，但不能再增加了（1分）

续表

照顾自己会很痛，所以我必须谨慎并且缓慢地行动（2分） 我需要一些帮助，但我可以自己做到大部分的自理（3分） 我每日大部分的护理都需要帮助（4分） 我不能自行更衣，洗脸都很困难，只能终日卧床（5分）	我可以做完大部分日常工作，但不能再增加了（2分） 我不能完成日常工作（3分） 我几乎不能做任何工作（4分） 我完全不能做任何工作（5分）
3. 提物	8. 驾驶
我可以举起很重的物品而不引起额外的疼痛（0分） 我可以举起很重的物品，但会引起额外的疼痛（1分） 因为疼痛所以我不能举起很重的物品，但我可以做到从方便的位置上提起物品，比如桌子（2分） 因为疼痛所以我不能将重物举离地面，但我可以提起中等程度重量的物品，只要它放在方便的位置上（3分） 我只能举起很轻的物品（4分） 我什么物品也举不起（5分）	我可以随心所欲地驾驶而不引起任何颈部的疼痛（0分） 我可以随心所欲地驾驶，但颈部会有轻微的疼痛（1分） 我可以随心所欲地驾驶，但颈部会有中等程度的疼痛（2分） 因为颈部有中等程度的疼痛，我不能随心所欲地驾驶（3分） 因为颈部有很严重的疼痛，我几乎不能驾驶（4分） 我完全不能驾驶（5分）
4. 阅读	9. 睡眠
我可以随时读书而颈部没有任何疼痛（0分） 我可以随时读书但颈部会有轻微疼痛（1分） 我可以随时读书但颈部会有中等程度的疼痛（2分） 因为颈部有中等程度的疼痛，我不能随心所欲地读书（3分） 因为颈部有严重的疼痛，所以我几乎不能读书（4分） 我完全不能阅读（5分）	我进入睡眠毫无困难（0分） 我的睡眠会受到轻微干扰（失眠少于1h）（1分） 我的睡眠会受到一些干扰（失眠时间为1~2h）（2分） 我的睡眠会受到中等程度的干扰（失眠时间为2~3h）（3分） 我的睡眠会受到很严重的干扰（失眠时间为3~5h）（4分） 我几乎无法入睡（失眠时间为5~7h）（5分）

续表

5. 头疼	10. 娱乐
我完全没有头疼的症状（0分） 我经常会有轻微的头疼（1分） 我不时会有中等程度的头疼（2分） 我经常会有中等程度的头疼（3分） 我经常会有很严重的头疼（4分） 我几乎一直头疼（5分）	我能参与所有的娱乐活动而不引起任何颈部的疼痛（0分） 我能参与所有的娱乐活动，但会引起颈部的一些疼痛（1分） 由于我颈部的疼痛，我能参与大部分的而非全部的日常娱乐活动（2分） 由于我颈部的疼痛，我只能参加少数的娱乐活动（3分） 由于我颈部的疼痛，我几乎不能参加娱乐活动（4分） 我完全不能参加娱乐活动（5分）

（郭钦　蔡秉达　陈胜　陈淑彪）

参考文献

[1]韩济生. 疼痛学[M]. 北京：北京大学医学出版社，2011.

[2]陆廷仁. 骨科康复学[M]. 北京：人民卫生出版社，2007.

[3]关骅. 中国骨科康复学[M]. 第1版. 北京：人民军医出版社，2011.

[4]乔志恒，华桂茹. 理疗学[M]. 北京：华夏出版社，2005.

[5]孙增春，何成奇. 水疗在运动系统疾病中的应用进展[J]. 华西医学，2013，28（10）：1638-1640.

第十四章　肿瘤康复

第一节　概　述

肿瘤（Tumor）是机体细胞在各种始动与促进因素作用下产生的增生与异常分化所形成的新生物。新生物一旦形成，不因病因消除而停止增生。它的生长不受正常机体生理调节，而是破坏正常组织与器官。

由于传染病逐渐被控制，人类平均寿命延长，恶性肿瘤对人类的威胁日益突出，已成为目前最常见死亡原因之一。1999年，我国肿瘤死亡率为94.4/10万，其中60%以上为消化系统恶性肿瘤。我国最常见的恶性肿瘤，在城市依次为肺癌、胃癌、肝癌、肠癌与乳癌，在农村为胃癌、肝癌、肺癌、食管癌、肠癌。

一、病　因

恶性肿瘤的病因尚未完全了解。多年来，通过流行病学的调查研究及实验与临床观察，发现环境与行为对人类恶性肿瘤的发生有重要影响（表14-1）。据估计约80%以上的恶性肿瘤与环境因素有关。环境因素可分为致癌因素与促癌因素。机体的内在因素在肿瘤的发生、发展中也起着重要作用。

表14-1　环境、行为因素与相关恶性肿瘤的发生部位

因素		相关肿瘤发生部位
职业因素	接触石棉、沥青	肺、皮肤
	接触煤烟	阴囊、皮肤
生物因素	病毒、细菌	肝、胃、子宫颈、鼻咽
生活方式	烟草	肺、胰腺、膀胱、肾

续表

	因素	相关肿瘤发生部位
多种因素	饮食硝酸盐、亚硝酸盐、低维生素C、真菌毒素	胃、肝
	高脂、低纤维、煎或烤焙食物	大肠、胰腺、乳腺、前列腺、卵巢、子宫内膜
	烟与酒	口腔、食管
	烟与石棉	肺、呼吸道
	酒与病毒	肝
医源性因素	放射线、药物	皮肤、造血系统

（一）外界因素

1. 化学因素

（1）烷化剂其生物学作用类似X射线，如有机农药、硫芥等，可致肺癌及造血器官肿瘤等。

（2）多环芳香烃类化合物与煤烟垢、煤焦油、沥青等物质经常接触的工人易患皮肤癌与肺癌。

（3）氨基偶氮类易诱发膀胱癌、肝癌。

（4）亚硝胺类与食管癌、胃癌和肝癌的发生有关。

（5）真菌毒素和植物毒素黄曲霉素易污染粮食，可致肝癌、肾癌、胃与结肠的腺癌。

（6）其他金属（镍、铬、砷）可致肺癌等。氯乙烯能诱发人肝血管肉瘤。二氯二苯基、三氮乙烷和苯可致肝癌。

2. 物理因素

（1）电离辐射由于X 线防护不当所致的皮肤癌、白血病等。吸入放射污染粉尘可致骨肉瘤和甲状腺肿瘤等，也属医源性致癌的原因之一。

（2）紫外线可引起皮肤癌，尤对易感性个体（着色性干皮病病人）作用明显。

（3）其他烧伤深瘢痕长期存在易癌变。皮肤慢性溃疡可能致皮肤鳞癌。石棉纤维与肺癌有关，滑石粉与胃癌有关。

3. 生物因素

主要为病毒病因，致癌病毒可分为DNA 肿瘤病毒与RNA肿瘤病毒两大类。前者如EB 病毒与鼻咽癌、伯基特淋巴瘤相关，单纯疱疹病毒反复感染与宫颈癌有关，乙型肝炎病毒与肝癌有关等。C 型RNA病毒则与白血病、霍奇金病有关。此外，幽门螺杆菌感染与胃癌的发生有关。埃及血吸虫可致膀胱癌，华支睾吸虫与肝癌有关，日本血吸虫病对大肠癌有促癌作用。

（二）内在因素

1. 遗传因素

肿瘤有遗传倾向性，即遗传易感性，如结肠息肉病、乳癌、胃癌等。BRCA1基因突变者易患乳腺癌；APC基因突变者易患肠道息肉病。相当数量的食管癌、肝癌、鼻咽癌病人也有家族史。

2. 内分泌因素

与肿瘤发生有关的激素，较明确的有雌激素和催乳素与乳癌有关；雌激素与子宫内膜癌有关等。生长激素可以刺激癌的发展。

3. 免疫因素

先天或后天免疫缺陷者易发生恶性肿瘤，如丙种球蛋白缺乏症病人易患白血病和淋巴造血系统肿瘤，获得性免疫缺陷病（艾滋病）病人易患恶性肿瘤，肾移植后长期使用免疫抑制剂者肿瘤发生率较高。

二、发病机制

肿瘤是在机体内在因素与外界因素联合作用下，细胞中基因改变并积累而逐渐形成的。癌变是一个多基因参与、多步骤发展的非常复杂的过程，其中的许多环节尚有待进一步研究来阐明和完善。癌变分子机制主要包括：癌基因激活、过度表达；抑癌基因突变、丢失；染色体不稳定，出现核苷酸异常的串联重复（1~6个碱基重复序列）分布于基因组；修复相关基因功能丧失，如错配修复基因突变，该组修复DNA损伤的基因一旦发生突变，导致细胞遗传不稳定或致肿瘤易感性增加；凋亡机制障碍；端粒酶过度表达；信号转导调控紊乱；浸润转移相关分子改变等。

三、分类与命名

分类的目的在于明确肿瘤性质、组织来源，有助于选择治疗方案并能提示预后。根据肿瘤的形态及肿瘤对机体的影响即肿瘤的生物学行为，肿瘤可分为良性与恶性两大类。良性肿瘤，一般称为“瘤”。恶性肿瘤来自上皮组织者称为“癌”；来源于间叶组织者称为“肉瘤”；胚胎性肿瘤常称母细胞瘤，如神经母细胞瘤。但某些恶性肿瘤仍沿用传统名称“瘤”或“病”，如恶性淋巴瘤、精原细胞瘤、白血病、霍奇金病等。

在临床上除良性与恶性肿瘤两大类以外，少数肿瘤形态上虽属良性，但常浸润性生长，切除后易复发，甚至出现转移，在生物学行为上介于良性与恶性之间，故称交界性或临界性肿瘤，如包膜不完整的纤维瘤、黏膜乳头状瘤、唾液腺多形性腺瘤等。有的肿瘤虽为良性，但由于生长部位与器官特性所致的恶性后果，而显示为恶性生物行为，如颅内良性肿瘤伴颅内高压、肾上腺髓质肿瘤伴恶性高血压及胰岛素瘤伴低血糖等。

临床上还将肿瘤分为实体瘤和非实体瘤。实体瘤常形成明确的肿块，主要应用以外科为主的综合治疗；而非实体瘤大多为血液系统恶性肿瘤，在临床上常无明确肿块，治疗以化学治疗为主。

各种良性或恶性肿瘤，根据其组织及器官来源部位而冠以不同的名称，如背部脂肪瘤、乳癌、肺癌、结肠癌、股骨骨肉瘤等。相同器官或组织可发生不同细胞类型的肿瘤，如肺鳞状细胞癌与肺腺癌、子宫颈鳞状细胞癌与子宫颈腺角化癌、胃腺癌与胃类癌等。同一细胞类型的癌，由于细胞分化程度不一，又分为高分化、中分化及低（未）分化癌，如胃高分化腺癌、肺未分化癌等。

四、肿瘤的诊断

肿瘤的正确诊断是肿瘤治疗的先决条件，它不仅应该包括肿瘤的部位和病变的性质，对恶性肿瘤还应该包括病变的恶性程度以及分期，有助于确定合理的治疗方案。

（一）临床诊断

肿瘤的临床诊断决定于肿瘤性质、发生组织、所在部位以及发展程度。恶性肿瘤早期多无症状，即使有症状也常无特征性。待病人有特征性症状时，病变常已属晚期。下列10项症状并非恶性肿瘤的特征性症状，但常被认为是恶性肿瘤的早期信号：身体任何部位发现肿块并逐渐增大；身体任何部位发现经久不愈的溃疡；中年以上妇女出现阴道不规则流血或白带增多；进食时胸骨后不适，灼痛、异物感或进行性吞咽困难；久治不愈的干咳或痰中带血；长期消化不良，进行性食欲减退，不明原因的消瘦；大便习惯改变或便血；鼻塞鼻出血；黑痣增大或破溃出血；无痛性血尿。

1. 局部表现

（1）肿块

位于体表或浅在的肿瘤，肿块常是第一表现，相应地可见扩张或增大增粗的静脉。因肿瘤性质不同而硬度、移动度及边界均可不同。位于深部或内脏的肿块不易触及，但可出现脏器受压或空腔器官梗阻症状。良性肿瘤多生长慢，恶性肿瘤则快，后者可出现相应的转移灶，如肿大淋巴结、骨和内脏的结节与肿块等表现。

（2）疼痛

肿块的膨胀性生长、破溃或感染等使末梢神经或神经干受刺激或压迫，可出现局部刺痛、跳痛、灼热痛、隐痛或放射痛，常难以忍受，尤以夜间更明显。肿瘤可致空腔脏器痉挛，产生绞痛，如肿瘤致肠梗阻后发生的肠绞痛。

（3）溃疡

体表或胃肠的肿瘤，若生长过快，可因血供不足而继发坏死，或因继发感染而形成溃烂。恶性者常呈菜花状，或肿块表面有溃疡，可有恶臭及血性分泌物。

（4）出血

体表及与体外相交通的肿瘤，发生破溃、血管破裂可致出血。上消化道肿瘤有呕血或黑便；下消化道肿瘤可有血便或黏液血便；泌尿道肿瘤除出现血尿外，常伴局部绞痛；肺癌可有咯血或痰中带血；子宫颈癌可有血性白带或阴道出血；肝癌破裂可致腹腔内出血。

（5）梗阻

肿瘤可导致空腔器官梗阻，随其部位不同可出现不同症状。例如，胰头癌、胆管癌可合并阻塞性黄疸，胃癌伴幽门梗阻可致呕吐，肠肿瘤可致肠梗阻，支气管癌可致肺不张。

（6）转移症状

如区域淋巴结肿大；相应部位静脉回流受阻，致肢体水肿或静脉曲张；骨转移可有疼痛或触及硬结，甚至发生病理性骨折；肺癌、肝癌、胃癌可致癌性胸、腹水等。

2. 全身症状

良性及早期恶性肿瘤多无明显的全身症状。恶性肿瘤病人常见的非特异性全身症状有贫血、低热、消瘦、乏力等。例如，肿瘤影响营养摄入（如消化道梗阻）或并发感染出血时，则可出现明显的全身症状。恶病质常是恶性肿瘤晚期全身衰竭的表现；不同部位肿瘤，恶病质出现迟早不一，消化道肿瘤者可较早发生。

（二）实验室诊断

1. 常规检查

包括血、尿及粪便常规检查。胃肠道肿瘤病人可伴贫血及大便隐血，大肠肿瘤者还可有黏液血便；白血病者血象明显改变；泌尿系统肿瘤可有血尿；多发性骨髓瘤尿中可见Bence-Jones蛋白。恶性肿瘤病人常可伴血沉加快。常规检查的异常发现并非恶性肿瘤的特异性标志，但该类阳性结果常可为诊断提供有价值的线索。

2. 血清学检查

用生化方法可测定人体内由肿瘤细胞产生的分布在血液、分泌物、排泄物中的肿瘤标记物。肿瘤标记物可以是酶、激素、糖蛋白、胚胎性抗原或肿瘤代谢产物。大多数肿瘤标记物在恶性肿瘤和正常组织之间并无质的差异而仅为量的差别，故特异性较差。但可作为辅助诊断，对疗效判定和随访具有一定的价值。

（1）酶学检查肝及成骨细胞可分泌碱性磷酸酶（AKP），故肝癌、骨肉瘤病人血清AKP常可增高，但伴有阻塞性黄疸者由于胆汁排泄受阻亦可增高。前列腺癌时可见血清酸性磷酸酶增高。前列腺癌骨转移伴增生性骨反应者，酸性和碱性磷酸酶均可增高。肝癌及恶性淋巴瘤有乳酸脱氢酶不同程度地增高。原发或转移性肝癌时可出现5–核苷酸磷酸二酯酶同工酶和γ–谷酰胺转移酶Ⅱ增高。

（2）糖蛋白肺癌者血清α酸性糖蛋白、消化系统癌CA19–9、CA50等增高。

（3）激素类内分泌器官肿瘤可出现激素分泌的增加，出现内分泌–肿瘤综合征。例如，垂体肿瘤致生长激素过高；胰岛细胞癌伴胰岛素分泌过多导致低血糖；甲状旁腺肿瘤可出现高钙血症；肺燕麦细胞癌出现抗利尿激素增高伴低血钠等。绒毛膜促性腺激素（HCG）已被广泛应用于绒毛膜上皮癌的诊断及治疗。

（4）肿瘤相关抗原癌胚抗原（CEA）是胎儿胃肠道产生的一组糖蛋白，在结肠癌、胃癌、肺癌、乳癌均可增高；大肠癌术后监测CEA，对预测复发有较好的作用。甲胎蛋白（AFP）是动物胎儿期由卵黄囊、肝、胃肠道产生的一种球蛋白，肝癌及恶性畸胎瘤者均可增高，在我国用于肝癌普查，效果良好。抗EB病毒抗原的IgA 抗体对鼻咽癌特异。

（三）影像学和内镜诊断

应用X 线、超声波、各种造影、核素、CT、MRI等各种方法所得成像，检查有无肿块及其所在部位、阴影的形态与大小，可以判断有无肿瘤及其性质。

（四）病理学诊断

病理学诊断为目前确定肿瘤的直接而可靠依据。

（五）肿瘤分期诊断

对恶性肿瘤的分期有助于合理制订治疗方案，正确地评价疗效，判断预后。国际抗癌联盟提出的TNM分期法是目前被广泛采用的分期法。T是指原发肿瘤（Tumor）、N为淋巴结（Lymph Node）、M为远处转移（Metastasis）。再根据病灶大小及浸润深度等在字母后标以0~4的数字，表示肿瘤发展程度。1代表小，4代表大，0为无。以此三项决定其分期，不同TNM的组合，诊断为不同的期别。在临床无法判断肿瘤体积时则以Tx表示。肿瘤分期有临床分期（CTNM）及术后的临床病理分期（PTNM）。各种肿瘤的TNM分类具体标准，是由各专业会议协定的，如乳腺癌分期如下：0 期为$T_{is}N_0M_0$；Ⅰ期为$T_1N_0M_0$；Ⅱ期为$T_{0-1}N_1M_0$、$T_2N_{0-1}M_0$、T_3N_0M0；ⅢA期为$T_{0-3}N_2M_0$、$T_3N_{1-2}M_0$；ⅢB期为$T_4N_{0-3}M_0$、$T_{0-4}N_3M_0$；Ⅳ期为包括M_1的任何TN组合。

五、实体肿瘤的常用治疗

良性肿瘤及临界性肿瘤以手术切除为主。临界性肿瘤必须彻底切除，否则极易复发或恶性变。恶性肿瘤主要有外科治疗、化学治疗、放射治疗3种手段，近年生物治疗及中医药在恶性肿瘤中的应用报道也日渐增多。具体治疗方案应经多科医师参与的多学科协作诊疗模式讨论，结合肿瘤性质、分期和病人全身状态而选择决定。一般认为，恶性实体瘤Ⅰ期者以手术治疗为主；Ⅱ期以局部治疗为主，原发肿瘤切除或放疗，包括可能存在的转移灶的治疗，辅以有效的全身化疗；Ⅲ期者采取综合治疗，手术前、后及术中放疗或化疗；Ⅳ期以全身治疗为主，辅以局部对症治疗。

（一）肿瘤的外科治疗

肿瘤外科是用手术方法将肿瘤切除，对大多数早期和较早期实体肿瘤来说，手术仍然是首选的治疗方法。良性肿瘤经完整切除后，可获得治愈。即使恶性实体瘤，只要癌细胞尚未扩散，手术治疗仍有较大的治愈机会。

肿瘤外科按其应用目的可以分为预防性手术、诊断性手术、根治性手术、姑息性手术和减瘤手术等。

1. 预防性手术

用于治疗癌前病变，防止其发生恶变或发展成进展期癌。通过外科手术早期切除癌前病变可预防恶性肿瘤的发生，例如，隐睾症是与睾丸癌相关的危险因素，在幼年行睾丸复位术可降低睾丸癌发生的可能性。家族性结肠息肉病的病人可通过预防性结肠切除而获益。

2. 诊断性手术

正确的诊断是肿瘤治疗的基础，它必须依据组织学诊断，需要有代表性的组织标本。另外，肿瘤的放化疗也需要有病理学证据，故诊断性手术能为正确的诊断、精确的分期，进而进行恰当合理的治疗提供可靠的依据。

（1）切除活检术指将肿瘤完整切除进行诊断。切除活检适用于较小的或位置较浅的肿瘤，既达到活检目的，也是一种治疗措施，是肿瘤活检的首选方式。

（2）切取活检术指在病变部位切取一小块组织作组织学检查以明确诊断。切取活检多用于病变体积较大、部位较深的肿瘤，也适用于开胸和剖腹探查时确定病变性质和肿瘤有无转移。

（3）剖腹探查术是在其他方法无法明确诊断，又无法排除腹内恶性肿瘤时可考虑使用。

3. 根治性手术

指手术切除了全部肿瘤组织及肿瘤可能累及的周围组织和区域淋巴结，以求达到彻底治愈的目的。广义的根治性手术包括瘤切除术、广泛切除术、根治术和扩大根治术等。

（1）瘤切除术适用于良性肿瘤，因良性肿瘤常有完整包膜，可在包膜外将肿瘤完整切除。

（2）广泛切除术适用于软组织肉瘤和一些体表高分化癌。手术在肿瘤边缘之外适当切除周围正常组织，切除范围视肿瘤的分化程度及所在部位而定。皮肤恶性肿瘤应切除肿瘤的边缘3~5cm，深达肌膜一并切除。肿瘤来自肌肉，则将涉及的肌肉自起点达止点全部肌群切除，恶性程度高的则需行截肢或关节离断术。

（3）根治术及扩大根治术一般适用于转移主要发生在区域淋巴结的各类癌症。习惯将原发癌所在器官的部分或全部连同区域淋巴结整块切除的手术称为癌根治术，若切除的淋巴结扩大到习惯范围以外，则称为扩大根治术。

4. 姑息性手术

目的是为了缓解症状、减轻痛苦、改善生存质量、延长生存期、减少和防止并发症。例如，晚期胃癌行姑息性胃大部切除术，以解除胃癌出血。直肠癌梗阻行乙状结肠造口术。卵巢切除治疗绝经前晚期乳癌或复发病例，尤其是雌激素受体阳性者。

5. 减瘤手术

当肿瘤体积较大，单靠手术无法根治的恶性肿瘤，作大部切除，术后继以其他非手术治疗，诸如化疗、放疗、生物治疗等以控制残留的肿瘤细胞，称为减瘤手术（减量手术）。减瘤手术仅适用于原发病灶大部切除后，残余肿瘤能用其他治疗方法有效控制者，如卵巢癌、Burkitt 淋巴瘤、睾丸癌等。

6. 复发或转移灶的手术治疗

复发和转移肿瘤的治疗比原发肿瘤更为困难，疗效也较差。但近年来，对复发和转移瘤的手术治疗已受到重视。复发肿瘤应根据具体情况及手术、化疗、放疗对其疗效而定，凡能手术者应考虑再行手术。例如，软组织肉瘤术后复发多再行扩大切除乃至关节离断术、截肢术；乳癌术后局部复发可再行局部切除术。转移性肿瘤的手术切除适合于原发灶已能得到较好地控制，而仅有单个转移性病灶。

7. 重建和康复手术

对癌症病人来说，生活质量也是极其重要的问题，而外科手术在病人术后的重建和康复方面起着独特而重要的作用。乳癌改良根治术后经腹直肌皮瓣转移乳房重建，头颈部肿瘤术后局部组织缺损的修复等均能提高肿瘤根治术后病人的生活质量。

（二）肿瘤的化学治疗

近年来，肿瘤的化学治疗（Chemotherapy）有了迅速发展，它已成为肿瘤的主要治疗手段之一。首选化疗的恶性肿瘤为恶性滋养细胞肿瘤（绒癌、恶性葡萄胎）、睾丸精原细胞瘤、Burkitt淋巴瘤、大细胞淋巴瘤、中枢神经系统淋巴瘤、小细胞肺癌、急性淋巴细胞白血病、胚胎性横纹肌肉瘤等。此外，应用化疗可使一些肿瘤获缓解或使肿瘤缩小，或可使手术范围缩小以尽可能多地保留器官功能，如颗粒细胞白血病、部分霍奇金病、肾母细胞瘤、乳癌、肛管癌、膀胱癌、喉癌、骨肉瘤及软组织肉瘤等。

抗肿瘤的药物包括：①细胞毒素类药物，如环磷酰胺、氮芥、卡莫司汀、白消安等。②抗代谢类药，如氟尿嘧啶、替加氟、氨甲蝶呤、阿糖胞苷等。③抗生素类，如放线菌素D、丝裂霉素、多柔比星、平阳霉素、博来霉素等。④生物碱类，如长春碱类主要干扰细胞内纺锤体的形成，使细胞停留在有丝分裂中期。⑤激素和抗激素类，能改变内环境进而影响肿瘤生长，有的能增强机体对肿瘤侵害的抵抗力。常用的有他莫昔芬、托瑞米芬、缓退瘤、己烯雌酚、黄体酮、甲状腺素、泼尼松等。除了上述根据化学特性来分类的化疗药物外，近年出现了一些以肿瘤相关的特异分子作为靶点而尚未明确归类的药物。它们在化学特性上可以是单克隆抗体如赫赛汀、美罗华等和小分子化合物如伊马替尼、吉非替尼等。

（三）肿瘤的放射治疗

简称放疗（Radiotherapy），是肿瘤治疗的主要手段之一。目前，大约70%的肿瘤病人在病程不同时期因不同的目的需要接受放射治疗。放射治疗技术临床上常用的放射治疗技术包括远距离治疗、近距离治疗、适形放射治疗、X（γ）刀立体定向放射治疗、全身放射治疗、半身放射治疗等。

1. 远距离治疗

又称外照射，是指放射源位于体外一定距离，集中照射人体某一部位，是最常用的放疗技术。

2. 近距离治疗

将放射源直接放入病变组织或人体的天然管道内，如舌、鼻咽、食管、宫颈等部位进行照射，又称组织间放疗或腔内放疗。

3. 立体定向放射外科（Stereotactic Radiosurgery）

是指采取立体定向等中心技术通过三维空间将高能放射一次大剂量聚照在病变部位，使病灶区发生放射性坏死而病灶周围正常组织因等剂量曲线急剧陡降免受损伤，从而在靶区边缘形成如同刀割样的损伤边界，达到既摧毁病灶又不损伤周围正常组织和重要器官的目的。

（四）生物治疗

肿瘤生物治疗是应用生物学方法治疗肿瘤病人，改善宿主个体对肿瘤的应答反应及直接效应的治疗。生物治疗包括免疫治疗与基因治疗两大类。

（五）中医中药治疗

中医药治疗恶性肿瘤病人，主要应用祛邪、扶正、化瘀、软坚、散结、清热解毒、化痰祛湿、通经活络及以毒攻毒等原理。

六、肿瘤的预防

恶性肿瘤是由环境、营养、饮食、遗传、病毒感染和生活方式等多种不同的因素相互作用而引起的，所以目前尚无可利用的单一预防措施。国际抗癌联盟认为1/3癌症是可以预防的，1/3癌症如能早期诊断是可以治愈的，1/3癌症可以减轻痛苦、延长寿命。并据此提出了恶性肿瘤的三级预防概念：一级预防是消除或减少可能致癌的因素，防止癌症的发生；二级预防是指癌症一旦发生，如何在其早期阶段发现它并予以及时治疗；三级预防是治疗后的康复，提高生存质量及减轻痛苦，延长生命。

1. 一级预防

约80%以上的人类癌症与环境因素有关。改善生活习惯如戒烟，注意环境保护较为重要。与烟草有关的除肺癌、口腔癌外，食管、胃、膀胱、胰、肝的癌症也与之有关。25%~35%的癌症与饮食有关，应多食纤维素、新鲜蔬菜水果，忌食高盐、霉变食物。此外，职业性暴露于致癌物，如石棉、苯及某些重金属等应尽量减少。近年来开展的免疫预防和化学预防均属于一级预防范畴，可望为癌症预防开拓新的领域。

2. 二级预防

早期发现、早期诊断与早期治疗恶性肿瘤。对高发区及高危人群定期检查是较确切可行的方法，一方面从中发现癌前病变并及时治疗，是二级预防中的一级预防效应。例如，切除胃肠道腺瘤或息肉，及时治疗子宫颈慢性炎症伴不典型增生病变，治疗慢性胃溃疡或经久不愈的下肢溃疡等。另一方面尽可能发现较早期的恶性肿瘤进行治疗，可获得较好的治疗效果。

3. 三级预防

对症治疗以改善生存质量或延长生存时间，包括各种姑息治疗和对症治疗。对癌痛的治疗，世界卫生组织提出了三级止痛阶梯治疗方案，其基本原则为：①最初用非吗啡类药，效果不明显时追加吗啡类药，仍不明显时换为强吗啡类药或考虑药物以外的治疗；②从小剂量开始，视止痛效果逐渐增量；③口服为主，无效时直肠给药，最后注射给药；④定期给药。

第二节　肿瘤康复评定

一、心理评定

恶性肿瘤患者常有剧烈的心理变化，心理康复需贯穿于恶性肿瘤治疗的全过程。

二、癌痛评定

肿瘤长大压迫邻近的神经、血管、器官，肿瘤浸润周围组织，手术、放疗、化疗致神经等组织损伤，均可引起疼痛，称为癌痛。癌症转移至骨所引起的疼痛最重、最多见。

1. 通用的疼痛评定法

多采用视觉模拟评分法，McGill疼痛问卷法（表13–1）。

2. 癌痛的五级评定法

根据癌症患者应用镇痛剂的种类和方式，将癌痛分为0~4 级，见表14–2。

表14-2　癌痛五级评定法

级别	应用镇痛剂情况
0级	不需使用
1级	需非麻醉性镇痛剂
2级	需口服麻醉剂
3级	需口服和（或）肌肉注射麻醉剂
4级	需静脉注射麻醉剂

三、躯体功能评定

恶性肿瘤患者在患病及进行手术、放疗、化疗后，多系统器官功能减退，需要适时进行躯体功能康复。

1. 躯体功能评定

通用的躯体活动功能评定采用日常生活活动能力Barthel 指数测定、功能独立性测定（FIM）等。

2. Karnofsky患者活动状况评定

主要按照患者能否自理生活、是否需要他人照顾、能否进行正常生活和工作进行评定，实行百分制，见表14–3。

表14-3　Karnofsky患者活动状况评定分组标准

分数	表现	活动独立性
100	正常，无疾病表现	不需特殊照顾
90	能正常活动，有轻微症状、体征	
80	勉强能正常活动，有某些症状、体征	
70	能自我料理生活，但不能胜任正常工作	不能工作，基本能自理生活
60	需他人帮助，生活基本自理	
50	需要一定帮助和护理	
40	不能活动，需特殊照顾	不能自我照料，病情发展，需特殊照顾
30	严重不能活动，需住院照料	
20	病情严重，需住院积极治疗	
10	病危，濒临死亡	
0	死亡	

第三节　肿瘤康复治疗方法

一、心理治疗

（一）心理治疗方法

1. 支持性心理疗法

倾听患者的叙述，观察其表现，帮助分析，给予疏导、安慰和鼓励，使之得到心理支持，能乐观面对现实，度过心理危机。

2. 行为疗法

针对患者的病态心理、异常表现和不良行为，通过强化良好行为、抑制不良行为，建立正确的行为。

3. 其他康复治疗

对有躯体功能障碍、癌痛、形象缺陷者进行有针对性的康复治疗，减轻痛苦，改善躯体功能与外观形象，可使患者的心理达到新的适应与平衡。

（二）各阶段的心理治疗

1. 确诊前后

分析纠正患者对恶性肿瘤不正确的认识，使其能正确认识和对待疾病，迅速通过心理休克期、冲突期、进入适应期。同时，动员患者的家属和同事，配合医务人员消除患者的顾虑，解决实际困难，达到心理康复。

2. 治疗前后

治疗癌症前使患者了解治疗的目的、方法，以及可能出现的副作用、功能障碍、残疾及其处理、康复治疗方法，使患者在治疗后能很快适应和正确对待。对有严重功能障碍、毁形、毁容和复发者更应加强心理康复，使其尽快通过再次的心理休克期、冲突期。必要时请同类病情的病友来现身说法，可能会有现实的引导作用。

3. 终末期

对能正确对待疾病的晚期患者要给予最大的帮助和支持，使其尽可能地完成其最后的心愿。对悲观绝望的患者要安排安静舒适的环境，给予细致周到的护理及充分的关怀和安慰，也可配合采用放松技术和必要的药物。对有剧烈癌痛的患者给予镇痛治疗和精神支持，减轻其身心痛苦，直到临终。

二、物理因子疗法

手术治疗、放射疗法、化学疗法、免疫疗法、中医疗法等都是治疗恶性肿瘤的重要手段。为了进一步提高疗效，国内外对物理因子治癌技术及其临床应用进行了研究，常规物理因子对组织细胞有修复作用，但达到一定强度、剂量时，可以破坏细胞而产生杀灭癌细胞的作用，如高频电（短波、超短波、分米波、厘米波）的高热疗法，高频电（射频、厘米波）的组织凝固疗法等与放疗、化疗、手术相结合。治疗方法可在体外局部一次治疗，亦可在体腔内或在术中经内镜治疗。

三、运动疗法

进行适合患者全身情况的运动。体质较弱的卧床患者可在床上进行呼吸体操、肢体躯干活动，防止坠积性肺炎、肌肉萎缩、关节挛缩、下肢深静脉血栓形成等并发症的发生。能下地活动者可进行健身操、步行、上、下楼梯、健身跑、骑自行车等较低强度的耐力运动，运动的强度和时间循序渐增，逐步增强心肺功能，增强体力。贫血及心肺功能下降者需控制运动强度，注意监测疲劳水平。血小板计数低下者需谨慎运动，过低者禁忌运动。白细胞计数降低者只能做轻度活动，并应注意适当的消毒隔离。骨转移癌与严重骨质疏松者应谨慎运动或使用适当的辅助用具，注意监护，防止跌倒。已发生病理性骨折者禁忌患部运动。

四、作业治疗

进行日常生活活动能力训练，提高生活自理能力。

五、职业康复

对处于就业年龄、病情稳定、全身状况恢复较好的患者可根据其功能状况、劳动能力进行职业技能训练，以恢复原来的工作或更换其他合适的工作。

六、形象康复

恶性肿瘤治疗后因组织器官缺损、形象严重受损而形成心理功能障碍者，应及时安装假体或予以整形、整容，尽可能进行补偿，以利于心理与功能康复，回归社会。

七、器官功能康复

（一）器官功能康复评定

与一般伤病的器官功能康复评定相同。恶性肿瘤患者器官的功能评定重点有：关节活动范围、肌力、肌张力、步行能力、肢体用径、骨转移、骨折等；中枢神经功能、周围神经功能、疼痛、言语功能、吞咽功能等；心功能、肺功能、排尿功能、排便功能等；压疮等并发症的评定。

（二）器官功能康复治疗

与一般伤病的康复治疗相同，但具有自身的特点。

八、康复护理

长期卧床的患者需定时翻身，保持适当的体位，防止皮肤受压摩擦，清洁皮肤，防止压疮。叩打振动背部，促使排痰。还要做好口腔护理、二便护理等基础护理。

第四节　常见肿瘤治疗后的康复

一、乳腺癌根治术后康复

乳腺癌在妇女特有癌症中的发病率居第2位，目前多采用手术治疗。乳腺癌根治术切除胸部、腋下大量组织，胸、腋部皮肤张力高，术后早期影响呼吸、咳嗽，并致肩关节活动受限。淋巴结被大量切除，术后粘连压迫可致术侧上肢静脉、淋巴回流障碍，发生淋巴性水肿。

（一）康复评定

1. 心理评定

患者因术后肩活动受限及上肢淋巴性水肿产生焦虑，年轻女患者因术后乳房缺如的形象缺陷产生抑郁。

2. 肩关节活动范围测定

对术后肩关节被动与主动活动范围进行的测定，并与健侧对比。

3. 上肢周径测定

测定术后上臂、前臂周径，并与健侧对比。

（二）康复治疗

1. 心理康复

向患者说明手术的必要性，并对有关的康复治疗技术进行指导。

2. 呼吸功能康复

术后定时改变患者的体位，叩打背部，促使痰液排出。鼓励患者深呼吸，促使肺叶扩张，既能防止肺部感染，又有利于胸部术区皮肤放松。

3. 肩关节活动功能康复

术后将术侧肩置于功能位，术后第2天做肩关节被动活动，起初外展、前屈不得超过40°，第4天开始，肩关节活动范围每天增加100°~150°，但不能超过耐受度。手术切口引流条撤除前，肩外展应限制在45°以内，以后逐渐增加，内旋、外旋不受限制。切口引流条撤除后即可开始用术侧上肢洗漱、梳头、进食。

术后2周切口拆线后，可逐步加大活动范围，做深呼吸运动、耸肩旋肩运动、上肢钟摆样运动、双臂上举运动、手指爬墙运动、护枕展翅运动，并可适当增加抗阻运动和器械运动。出院回家后，逐步增加日常生活活动项目和负荷量，从个人卫生到打扫房间、烹饪，直至背包、提包及其他轻量体育活动。

4. 淋巴性水肿康复

体位术后经常抬高术侧上肢。主动运动术后第1天即可做伸指、握拳活动，第2~3天开始屈肘活动。在做肩关节活动功能训练的同时，做术侧上肢各关节的主动活动、静力性等长收缩。避免在患肢测量血压、静脉抽血、输液。注意保持患侧上肢清洁卫生，避免受压、抓伤、割伤、蚊子叮咬，不使用腐蚀性洗涤剂，有破损或感染时及时对症处理。采用正压充气压力治疗仪对患肢从远端到近端加压治疗，促进淋巴和血液循环。也可以对术侧上肢使用弹力绷带、弹性袖套或序贯性间断性压力袖套，根据需要每天应用2~12h。

5. 形体康复

①衣物修饰。穿宽松上衣以掩盖胸部不对称的缺陷。②安装义乳。切口愈合后安装义乳。③乳房重建术。有条件的年轻患者可以行乳房重建术。

6. 幻乳觉康复

心理康复；使用乳房假体；局部轻柔抚摸；经皮电神经刺激疗法，但应避免强电流与强热。

二、喉癌全喉切除术后康复

喉癌在头颈部癌症中的发病率居第2位，以手术治疗为主，切除全喉，颈前作气管造口。术后患者无喉，失去发声、言语交流能力。

（一）康复评定

1. 心理评定

患者无喉，失去发声、言语交流能力，易出现痛苦、抑郁、焦虑、烦躁等心理异常。

2. 吞咽功能评定

通过吞咽时，舌骨活动的次数和幅度，以及进食时是否有呛咳、声音变化评定吞咽功能。

3. 言语功能评定

通过发声的清晰度、音色、声时、连贯性和流畅性评定言语功能。

（二）康复治疗

1. 心理康复

向患者说明手术的必要性，并对有关的康复治疗技术进行指导，帮助患者调整生活方式与交流方式。

2. 气管造口护理

定时清除气管套管内的分泌物，保持套管内清洁通畅，防止分泌物与干痂堵塞套管，并注意保持管口周围清洁，防止感染。每天更换套管进行消毒。拔去套管后，气管造口前方覆盖一块双层清洁湿纱布，保护造口，防止呼吸道感染。

3. 吞咽功能康复

术后患者鼻饲，第4天开始训练吞咽动作，吞咽少量唾液，每3h练习3~5min。术后第7~10天开始进食，先小口吃糊状食物，咀嚼后堵住造口再咽下。少量多餐，适应后加量并改变食物性状。

4. 言语功能康复

术后先用手势、书写、文字画板等方式进行非言语方式交流。食管言语训练术后第7~10天开始学习咽食管发声，患者堵管深吸气，使咽缩肌收缩形成类似声带的皱襞，使空气进入食管，以嗳气的方式徐徐放出气体，使皱襞振动而发出基音，再经颊、腭、舌、齿、唇等构音器官加工成言语。一般训练4~6个月即可掌握。食管音的清晰度较好，但基音低，音量较小。

三、结直肠癌根治术、腹壁造口术后康复

结直肠癌占胃肠道癌症的1/4，以手术治疗为主，根治术后部分患者腹壁造口，排便途径改变。

（一）康复评定

1. 心理评定

患者因排便途径改变，佩带粪袋，操作不便，感到不卫生，怕泄漏，不愿意参加社会活动，情绪抑郁、烦躁。

2. 排便功能评定

饮食种类、大便性状次数、粪袋的使用情况。

3. 造口评定

造门及周围皮肤状况、造口直径。

（二）康复治疗

1. 心理康复

向患者说明手术的必要性，并对有关的康复治疗技术进行指导，帮助调整饮食、适应新的排便方式。

2. 排便功能康复

术后开始进食后即参照患者过去的排便习惯，每天定时灌肠，促进排便规律的建立。根据患者大便的性状随时调整饮食的种类，选用低脂肪、高蛋白、高热盐、对肠道刺激小、产气少的细软食物，保持足够的进水量，防止大便干秘嵌塞或稀泻。教会患者安装粪袋，使粪袋紧贴腹壁造口不泄漏。使用一次性粪袋。

四、肺癌术后康复

肺癌的发病率与病死率高，在某些城市居恶性肿瘤的首位。常用手术治疗，术后患者呼吸功能减弱。

（一）康复评定

1. 心理评定

患者对肺癌的预后及术后的呼吸、咳嗽障碍顾虑较多。

2. 呼吸功能评定

影响肺癌患者的生存质量往往和呼吸功能有关。

（二）康复治疗

1. 心理治疗

向患者说明手术和术后呼吸训练的必要性，解除患者的顾虑。

2. 呼吸道护理

术后使患者采取有利于呼吸道分泌物排出的体位，拍打振动背部，鼓励患者咳嗽。患者应忌烟酒与辛辣食物，保持周围环境空气清新，温度、湿度适中，无烟尘刺激，也可行超声雾化吸入，保持呼吸道湿润。

3. 呼吸训练

术前应对患者进行术后所必需的腹式呼吸、咳嗽、咳痰动作的训练。术后胸部包扎不得过松过紧，以不影响呼吸时胸部的扩张为度。平卧时，头与躯干抬高30°~45°。每1h翻身一次，防止呼吸道分泌物坠积。胸部伤口疼痛时先进行腹式呼吸，以后改为自然的胸式呼吸。

4. 下肢运动

卧床期间多做下肢运动，能下地时尽早步行、上、下楼梯，以增大肺通气量，并防止下肢深静脉血栓形成。

5. 矫正胸廓、脊柱畸形

术后出现两侧胸廓不对称、脊柱侧弯时，可进行矫正畸形的体操训练。

五、鼻咽癌放疗后康复

鼻咽癌的发病率在全身癌症中居第8位，多采用放射治疗，放疗后鼻咽部黏膜反应较重，腮腺分泌唾液明显减少，颞颌关节及周围软组织受损，影响张口活动、进食和吞咽。

（一）康复评定

1. 心理评定

鼻咽癌放疗反应重，患者难以进食、吞咽，情绪焦虑。

2. 吞咽功能评定

包括口腔相、咽相吞咽评定。

3. 颞颌关节功能评定

包括张口度及张口对称度的评定。

（二）康复治疗

1. 心理康复

向患者说明放疗的必要性，并对有关的康复治疗技术进行指导，帮助调整饮食，适应新的生活。

2. 口鼻咽护理

每日多次漱口，保持口腔卫生；可向鼻内滴消炎清热滴鼻剂；服用清热生津中药。

3. 进食吞咽功能康复

调整饮食，进软食或半流食、流食，少量多餐，注意保证合理平衡营养。唾液少时，舌在口腔内来回转动，上、下、左、右各10余次，以按摩口腔黏膜和牙龈，加强血液循环，促进唾液分泌，并有清洁口腔的作用。

（周华）

参考文献

[1]韩济生. 疼痛学[M]. 北京：北京大学医学出版社，2011.
[2]乔志恒，华桂茹. 理疗学[M]. 北京：华夏出版社，2005.
[3]陈孝平，汪建平. 外科学[M]. 第8版. 北京：人民卫生出版社，2013.
[4]黄晓琳，燕铁斌. 康复医学[M]. 第5版. 北京：人民卫生出版社，2013.
[5]张绍岚，何小花. 疾病康复[M]. 第2版. 北京：人民卫生出版社，2014.
[6]关骅. 临床康复学[M]. 北京：华夏出版社，2005.
[7]何成奇. 内外科疾患康复学[M]. 第1版. 北京：人民卫生出版社，2008.